智慧健康养老服务与管理专业教材
编审委员会

智慧健康养老服务与管理专业教材

老年常用照护技术

主　编　邹立琴　杨礼芳

副主编　李燕飞　周　娟　陈玉芳　张伟强

编　者（排名不分先后）

陈美玲（肇庆市第三人民医院）　陈玮优（化州市人民医院）

陈玉芳（肇庆医学高等专科学校）　冯湛熙（肇庆市第三人民医院）

韩贤明（漳州卫生职业学院）　李丽媚（肇庆医学高等专科学校）

李燕飞（广东茂名健康职业学院）　梁美诗（珠海市中西医结合医院）

梁艺霞（肇庆市中医院）　刘　莉（湖南中医药高等专科学校）

廖玉平（肇庆医学高等专科学校）　邱少吒（肇庆市中医院）

容彩莲（肇庆市第三人民医院）　田菊珍（喀什职业技术学院）

王　洋（广州中远海运健康管理有限公司）　王　晶（中山市中医院）

汪爱梅（中山市博爱医院）　谢志权（肇庆医学高等专科学校）

杨　蓉（珠海市中西医结合医院）　杨　柳（湖南省人民医院）

杨礼芳（广东理工职业学院）　邹立琴（肇庆医学高等专科学校）

周　娟（娄底职业技术学院）　周　颖（广东理工职业学院）

张伟强（惠州卫生职业技术学院）

广东高等教育出版社
Guangdong Higher Education Press

·广州·

内容简介

本教材共分5个项目，分别为老年人常用生活照护技术、老年人常用基础照护技术、老年人常用安全照护技术、老年综合征常用照护技术以及安宁疗护常用照护技术。本教材除了介绍在老年照护工作中常用的照护技术外，还融入了养老护理员（三级/高级）和“1+X”（老年照护师）中级考证技能标准，并且在各项目的任务实施环节做到与养老服务技能、健康与社会照护技能以及老年护理与保健技能等养老服务相关技能竞赛的技术要求相衔接，坚持理念创新、方法创新、内容创新。本教材适用于高等职业院校智慧健康养老服务与管理、老年保健与管理、健康管理、护理等相关专业。

图书在版编目（CIP）数据

老年常用照护技术/邹立琴，杨礼芳主编. —广州：广东高等教育出版社，2023.8
（智慧健康养老服务与管理专业教材/刘文清主编）
ISBN 978-7-5361-7463-4

Ⅰ.①老… Ⅱ.①邹… ②杨… Ⅲ.①老年人－护理学－教材 Ⅳ.① R473.59

中国国家版本馆CIP数据核字（2023）第110613号

LAONIAN CHANGYONG ZHAOHU JISHU

出版发行	广东高等教育出版社 地址：广州市天河区林和西横路 邮编：510500　营销电话：（020）87553335 网址：www.gdgjs.com.cn
印　　刷	东莞市翔盈印务有限公司
开　　本	787 mm×1 092 mm　1/16
印　　张	19.5
字　　数	492千
版　　次	2023年8月第1版
印　　次	2023年8月第1次印刷
定　　价	62.00元

总序

人口老龄化是社会发展的重要趋势，是人类文明进步的体现，也是我国当前及今后较长一段时间的基本国情。人口老龄化对经济运行全领域、社会建设各环节、社会文化多方面乃至国家综合实力和国际竞争力，都具有深远影响。积极应对人口老龄化，是贯彻以人民为中心的发展思想的内在要求，是实现经济高质量发展的必要保障，是维护国家安全和社会和谐稳定的重要举措。

党的十八大以来，以习近平同志为核心的党中央高度重视老龄工作，党的十九届五中全会将积极应对人口老龄化确定为国家战略。2021 年重阳节前夕，习近平总书记对老龄工作做出重要指示，强调各级党委和政府要高度重视并切实做好老龄工作，贯彻落实积极应对人口老龄化国家战略，把积极老龄观、健康老龄化理念融入经济社会发展全过程，加快健全社会保障体系、养老服务体系、健康支撑体系，让老年人共享改革发展成果、安享幸福晚年。

“十四五”时期，党中央、国务院高位部署，科学谋划，积极应对人口老龄化战略。2021 年，中共中央、国务院印发《关于加强新时代老龄工作的意见》，2022 年，国务院印发《“十四五”国家老龄事业发展和养老服务体系规划》，共同构成了实施积极应对人口老龄化国家战略、实现老龄事业和产业高质量发展的顶层设计。自此，养老服务体系建设不仅成为积极应对人口老龄化国家战略的重要支撑，更是满足老年人日益增长的多层次、高品质健康养老需求的重要举措，既是社会工程，也是一项重要的民生工程。

“十四五”时期，我国老年人口规模大，老龄化速度快，老年人需求结构正在从生存型向发展型转变，养老服务还存在发展不平衡不充分等问题，主要体现在农村养老服务水平不高、居家社区养老和优质普惠服务供给不足、专业人才特别是护理人员短缺、科技创新和产品支撑有待加强等方面，建设与人口老龄化进程相适应的养老服务体系、培养与新时代养老服务体系相适应的养老服务人才队伍的重要性和紧迫性日益凸显，任务更加艰巨繁重。目前，我国养老服务人才队伍突出问题表现在人才严重短缺、队伍不稳定、文化程度低、年龄偏大、服务技能和专业知识差等方面，这些问题严重制约着我国养老服务水平的发展和提高，严重影响老年人多样化养老服务需求的实现。

职业教育是提高社会服务产业提质扩容的重要抓手，产教深度融合是促进产业高质量发展的重要手段。为服务国家积极应对人口老龄化战略，助推新时代养老服务体系建设，大力培养复合型养老服务人才队伍，广东开放大学（广东理工职业学院）作为“老年学”重点学科建设单位和粤港澳大湾区老年教育研究基地、粤港澳大湾区智慧健康养老研究基地、首批国家老年服务类示范专业建设单位，借助线上教学的优势、资源的优势、平台的优势与体系的优势，联合广东高等教育出版社，组织老年服务与管理的专家学者和一线教学经验丰富的专业教师，研发出版本套智慧健康养老服务与管理专业教材。

本系列教材以专业教学标准和课程标准为依据，呈现出三大特点。

一是系统性。在编写思想上，充分体现以能力为本的思想，注重职业道德和职业素养、职业技能的培养。教材的研发体现教育属性和职业属性的有机结合，既能满足专业教学及升学的需要，也能满足就业的需求。

二是创新性。在编写形式上，采用任务驱动编写模式，通过行动导向、项目引领、任务驱动等模块化教学，增强了“做中学、做中教”的教学双向互动，让职业能力培养有效地体现在教学过程中。同时增加数字资源模块，实现“互联网＋教育＋养老”。

三是实用性。教材内容的研发基于工作过程及职业情境，立足智慧健康养老服务与管理岗位需求，对准由行业企业专家提出的真实用人要求和职业活动，让学生切实掌握就业岗位工作内容，达到职业能力及职业道德要求，实现学有所指、学有所用的目的。

本系列教材的研发得到了上级有关部门的关心和支持，也得到省内外有关职业院校、行业企业的大力支持和积极参与，在此致以衷心的感谢！

本系列教材的出版是我们为了建立和完善养老服务人才培养体系，提高人才培养质量所做的积极探索和努力，由于水平有限，难免存在不尽如人意之处，恳请广大专家、读者和一线教师提出宝贵意见，帮助我们把这项工作做得更好。

2022年6月20日

前　言

我国已经步入了人口老龄化飞速发展的时代，老年人口数量庞大，呈指数增长，表现出高龄化、空巢化和失能化等特征。老年照护从业人员短缺、素质偏低、服务质量欠缺等问题尤为严重。为了给将要从事或已经在岗的老年照护从业者提供科学、规范的依据，培养德智体美劳全面发展的社会主义老年照护专业人才，积极应对人口老龄化国家战略，实现老有所养，特编写本教材。

老年常用照护技术是智慧健康养老服务与管理、老年服务与保健、护理等专业的核心课程。本教材紧紧围绕“培养高素质劳动者和技术技能人才”这一目标，以党的二十大精神为指引，坚定信念，落实立德树人根本任务，坚持人才是第一资源，健全德技并修、工学结合的育人机制，按照智慧健康养老服务与管理等养老相关专业岗位的工作任务，以项目引领、任务驱动的模式为导向，在每个项目中设立知识目标、能力目标和素养目标，充分体现德育教育、职业精神和职业技能的融合。

党的二十大报告从“增进民生福祉，提高人民生活品质”的角度阐述了养老事业和养老产业的发展方向，即“实施积极应对人口老龄化国家战略，发展养老事业和养老产业，优化孤寡老年人服务，推动实现全体老年人享有基本养老服务”。养老问题是当前全社会关注的焦点，本教材在编写过程中融入“课程思政”的要素，有助于培养学生的爱国、敬业的价值观，在教学实际中培养学生的职业素养。

本教材内容设计和养老服务与管理等相关专业的岗位工作任务、课程教学目标、养老服务技能竞赛、健康与社会照护技能竞赛和老年护理与保健技能竞赛等要求相衔接，融入了养老护理员（三级 / 高级）、“1+X”（老年照护师）中级等证书的考证内容，实现“岗课赛证”深度融合，主要包括 5 个项目，分别为老年人常用生活照护技术、老年人常用基础照护技术、老年人常用安全照护技术、老年综合征常用照护技术以及安宁疗护常用照护技术。教材坚持理念创新、方法创新、内容创新，适用于高等职业院校智慧健康养老服务与管理、老年保健与管理等养老服务相关专业。

本教材主要特点如下：一是思想性与知识性相结合，教材内容突出“立德树人”导向，融入专业精神、职业精神和工匠精神等职业素养内容。二是知识和技能并重，兼具知识性、实践性、综合性、适用性、创新性。三是以项目引领、任务驱动组织教材内容，任务前设置情境，任务末设置同步练习和思考实践，更好地培养学生分析问题、解决问题的能力。四是图文并茂、层次清楚，利用二维码链接数字化教学资源，不但激发了学生的学习兴趣，还丰富了教学内容，拓宽了学生的知识面。本教材中大部分照护操作配图由肇庆医学高等专科学校 2021 级智慧健康养老服务与管理专业的学生拍摄完成，在此表示感谢。

受编者的知识水平、能力、经验所限，以及受学科发展较快等因素影响，本教材难免存在不足之处，恳请各位读者批评指正。

编　者

2023 年 3 月

目录

子曰："爱亲者，不敢恶于人；敬亲者，不敢慢于人。爱敬尽于事亲，而德教加于百姓，刑于四海。盖天子之孝也。《甫刑》云：'一人有庆，兆民赖之。'"

【注释】孔子说："能够敬爱自己父母的人，就不会厌恶别人的父母；能够尊敬自己父母的人，也不会怠慢别人的父母。以亲爱恭敬的心情尽心尽力地侍奉双亲，而将德行教化施之于黎民百姓，使天下百姓遵从效法，这就是天子的孝道呀！《尚书·甫刑》里说：'天子一人有善行，万方民众都仰赖他。'"

请同学们在学习本课程时，做到尊重老年人，关爱老年人健康，在照护过程中做到关心、耐心、有责任心，积极主动，不怠慢。

项目一 老年人常用生活照护技术

项目概述

老年人随着年龄的增长，机体功能逐渐减退，常表现出生活自理能力的下降，呈现失能、半失能状态，甚至无法完成日常生活，因此需要照护员运用照护技术来指导和帮助老年人完成日常生活的需要，保证老年人的安全与舒适。

本项目重点学习生活环境、体位、饮食、排泄、清洁和睡眠等6个常用生活照护技术，共38学时。

学习目标

知识目标	1. 熟知老年人生活环境、体位、饮食、排泄、清洁、睡眠照护的目的。 2. 说出老年人生活环境、体位、饮食、排泄、清洁、睡眠照护的方法。 3. 叙述老年人生活环境、体位、饮食、排泄、清洁、睡眠照护的注意事项
能力目标	1. 能正确完成老年人生活环境照护。 2. 能正确完成老年人体位照护。 3. 能正确完成老年人饮食照护。 4. 能正确完成老年人排泄照护。 5. 能正确完成老年人清洁照护。 6. 能正确完成老年人睡眠照护
素养目标	1. 具有应变能力及关心爱护老年人的职业素质。 2. 具有冷静、果断发现问题和解决问题的能力。 3. 具有慎独修养和爱伤观念

任务一 生活环境照护技术

任务情境

李爷爷，90岁。思维清晰，眼花，耳背，走路需依靠助行器或拐杖。5年前在家中跌倒导致股骨头粉碎性骨折，起身困难。家中无保护措施。起居由妻子照顾，同时雇请了家政人员。

任务：请问李爷爷可能出现了什么危险？请为李爷爷的生活环境提供恰当的照护措施。

任务目标

1. 能说出老年人生活环境照护的原则。
2. 能够对生活环境提出适老改造方案。
3. 能为老年人创造适宜的生活环境。
4. 能在操作中关心爱护老年人。

任务描述

适宜的生活环境不仅可以防止疾病的传播，而且可以消除环境中的不利因素，对老年人产生良性刺激，使其精神焕发，增强对疾病的抵抗力。照护员有必要掌握生活环境与健康的相关知识，充分利用环境中对老年人健康有利的因素，消除和改善环境中的不利因素，以增进老年人的身心健康。

一、生活环境照护的原则

生活环境可对老年人的身心健康造成直接的影响，良好的生活环境应该具备安全性、灵活性、舒适性、安静性和整洁性的特点。

（一）安全性

老年人的生活环境首先应安全。建筑、布局符合规定标准，各种设施安全可靠，防止老年人摔伤、跌倒，如上、下楼梯须有扶手；此外，照护员应耐心对待老年人，满足其心理、精神需要，增强心理安全感。

（二）灵活性

老年人的生活环境可根据老年人的自理程度不同进行适当的改变。例如：当老年人行动自如时，可以用轻质隔墙或家具来围合成稳定的门厅空间，便于沿墙面布置储物家具；当老年人乘坐轮椅时，可以拆除或改建隔墙，根据实际需求加大门厅的宽度，或者改为开敞式门厅，以确保轮椅通行和照护员操作所需空间。

（三）舒适性

老年人生活空间应满足老年人生活、休息、工作、娱乐等要求，充分考虑老年人的活动规律，保持空间、温度、湿度、光线、通风等物理环境舒适。一般居室内室温22~24 ℃为宜，必要时备室温计，随时调节室温；湿度保持在50%~60%，若湿度过低，室内空气干燥，老年人容易感到口干舌燥、咽痛、口渴等；通过合理配置陈设与家具，注意室内色调的总体效果等，增强老年人的舒适感。

（四）安静性

噪声容易影响老年人的情绪，是高血压和心脏病的诱发因素。白天较为理想的噪声强度为35~40 dB，如达到50~60 dB，老年人会感到疲惫不安，影响休息和睡眠。长时间暴露在90 dB以上的环境中，可导致疲惫、焦躁、易怒、头疼及血压升高等；当声音强度达到或超过120 dB时可造成听力丧失或永久性失聪。因此，老年人的居住场所要避开繁华街道，确保生活环境的安静。

（五）整洁性

照护员服装整洁、举止大方，老年人的口腔、头发、皮肤等保持清洁，床单、被套、衣裤按时更换清洗，居室内外物品摆放合理、放置位置固定、取用方便、保持整洁。

二、生活环境照护的具体要求

老年人的生活环境包括物理环境和社会环境，两者相辅相成，和谐统一，方可促进老年人的身心健康。

（一）物理环境

1. 地面

老年人的生活环境地面应尽量不设台阶，尽可能使用防滑地板、地砖等，如软木地板，可以减少鞋与地板之间的摩擦，降低走路产生的噪声。此外，地面要随时保持干燥、平坦；老年人穿防滑鞋，以防摔倒。

2. 过道

过道中尽量不设门槛，减少杂物的摆放，留有足够的空间，同时设有便于轮椅出入的通道，确保老年人出入安全。

3. 卧室

卧室是老年人休息的场所，卧室内床、衣柜等家具要摆放合理，在老年人触手可及的地方要有支撑物，方便老年人行走，光线要柔和，应安装夜间照明装置或地灯，便于老年人夜间使用。

4. 浴室

浴室（图 1–1–1）是老年人容易跌倒的地方。洗漱空间尽量干湿分离，地面需采用防滑材料，如使用小块马赛克拼贴的瓷砖，具有一定的防滑功能。在坐便器靠墙一侧设置把手，必要时，可使用电动坐便椅（图 1–1–2），电动坐便器可以调节高度，使老年人坐下后双足足底完全接触地面，使其获得安全感，保持座位平衡，以顺利排便。洗澡区域放置洗浴椅，安置扶手，以防不时之需。行动不便的老年人可使用边进式浴缸（图 1–1–3），浴缸内设有一个座位，缓解老年人不方便坐下、坐下后又站不起来的尴尬。浴室门最好为外开式，保证发生意外时其他人员能及时进入。

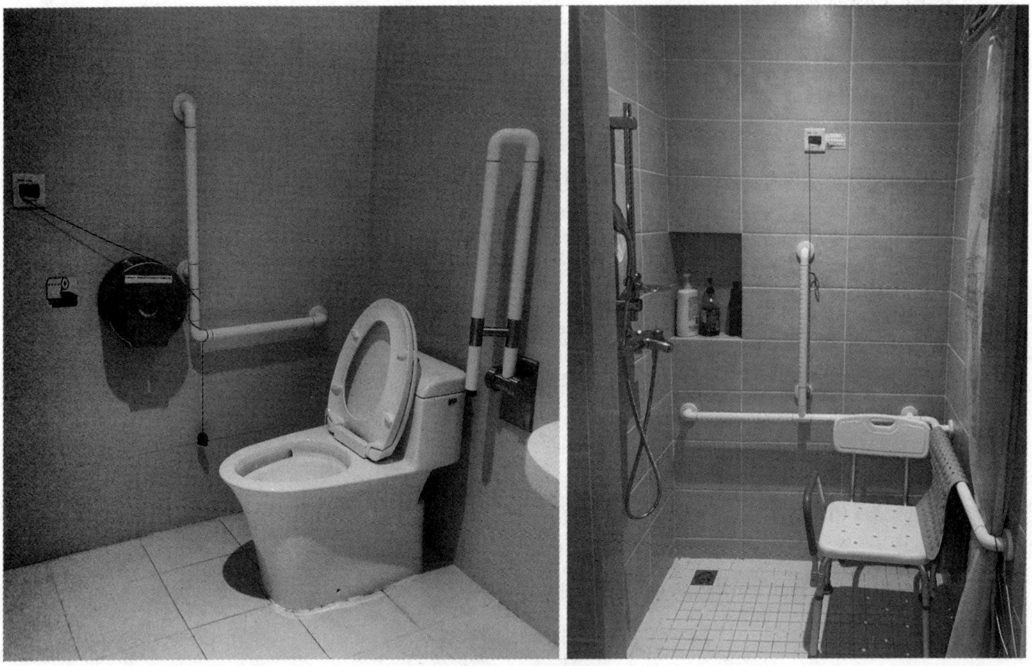

图 1–1–1　浴室

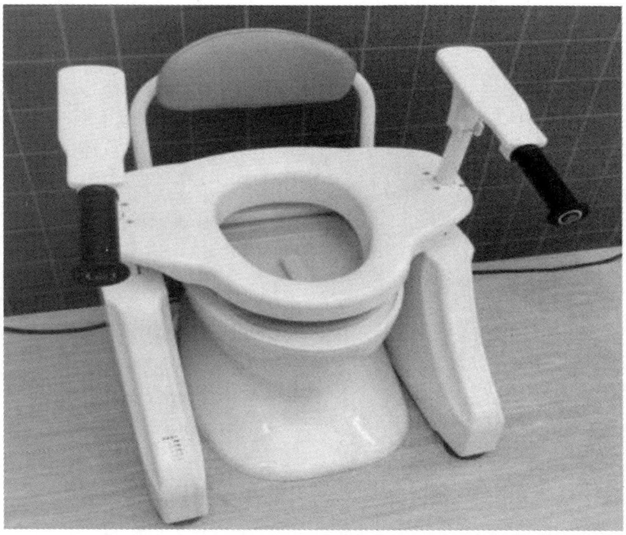

图 1-1-2 电动坐便椅

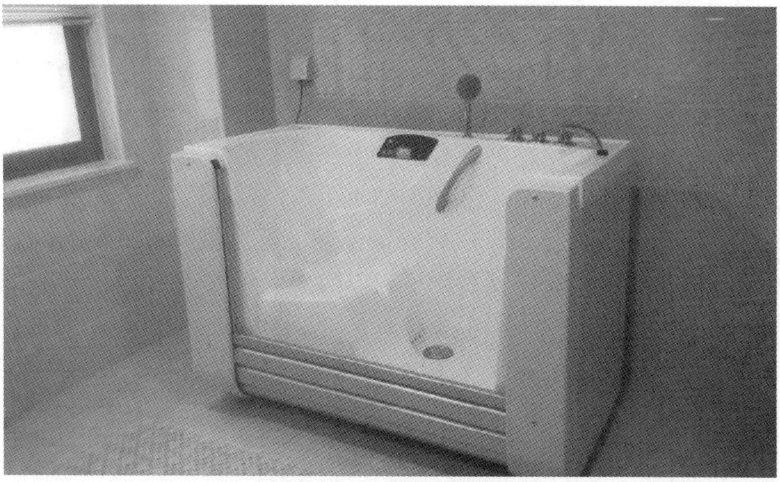

图 1-1-3 边进式浴缸

5. 厨房

厨房工作线路流畅，无障碍；厨房使用面积适宜，便于轮椅的回旋；操作台的高度根据居住老年人的需求设置；地面做防滑处理，保持干燥，防止因有水或油渍在地上而引发滑倒等危险。

6. 阳台

阳台可用于晒太阳、观赏景色、种植花草、活动健身、洗晾衣物等。阳台应满足老年人使用轮椅通行的需求，阳台与室内地面的高差不应大于 15 mm，并以坡过渡；阳台栏板或栏杆净高度不应低于 1.1 m；设置便于老年人操作的低位晾衣装置，必要时应使用可升降式晾衣杆（图 1-1-4）。

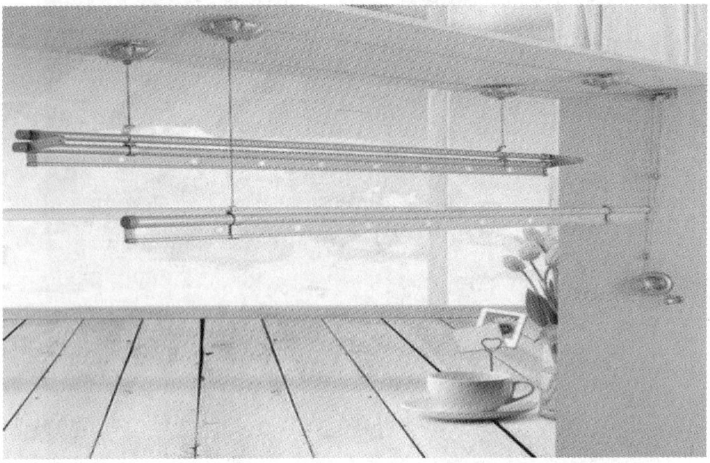

图 1-1-4　可升降式晾衣杆

7. 家具

家具应为适老化家具，摆放应简单整齐、美观大方，以使用方便为原则，做到布局合理，便于活动。家具饰品应选择棱角少的、有弧度的家具，如有棱角，需要做防撞设计，以防碰伤。老年人常比较怀旧，应适当保留一些曾经用过的家具，能够让他们常常回忆往事，起到抚慰心灵的作用。

老年人的床要牢固、稳定，高矮合适，坐在床上足底能完全着地，膝关节与床呈近 90° 最为理想。床垫软硬适中，长期卧床的老年人建议使用防压疮床垫（图 1-1-5）或使用可穿戴大小便清理系统（图 1-1-6），实现完整地保护老年人隐私的同时，预防和减少压疮的发生；较窄的床可安装床栏，以防止老年人坠床；必要时购买可以调节床头、床尾角度的电动护理床（图 1-1-7），方便老年人随时变换至舒适体位。此外，机器人护理床（图 1-1-8）可以实现床椅变形，做到自动转换，让老年人体位变化和体位转移更加安全、省力、舒适。

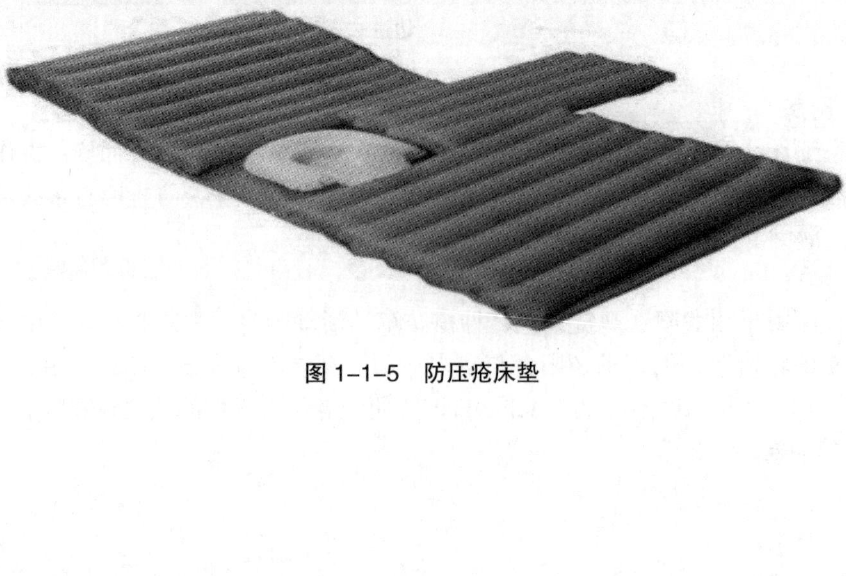

图 1-1-5　防压疮床垫

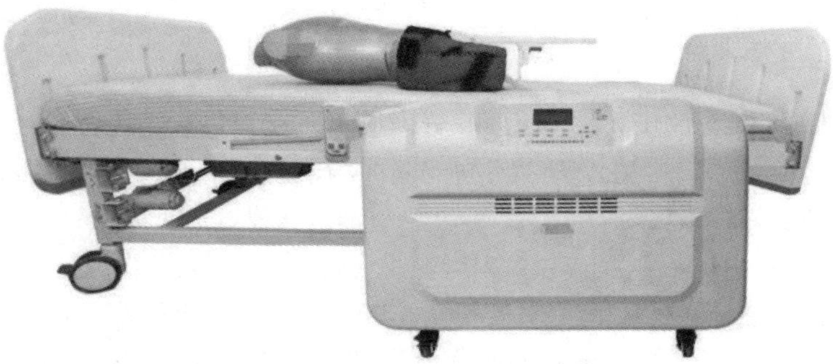

图 1-1-6　可穿戴大小便清理系统

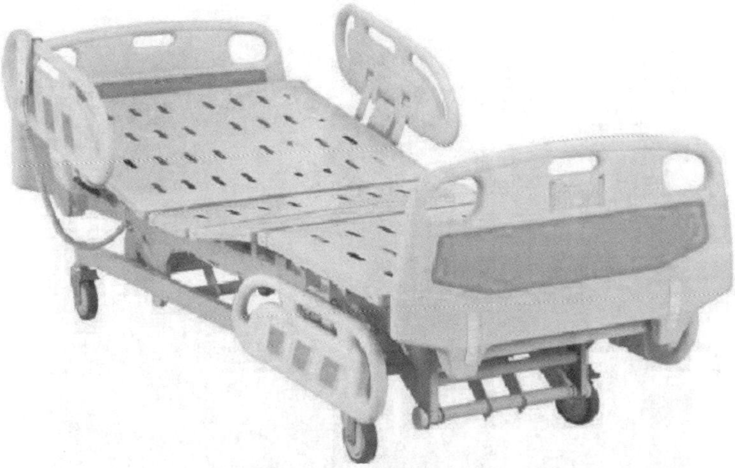

图 1-1-7　电动护理床

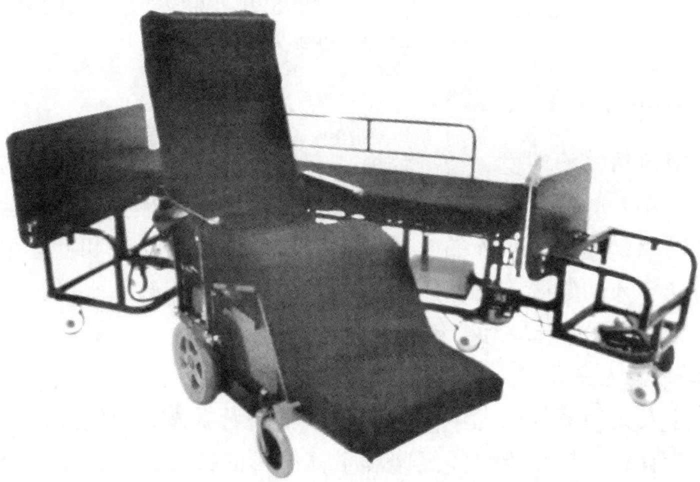

图 1-1-8　机器人护理床

老年人的床头柜上常规放置水、急救药品、手机和台灯等物品，并应放在老年人躺下时一臂范围内；如为偏瘫老年人，床头柜应放置在健侧手方向，以便取用物品或控制台灯开关。

8. 色彩

老年人居室大多选用朴素、稳重的装饰色彩。这类色彩不仅符合老年人的心理状况，还能调节老年人的心情，如将房间的墙面粉刷成米白或者米黄等暖色系，可以使老年人有一种温馨的感觉。

9. 灯光与照明

老年人视力逐渐减弱，起夜次数较多，居室应保持亮度较高，此外，可安装床头灯（图 1–1–9），防止老年人起夜时眼盲，让老年人可以随心所欲地控制灯光的开关和亮度。

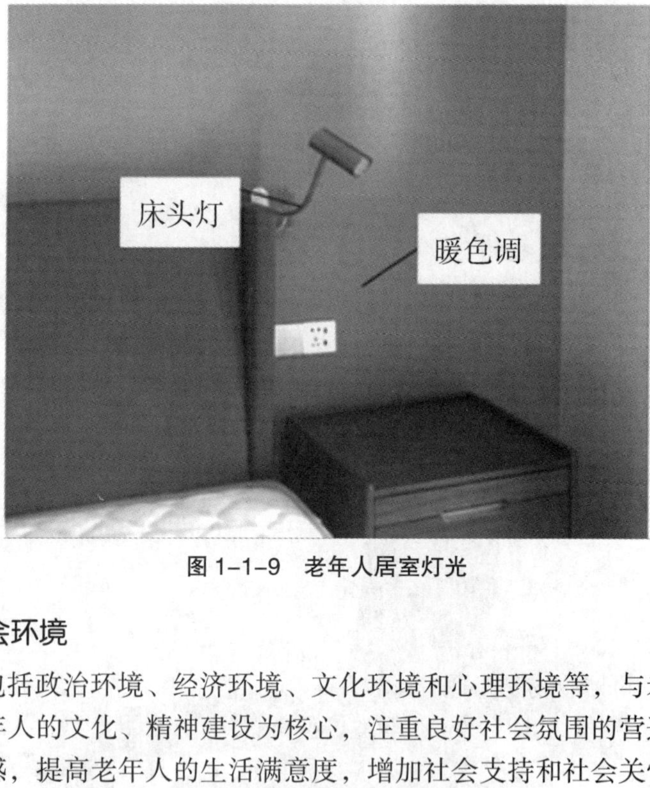

图 1–1–9　老年人居室灯光

（二）社会环境

社会环境包括政治环境、经济环境、文化环境和心理环境等，与老年人相关的社会环境是以老年人的文化、精神建设为核心，注重良好社会氛围的营造，提升社会对老年人的认同感，提高老年人的生活满意度，增加社会支持和社会关怀，实现正向的社会环境对老年人的健康支持作用，提高老年人的整体健康水平，主要包括尊老敬老人文环境、老年人服务环境和老年人社会参与环境等。

1. 尊老敬老人文环境

尊老敬老人文环境是以老年人为本，以服务老年人为出发点，以实现健康老龄化为目标，创造有利于老年人整体健康和个体健康的社会人文环境。全社会形成良好的尊老敬老社会文化和氛围，为老年人提供便捷的服务和政策支持，生活能享受到健全、周到、方便的服务，以保障老年人的利益诉求，有助于促进老年人的精神健康。

2. 老年人服务环境

老年人服务环境是指在照护工作中，照护员和老年人之间产生和发展起来的一种工作性、专业性和帮助性的人文环境。照护员在工作中应尊重老年人的权利和人格，一切以老年人为中心，不分文化背景、职位、宗教和民族，一视同仁，认真负责。为老年人提供照护时应体现人文关怀，如：与老年人沟通时，应俯下身来或半蹲在老年人床旁，保持与老年人平视，让其感受到被尊重；控制好自己的情绪，不能高兴时得意忘形，悲观时痛哭流涕，应以乐观、积极的情绪去引导老年人。

3. 老年人社会参与环境

老年人随着年龄的增长，身体机能下降，常常感到紧张、孤独、缺乏自尊和自信心，甚至感到社交被隔离。和谐的社会参与可以给老年人带来满足感和价值感，因此，应该鼓励老年人像以往一样与他人交往，多参与社会活动，积极参加老年活动和老年团体，能充分得到社会支持，丰富老年人的精神文化生活，使其保持身心的愉悦，从各方面对老年健康起到积极的促进作用。

三、垃圾分类的常识

（一）垃圾分类的目的

垃圾分类一般是指按一定规定或标准将垃圾分类储存、分类投放和分类搬运，以提高垃圾的资源价值和经济价值，力争做到物尽其用。

（二）垃圾分类收集容器标志及颜色

一般地，蓝色垃圾桶放可回收物，绿色垃圾桶放餐厨垃圾，红色垃圾桶放有害垃圾，灰色垃圾桶放其他垃圾，黄色垃圾桶放医疗废物。

（三）生活环境中常见垃圾种类及投放要点

1. 可回收物

（1）含义。可回收物是指适宜回收和可循环再利用的物品，主要包括废纸类、塑料类、玻璃类、金属类、木质类、织物类等。

（2）投放要点。

①投放可回收物时，应尽量保持其清洁干燥，避免被污染。

②玻璃瓶、塑料瓶、易拉罐等应清空内容物，将其清洁后再投放。

③已破损或有尖锐边角的可回收物应包裹后再投放。

2. 餐厨垃圾

（1）含义。餐厨垃圾是指餐饮垃圾、废弃食用油脂、家庭厨余垃圾以及废弃的蔬菜、瓜果等有机易腐垃圾，主要包括肉蛋食品、瓜果皮核、剩菜剩饭等。

（2）投放要点。

①餐厨垃圾应沥干水分，破袋后再投放。

②废弃的土培绿色植物不能归入餐厨垃圾中，应将土、盆、植物分离，培养土可重复利用或用于绿化，植物作为其他垃圾投放，盆按其所属类别进行投放。

③餐盒或包装物应作为其他垃圾投放。鼓励将餐盒清洗干净后投放至可回收物收集容器中。

3. 有害垃圾

（1）含义。有害垃圾是指对人体健康或者自然环境造成直接或者潜在危害的物质，主要种类有废电池类、废灯管类、废药品类、废水银类等，如水银血压计、水银温度计、弃置和过期的药品等。

（2）投放要点。

①易碎或者含有液体的有害垃圾应连带包装或用纸、布将其包裹后再投放，防止其破损或者渗漏。

②压力罐（如喷雾罐）不得进行挤压。

4. 医疗废物

（1）含义。医疗废物是指医疗卫生机构在医疗、预防、保健以及其他相关活动中产生的具有直接或者间接感染性、毒性以及其他危害性的废物，分为感染性废物、病理性废物、损伤性废物、药物性废物、化学性废物。

①感染性废物：如使用后的棉签、棉球、纱布，使用后的一次性输液器、注射器、针管、塑料盘、各种引流管等。

②病理性废物：在诊疗过程中产生的人体废弃物和医学实验动物尸体等。

③损伤性废物：指能够刺伤或者割伤人体的废弃医用锐器，如玻璃安瓿、玻璃碎片、针头、刀片等。

④药物性废物：如过期、淘汰、变质或者被污染的废弃的药品。

⑤化学性废物：具有毒性、腐蚀性、易燃易爆性的废弃的化学物品。

（2）处理要点。常用的垃圾处理容器有黑色垃圾袋、黄色垃圾袋、锐器盒和密闭容器等。

①置于黑色垃圾袋的废物有：生活垃圾；各种一次性医疗器械的包装袋、纸盒；未与患者接触的物品，如输液器的外包装袋。

②置于黄色垃圾袋的废物有：使用后的棉签、棉球、纱布；使用后的一次性输液器、注射器、针管、塑料盘、各种引流管等；传染病患者或疑似传染病患者产生的所有废物，均需放入双层医疗垃圾袋中。

③置于锐器盒中的废物有空安瓿、刀片等锐器。锐器盒的颜色为黄色，整体为硬制材料制成，密封，以保证锐器盒在正常使用的情况下，盒内盛装的锐利器具不撒漏。

④置于密闭容器中的废物。血压计、体温计的水银泄漏时，要立即将其收集到装水小瓶内加盖密封，并交给医护人员统一处理。

（3）注意事项。

①不同种类的垃圾不得混放。

②放入包装物或者容器内的医疗废物不得取出。

③使用后的锐器应稳妥、安全地置入利器盒中，不能与其他废弃物混放，禁止用手直接接触使用后的锐器。

④处理完垃圾后要洗手。

⑤盛装的医疗废物数量达到包装物或者容器的 3/4 时，当使用有效的封口方式，使包装物或者容器的封口紧实、严密。

⑥收集医疗废物的包装袋破损时，需重新加套一个医疗垃圾袋。

⑦医疗废物要集中处理，不得转让、买卖医疗废物。

任务实施

表 1-1-1　生活环境照护操作

项目	操作步骤	操作程序	注意事项
操作前	评估与准备	（1）照护员准备：着装整齐、洗净双手、修剪指甲，穿鞋套，穿工装，戴工牌，必要时戴口罩。 （2）老年人准备：意识、情绪稳定，愿意配合操作。 （3）环境准备：清洁、安全，温湿度适宜。 （4）用物准备：适老化改造需求评估量化表（见 P13 附件）、测量工具	观察老年人有无烦躁、焦虑紧张，能否配合操作
操作中	1. 核对、解释 2. 评估适老化改造需求 3. 提出适老化改造方案	（1）核对老年人基本信息。 （2）向老年人解释操作目的、过程及注意事项，取得配合。 （3）照护员让老年人自评在住宅各个区域中进行各项日常生活活动时有无困难，是否需要协助情况。 （4）照护员根据适老化改造需求评估量化表进行评估。 （5）照护员对生活环境设计不恰当处进行拍照测量、询问并记录，做到核对清楚。 （6）照护员给老年人或老年人家属指出家里存在的主要问题，提出改造建议，耐心讲解，并听取老年人意见，争取现场达成共识	（1）评估中注意时效性，一般不超过 1 h。 （2）注意与老年人沟通时，语气应温和，避免冲突。 （3）方案应遵从老年人生活环境照护的安全性、灵活性、舒适性、安静性和整洁性的原则。 （4）方案应充分考虑老年人个人身体健康状况和生活习惯
操作后	1. 用物整理 2. 洗手记录	（1）整理用物，垃圾分类处理。 （2）洗手并记录	—

同步练习

1. 以下不是适老化环境设计原则的是（　　）。

A. 安全性原则

B. 统一性原则

C. 舒适性原则

D. 适用性原则

E. 经济性原则

2. 适老化住宅指适应老年人需求的住宅，指符合老年人生理和心理特征配置有相应辅助设施，供以（　　）为核心的家庭居住使用的住宅，针对现有的老旧住宅进行适老化改造，力求从生理、心理和人体工学以满足老年人的需求，实现安全、舒适的养老环境。

A. 老年人

B. 小孩

C. 青年人

D. 中年人

E. 中老年人

3. 以下不是适老化改造依据的是（　　）。

A. 无障碍设计

B. 通用性设计

C. 前瞻性设计

D. 美观

E. 适合老年人

4. 适老化改造评估内容清单不包括（　　）。

A. 基本信息

B. 基本健康情况

C. 家庭关系

D. 客户目标

E. 照护信息

5. 以下是适老化改造评估原则的是（　　）。

A. 综合性原则

B. 时效性原则

C. 定性与定量相结合

D. 适度超前

E. 全面性

思考实践

薛爷爷，85 岁，腿脚不便，上厕所起身有些困难；老伴王奶奶，78 岁，身体尚好，听力障碍严重。目前老两口住在一起，儿女不定期过来探望。王奶奶独自一人在家时常常听不到敲门声和电话铃声，影响生活质量，对此老两口非常苦恼。

思考：随着年龄的增长，老年人行动能力逐步退化，家居环境中应该注意哪些地方？老年人听力衰退之后可以通过哪些产品解决生活中面临的困难？

附件：

适老化改造需求评估量化表

评估员：　　　　　　　　　　　　　　　　　　　　评估时间：　　年　月　日

评估编号：

姓　　名		性别		联系电话	
出生年月		身份证号码			
居住地址					
住宅类型	□电梯房　□楼梯房　□平房				
屋　　龄		60 岁及以上	______ 位		
联 络 人	姓名______　关系______　联系电话__________				

一、身体状况评估

家中是否有行动不便的人：□无　□有（　）位

自理能力	□完全自理　□基本自理　□轻度依赖　□完全依赖
健康情况	现患有疾病 □心脏病　□高血压　□低血压　□糖尿病　□痛风　□胆固醇　□白内障 □帕金森症　□骨质疏松　□支气管哮喘　□老年痴呆　□风湿性关节炎 □中风　□其他

曾经在家中跌倒过的案例	□无　□有（原因）
进食	□完全自理　□基本自理　□轻度依赖　□完全依赖
穿衣：包括扣纽扣、拉链及穿鞋	□完全自理　□基本自理　□轻度依赖　□完全依赖
仪表：洗脸、梳头、剃须	□完全自理　□基本自理　□轻度依赖　□完全依赖

（续上表）

洗浴	□完全自理　□基本自理　□轻度依赖　□完全依赖
如厕	□完全自理　□基本自理　□轻度依赖　□完全依赖
走动（可用助行器）	□完全自理　□基本自理　□轻度依赖　□完全依赖
上楼梯	□完全自理　□基本自理　□轻度依赖　□完全依赖
视力	□完全自理　□基本自理　□轻度依赖　□完全依赖
使用电话	□能自己打电话　□能拨熟悉的电话　□能接但不能打电话　□不能使用电话
服药能力	□能主动准确服药　□能服用准备好的药物　□不能正确服药
听力	□听力下降　□使用助听器　□异常分泌物　□耳鸣　□眩晕
鼻部	□流涕　□异常分泌物　□鼻出血　□疼痛　□嗅觉异常　□鼻塞
口 / 咽喉	□疼痛　□溃疡　□嘶哑　□吞咽困难　□牙龈出血　□味觉迟钝　□龋齿　□义齿　□打鼾
意识状况	□清醒　□嗜睡　□模糊
情绪表现	□平静　□不安　□急躁　□激动　□忧虑　□冷漠
决断与认知	□独立，合理并一贯性　□需要他人提示或指引　□不能做任何决定
参加的社会活动类型	□公园　□照料中心　□老年大学　□其他（注明）

二、家庭成员评估

子女是否在当地工作	□是　□否
紧急情况能否联系到直系亲属	□能　□否
与家庭成员情感关系	□亲密　□良好　□一般　□冷淡
有无照护者	□无　□有（ ）位
照护者是否有照护经验	□无　□会日常照护　□会专业级照护
照护内容	□进食　□穿衣　□仪表　□洗浴　□如厕　□走动　□服药　□其他
照护时间	□全天 24 h　□半天 12 h　□上午 6 h　□下午 6 h　□不固定

（续上表）

三、**环境评估**（请在对应的分数栏内打“√”，分值越高，整体安全性及舒适性越好）				
（一）环境整体评估	分数			备注
	1	2	3	1 不好，2 普通，3 良好
1. 光照够明亮，方便老年人可以看清屋内物品及家具、通道等位置			—	1. 白天需要开灯光照才够明亮 2. 白天需要开灯光照才够明亮，但通常不开灯 3. 白天不需要开灯光照就够明亮
2. 屋内的电灯开关都有明显的特殊设计（例如：有开关外环显示灯或荧黄贴条）			—	1. 无明显特殊设计 2. 有明显特殊设计
3. 光线强度不会让老年人感到眩晕或看不清物品位置				1. 光线较弱，看不清物品 2. 光线较强，使人感到眩晕 3. 光线强度适中，使人眼睛舒适且能看清楚物品
4. 若有小地毯，小地毯内有牢固的防滑地垫			—	1. 无牢固的防滑地垫 2. 有牢固的防滑地垫
5. 地板铺设不反光且防滑的材质				1. 铺设反光且不防滑的材质 2. 铺设不反光或防滑的材质 3. 铺设不反光且防滑的材质
6. 走道装设有扶手或安全绳可协助老年人行动			—	1. 未设有扶手或安全绳 2. 设有扶手或安全绳
7. 家具（椅子、茶几等）足够坚固，可依靠它为协助行动提供支持			—	1. 不够坚固且不能提供支持 2. 足够坚固且能提供支持
8. 家具（椅子、茶几等）边缘或转角处光滑无直角突出（圆弧形），不易绊倒人			—	1. 尖锐直角，易绊倒人 2. 圆弧形，不易绊倒人
9. 家中老年人是否在床附近放有移动马桶或者便携式接尿器、插入式便器				1. 没有 2. 放有但须由家属辅助完成排泄 3. 放有且老年人自己使用
10. 家中老年人常使用的椅子高度（质地较硬）可使其容易起身及坐下，并配有扶手以协助移动			—	1. 椅子高度不适于老年人起身坐下且无扶手 2. 椅子高度适于老年人起身坐下并配有扶手
11. 家中老年人是否使用助起沙发，辅助老年人起身站立				1. 未曾配有 2. 配有助起沙发但须由家属辅助完成站起 3. 配有助起沙发且老年人自己操作无障碍
12. 老年人所需使用之设备（如轮椅、拐杖、半拐杖、辅助车等）都放在固定位置方便使用				1. 设备缺少或损坏 2. 未放在固定位置 3. 放在固定位置

（续上表）

（一）环境整体评估	分数			备注
	1	2	3	1 不好，2 普通，3 良好
13. 运用对比的素色（非花色、波浪或斜纹）区分门内、楼梯及高度的变化（黄色和白色不易分辨，应避免）			—	1. 未做对比区分 2. 有对比区分
14. 无高度与地面落差太大的门槛				1. 落差在 10 cm 以上 2. 落差在 10 cm 以内 3. 无落差（0 cm，平的）
15. 延长线与电线是否固定			—	1. 无固定且易绊倒人 2. 固定且不易绊倒人
16. 门距够宽，可让老年人容易进出				1. 宽度在 90 cm 以下 2. 宽度在 90~100 cm 3. 宽度在 100 cm 以上
17. 门把采用 T 形把手			—	1. 不采用 T 形把手 2. 采用 T 形把手
18. 走道宽度维持在 120 cm 以上，并维持畅通（方便轮椅在走道上有回转空间）				1. 宽度在 120 cm 以下 2. 宽度等于 120 cm 3. 宽度在 120 cm 以上
19. 地面防滑				1. 防滑效果较差 2. 防滑效果良好 3. 防滑效果显著
说明：整体安全性及舒适性评估合计 19 个测量项，总分值为 57 分，单项评估未达最高分，则需要进行相对应的适老化改造				
（二）浴室 * 浴室与厕所分开 * 到浴室的通道能无障碍行动	分数			备注
	1	2	3	1 不好，2 普通，3 良好
1. 门槛与地面落差不大，不会让人绊倒				1. 门槛在 20 cm 以上 2. 门槛在 15~20 cm 3. 门槛在 10~15 cm
2. 地板经常保持干燥				1. 经常潮湿 2. 偶尔潮湿 3. 地板干燥
3. 浴室地板铺设防滑排水垫			—	1. 未铺设防滑排水垫 2. 有铺设防滑排水垫
4. 浴室是否使用洗澡椅				1. 不使用 2. 使用且需要家属照护 3. 使用且不需家属照护

（续上表）

（二）浴室 * 浴室与厕所分开 * 到浴室的通道能无障碍行动	分数			备注
	1	2	3	1 不好，2 普通，3 良好
5. 浴缸或淋浴间有防滑条或防滑垫			—	1. 无防滑条或防滑垫 2. 有防滑条或防滑垫
6. 浴缸高度低于膝盖				1. 高度 > 膝盖 2. 高度 = 膝盖 3. 高度 < 膝盖
7. 浴缸旁有防滑椅坐着休息				1. 无防滑椅 2. 有其他东西可以坐着休息 3. 有防滑椅
8. 浴缸旁设有抓握的固定扶手可用，且扶手高度为 80~85 cm，与墙壁间隔 5~6 cm				1. 未设有扶手 2. 设有扶手，但高度不适当 3. 扶手高度在 80~85 cm，与墙壁间隔 5~6 cm
9. 马桶旁设有抓握的固定扶手可用，且扶手高度为 42~45 cm				1. 未设有扶手 2. 设有扶手但高度不适当 3. 高度适当，约 40 cm
10. 洗手台旁设有抓握的固定扶手可使用			—	1. 未设有扶手 2. 设有扶手可使用
11. 使用坐式马桶且高度适当，可方便老年人起身及坐下				1. 非坐式马桶 2. 坐式马桶但高度不适当 3. 高度适当，约 40 cm
12. 热水器应设置于室外通风的地方				1. 设置于室内 2. 设置于室外但不通风的地方 3. 设置于室外且通风的地方
13. 加装夜间照明装置，例如感应式或触控式小灯			—	1. 未装有夜间小灯 2. 装有夜间小灯
14. 蹲坑加装坐便椅			—	1. 未装有坐便椅 2. 装有坐便椅
说明：浴室安全性及舒适性合计 14 个测量项，总分值为 38 分，单项评估未达最高分，则需要进行相对应的适老化改造				

（三）卧室	分数			备注
	1	2	3	1 不好，2 普通，3 良好
1. 夜灯或床侧灯光足够供夜晚行动				1. 没有留夜灯 2. 留有夜灯但亮度不足够 3. 亮度足够
2. 从床到浴室的通道能无障碍行动（尤其是晚上） * 卧室放有便器				1. 通道有障碍且影响行走 2. 通道有障碍但不影响行走 3. 通道无障碍

（续上表）

（三）卧室	分数			备注
	1	2	3	1 不好，2 普通，3 良好
3. 床的高度合适（膝盖高度，45~50 cm），上下床能安全移动			—	1. 床高度低于 45 cm 或高于 50 cm 2. 床高度 45~50 cm
4. 床垫边缘能防止下跌，床垫的质地较硬（以提供良好的坐式支持）				1. 两者均未符合 2. 边缘能防止下跌或质地较硬 3. 边缘能防止下跌且质地较硬
5. 地板不滑且平整无突出，不会被绊倒				1. 两者均未符合 2. 地板不滑或平整无突出 3. 地板不滑且平整无突出
6. 老年人能从橱架上拿取物品，而不需踮脚尖或站椅子上				1. 需要椅子 2. 需要踮脚尖 3. 不需踮脚尖或站椅子上
7. 家具及墙壁有特殊防护设计（如铺设软布、转角处有装保护装置）			—	1. 无特殊防护设计 2. 有特殊防护设计
8. 床边放置手电筒与电话（手机）				1. 尚未放置两种东西 2. 放置手电筒或电话 3. 放置手电筒与电话

说明：卧室安全性及舒适性评估合计 8 个测量项，总分值为 22 分，单项评估未达最高分，则需要进行相对应的适老化改造

（四）厨房	分数			备注
	1	2	3	1 不好，2 普通，3 良好
1. 老年人能够拿到储藏室的东西，不需踮脚尖或站椅子上				1. 需要椅子 2. 需要踮脚尖 3. 不需踮脚尖或站椅子上
2. 地板总是保持干燥不油腻				1. 潮湿且油腻 2. 有潮湿或油腻 3. 干燥不油腻
3. 有布制的防滑垫在地上，以吸收溅出的水分及油类				1. 无布制的防滑垫 2. 有其他材质防滑垫 3. 有布制的防滑垫
4. 厨房设计符合人体工学，操作台的高度不超过 79 cm			—	1. 高度超过 79 cm 2. 高度不超过 79 cm
5. 如果要拿较高的东西，踏脚凳的高度适当				1. 高度超过 25 cm 2. 高度 20~25 cm 3. 高度 15~20 cm

（续上表）

（四）厨房	分数			备注
	1	2	3	1 不好，2 普通，3 良好
6. 踏脚凳的踏板无损坏且能防滑				1. 踏板已损坏 2. 踏板无防滑 3. 踏板无损坏且能防滑
7. 踏脚凳的踏板够坚固而无磨损				1. 踏板已损坏 2. 踏板不坚固 3. 踏板够坚固且无磨损
8. 照明充足，尤其是在夜间留有一盏小灯				1. 照明不足且未留小灯 2. 照明不足或未留小灯 3. 照明充足且留有小灯

说明：厨房安全性及舒适性评估合计 8 个测量项，总分值为 23 分，单项评估未达最高分，则需要进行相对应的适老化改造

环境安全评估情况		
环境安全评估情况	整体	□ 1 分 □ 2 分 □ 3 分
	浴室	□ 1 分 □ 2 分 □ 3 分
	卧室	□ 1 分 □ 2 分 □ 3 分
	厨房	□ 1 分 □ 2 分 □ 3 分

四、康复辅助器具需求评估

助餐辅助	□喂食器 □软勺
助行辅助	□助行器 □拐杖 □轮椅
如厕辅助	□坐便器 □接尿器 □接便器（便盆） □扶手
洗浴辅助	□沐浴椅 □洗头盆 □洗浴床 □扶手
感知辅助	□老年人放大镜 □助听器
康复辅助	□上下肢康复训练器 □穿衣板 □ OT 桌 □ PT 床 □康复脚踏车
照护辅助	□照护床 □褥疮垫 □床边桌 □转移板 □移位器 □尿垫 □口腔清洁刷
智能辅助	□智能家居系统 □紧急救援呼叫系统 □远程监控系统
用户对环境安全有何需求	1. 整体：□过道扶手 □防滑地垫 □安全护角 □家居挪移 □线路整理 □安全门把 2. 浴室：□坐便器 □组合扶手 □防滑垫 □沐浴辅具 □夜间照明灯 3. 卧室：□床旁辅助 □防撞垫 □夜间照明灯 4. 厨房：□防滑垫 □踏脚凳 □夜间照明灯 5. 其他

（续上表）

环境适老化安全改善建议	
环境适老化改造需求评估总结及改善建议：	

工作人员（签名）：

任务二 体位照护技术

任务情境

李爷爷，68 岁。支气管哮喘急性发作时，呼吸困难，不能平卧，李爷爷为此常常焦虑不安。

任务：照护员应帮助老年人采取何种体位？采取此种体位的目的是什么？应该如何为该老年人安置体位？

任务目标

1. 能说出体位的分类、体位的转换方式。
2. 能正确安置常见照护体位。
3. 能正确进行体位的安全转换。
4. 能在操作中关心爱护老年人。

任务描述

体位指人的身体位置和姿势，在照护工作中通常指的是根据治疗、照护以及康复的需要，对被照护者采取恰当的位置和姿势。

体位转换是指通过一定的方式改变被照护者身体的姿势或位置的照护技术。

一、体位的分类

（一）自动体位

自动体位指老年人活动自如，不受限制。

（二）被动体位

被动体位指老年人不能随意调整或变换体位，需要别人帮助才能改变体位。见于极度衰弱或意识丧失的老年人。

（三）强迫体位

强迫体位指老年人为了减轻疾病所致的痛苦，被迫采取的某些特殊体位。

二、常用体位

根据体位的姿势，老年人常用的体位有仰卧位、侧卧位、俯卧位、半坐卧位、端坐位、坐位。

（一）仰卧位

1. 去枕仰卧位

（1）适用范围：用于生活完全不能自理，绝对卧床、昏迷的老年人，可防止呕吐物误入气管而引起窒息或吸入性肺炎等肺部并发症。

（2）卧位姿势：将枕头撤去，头部与躯干基本在同一水平面上，头偏向一侧，两手臂伸直，自然放置。将枕头横放在床头，床尾放软枕。见图 1–2–1。

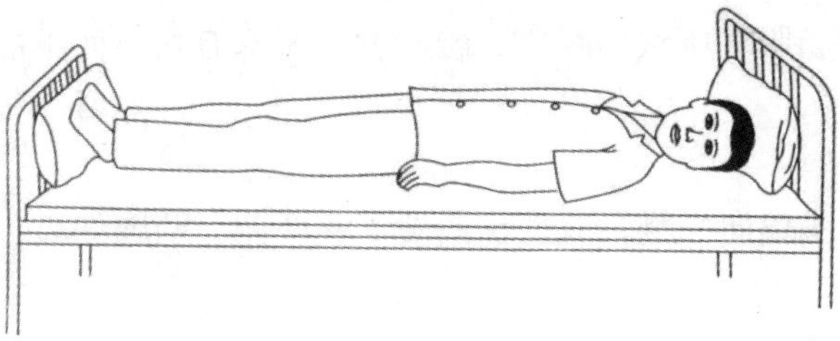

图 1–2–1　去枕仰卧位

2. 屈膝仰卧位

（1）适用范围：用于为老年人泡脚、会阴冲洗、腹部检查等。

（2）卧位姿势：老年人仰卧，头下垫软枕，两手臂自然放于身体两侧，两膝屈起，并稍向外分开。见图 1–2–2。

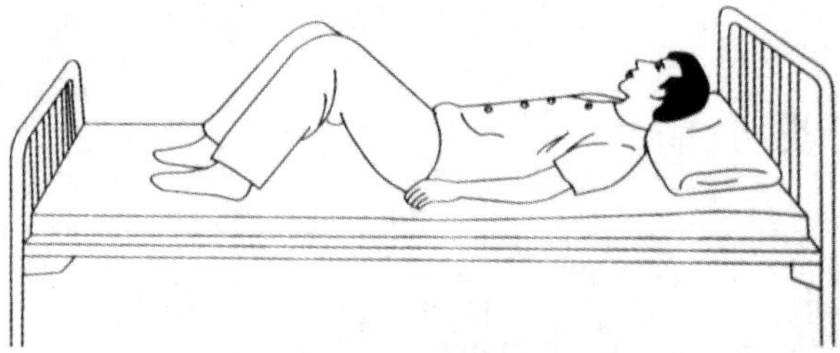

图 1-2-2　屈膝仰卧位

（二）侧卧位

1. 适用范围

用于生活完全不能自理、绝对卧床的老年人，平侧卧位交替翻身，可以预防压疮，防止局部组织长期受压等。

2. 卧位姿势

老年人侧卧，两手臂屈肘，一手放在枕旁，一手放在胸前的软枕上，上腿弯曲，下腿稍微伸直，在两个膝盖之间放软枕，背后放软枕。放置软枕的目的是增加稳定性，使老年人感到舒适和安全。见图 1-2-3。

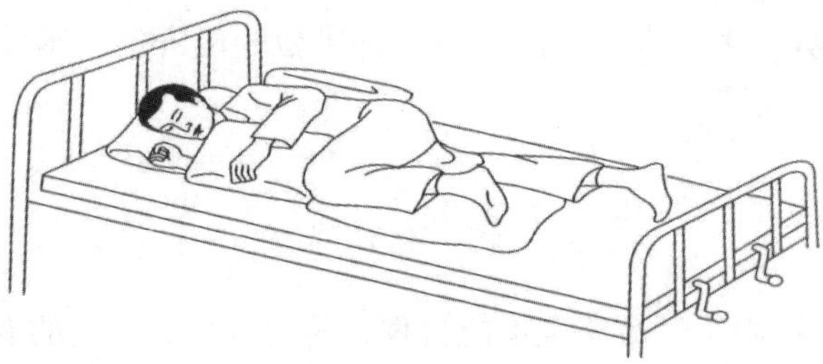

图 1-2-3　侧卧位

（三）俯卧位

1. 适用范围

用于患有因胃肠胀气所致的腹痛，腰、背、臀部有伤口而不能平卧或侧卧的老年人等。

2. 卧位姿势

老年人俯卧，头偏向一侧，双臂屈曲置于头两侧，两腿伸直，胸部、髋部及踝部各垫软枕。见图 1-2-4。

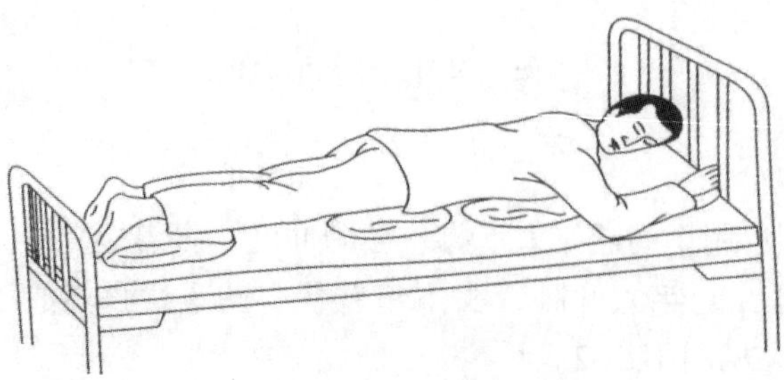

图 1-2-4　俯卧位

（四）半坐卧位

1. 适用范围

用于疾病恢复期体质虚弱的老年人，采用半坐卧位有利于向站立位过渡；心肺疾患所致的呼吸困难老年人，采用半坐卧位可缓解呼吸困难症状；等等。

2. 卧位姿势（摇床法）

老年人仰卧位，先把床头摇高 30°~50°，再摇起膝下支架，防止老年人下滑，床尾置一软枕垫于老年人足下。放下时，先将老年人膝下支架摇平，再将床头支架摇平。见图 1-2-5。

3. 卧位姿势（靠背架法）

抬高老年人上半身，在床头褥子下置一靠背架，屈膝，膝下垫软枕，床尾部放置软枕。见图 1-2-6。

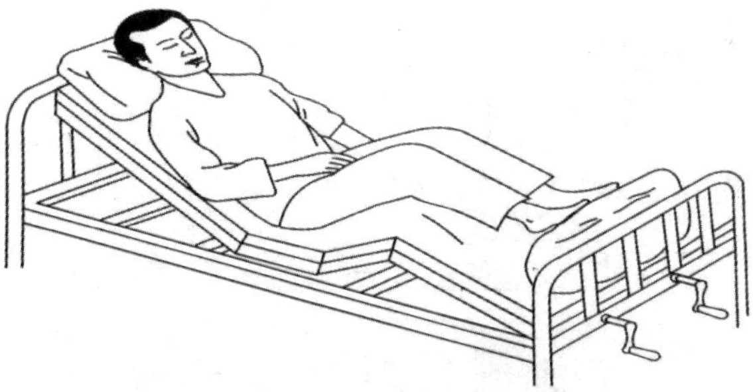

图 1-2-5 半坐卧位（摇床法）

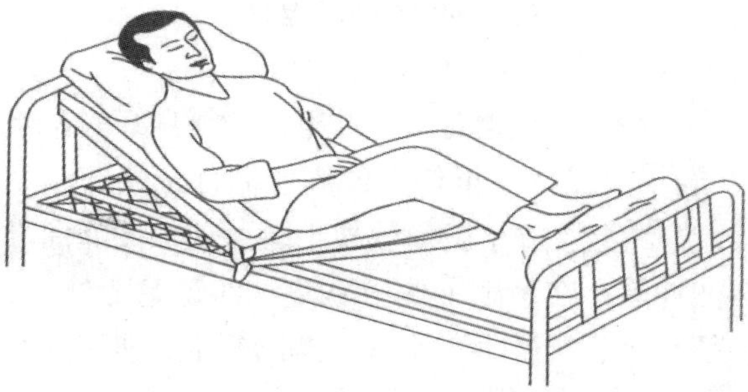

图 1-2-6 半坐卧位（靠背架法）

（五）端坐位

1. 适用范围

用于急性心力衰竭、支气管哮喘发作的老年人等。

2. 卧位姿势

扶老年人坐起，老年人身体稍向前倾，用床头支架或靠背架将床头抬高 70°~80°，床上放一跨床小桌，桌上放软枕，老年人膝下置支架或软枕抬高 15°~20°，足下放软枕。见图 1-2-7。

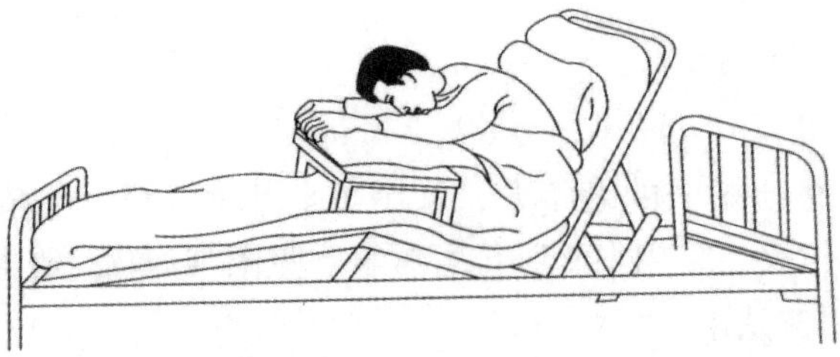

图 1-2-7　端坐位

（六）坐位

1. 床上坐位

（1）适用范围：用于下肢功能障碍或行走无力的老年人。

（2）卧位姿势：摇起床头成 90° 角或背部用枕头支撑好，保持躯干挺直，不可倾斜，髋关节屈曲近 90° ，患侧上肢抬高，放于软枕上，患肩向前伸，肘关节伸直，双侧上肢伸展放于床上餐板或调节板上。见图 1-2-8。

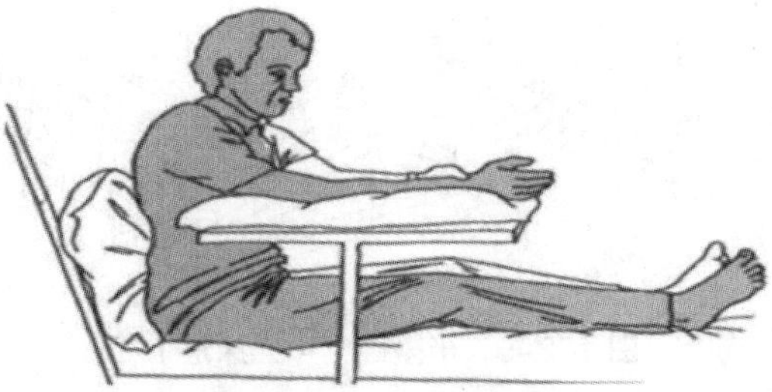

图 1-2-8　床上坐位

2. 轮椅（椅子）坐位

（1）适用范围：用于行动不便但是双上肢运动功能良好的老年人。

（2）卧位姿势：老年人保持躯干伸直，靠住椅背，臀部尽量坐在轮椅坐垫的后方，保持身体稍前倾；患侧上肢放于胸前软枕上，可前伸或屈曲靠近身体，避免肘关节过度屈曲，手指自然伸展；在患腿外侧置软垫，纠正患腿外旋，髋关节、膝关节、踝关节均保持 90° ，双足垂直于膝下，平放在脚踏板上，脚尖向前，双足分开与肩同宽，避免足尖外旋，保持两足尖对称。见图 1-2-9。

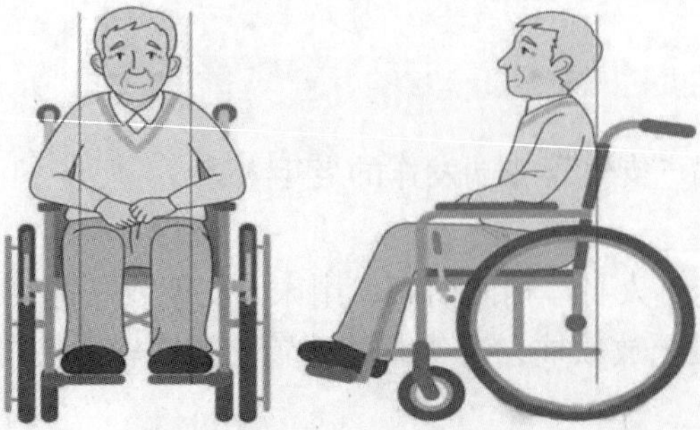

图 1-2-9　轮椅（椅子）坐位

三、体位转换

（一）目的

（1）定时变换体位，可以促进老年人的血液循环，预防压疮、坠积性肺炎、尿路感染、肌肉萎缩、关节变形、肢体挛缩等并发症的发生。

（2）在康复训练过程中，为了达到康复训练的目的，实现康复治疗的预期效果，常需体位转换的配合。

（二）方式

能独立进行尽量不帮助，能提供少量帮助则不要提供大量帮助，被动转换作为最后选择的转换方法。

1. 主动体位转换

老年人在外力协助下，通过主动努力而完成体位变换的动作，并保持身体的姿势和位置。转换动作的主体是老年人。

2. 被动体位转换

老年人完全依赖外力搬动变换体位，并利用支撑物保持身体的姿势和位置。转换动作的主体是照护员。

任务实施

表 1-2-1　体位照护操作

项目	操作步骤	操作程序	注意事项
操作前	评估与准备	（1）照护员准备：着装整齐、洗净双手、修剪指甲。 （2）老年人准备：意识、情绪稳定，愿意配合操作。 （3）环境准备：清洁、安全，温湿度适宜（暴露肢体者关闭门窗、屏风遮挡）	—
操作中	1. 核对解释 2. 妥善安置	（1）核对老年人床号、姓名。 （2）向老年人解释转换体位的目的、过程及配合事项，说明操作要点。 （3）固定床脚轮，关闭门窗，必要时屏风遮挡。 （4）妥善安置各种导管及输液装置，必要时将盖被折叠至床尾或一侧，并转换至所需体位。	（1）注意各种体位转换间的老年人安全，保护管路。 （2）注意体位转换后老年人的舒适感；观察老年人病情、生命体征的变化，记录其体位维持时间。 （3）协助老年人体位转换时，不可拖拉，注意节力。

（续上表）

项目	操作步骤	操作程序	注意事项
操作中	3. 体位转换	（5）1 人从仰卧位至侧卧位的体位转换。将老年人头偏向一侧，嘱咐老年人双手交叉放于胸腹部，双下肢伸直或双膝屈曲，双脚支撑于床面上；照护员站在老年人需转向病床的一侧，将两下肢移向近侧床沿，先移动髋部，再移动肩部；一手扶托肩部，一手扶托髋部，轻推老人向对侧，呈侧卧位；必要时，用软枕或体位垫支撑老人背部。 （6）2 人从仰卧位至侧卧位的体位转换。将老年人头偏向一侧，嘱咐老年人双手交叉放于胸腹部，或置于身体两侧；2 名照护员同时站在老年人需转向病床的对侧，一人双手分别扶托老人颈肩部和腰部，另一人双手分别扶托臀部和腘窝部；2 人动作一致，同时抬起老人使其转向对侧，呈侧卧位。 （7）从仰卧位至坐位的体位转换。协助坐起：指导老年人双上肢置于身体两侧，双侧肘关节屈曲支撑于床面上，注意保护老年人；照护员站在老年人侧前方，以双手扶托老年人双肩并向上牵拉。指导老年人利用双肘的支撑抬起上部躯干后，逐渐改用双手支撑身体而坐起。 （8）检查管路固定是否良好、引流是否通畅，根据需要为老年人叩背。 （9）观察老年人病情、生命体征的变化。 （10）规范洗手，记录体位维持时间和体位转换时间	（4）被动体位老年人翻身后，应使用辅助用具支撑体位保持稳定，确保肢体和关节处于功能位。 （5）注意各种体位受压处的皮肤情况，做好预防压疮的照护。 （6）颅脑手术后，不可剧烈翻转头部，应取健侧卧位或平卧位。 （7）颈椎或颅骨牵引老年人，翻身时不可放松牵引。 （8）石膏固定和伤口较大的老年人翻身后应使用软垫支撑，防止局部受压
操作后	1. 用物整理 2. 洗手记录	（1）整理床单位、用物。 （2）规范洗手，记录体位维持时间和体位转换时间	—

同步练习

1．极度衰弱或意识丧失的老年人应采取（　　）。

A．自动体位　　B．被动体位

C．强迫体位　　D．强制体位

E．自由体位

2．老年人为了减轻疾病所致的痛苦，被迫采取的某些特殊体位叫（　　）。

A．自动体位

B．被动体位

C．强迫体位

D．强制体位

E．自由体位

3．生活完全不能自理，绝对卧床、昏迷的老年人，防止呕吐物误入气管而引起窒息或吸入性肺炎等肺部并发症的老年人应采取（　　）。

A．去枕仰卧位

B．屈膝仰卧位

C．侧卧位

D．俯卧位

E．半坐卧位

4．生活完全不能自理、绝对卧床的老年人，（　　）交替翻身，可以预防压疮，防止局部组织长期受压等。

A．去枕仰卧位

B．屈膝仰卧位

C．侧卧位

D．俯卧位

E．半坐卧位

5．胃肠胀气所致的腹痛的老年人应采取（　　）。

A．去枕仰卧位

B．屈膝仰卧位

C．侧卧位

D．俯卧位

E．半坐卧位

思考实践

1．体位分类包含哪几种?

2．常见体位如何安置?

3．如何协助老年人更换体位?

任务三 饮食照护技术

老年人进食能力衰减，咀嚼能力下降，因此吃硬的、难以嚼碎的食物有困难。消化吸收能力减退，视力和嗅觉减退，使老年人对于食物的刺激反应减弱，易出现食欲不振。因此，在饮食照护时，利用饭菜的香味刺激嗅觉、色彩刺激视觉，自己动手让饭菜变得可口对促进老年人的身心健康非常重要。

子任务一 协助进食照护技术

任务情境

李奶奶，丧偶，70 岁，患糖尿病 25 年，近期出现了视力模糊、看不清东西的症状，生活基本不能自理，无法独立进食，需要照护员喂食。

任务：照护员小罗协助李奶奶进食需要注意什么问题？

任务目标

1. 熟悉老年人营养需求。
2. 能合理搭配老年人的食物种类。
3. 协助老年人进食照护，保证进食安全。
4. 能在照护过程中做到耐心，关心爱护老年人。

任务描述

老年人进食较普通成年人有很大区别，从食物的软硬、口味和吞咽、咀嚼及消化的能力来说都不同于一般成年人，在照护过程中，应注意老年人进食食物的营养和热量，保证老年人顺畅安全进食。

一、老年人饮食

（一）饮食种类

老年人饮食分为基本饮食、治疗饮食和试验饮食 3 种。根据老年人咀嚼消化能力及身体需要，又将基本饮食分为普通饮食、软质饮食、半流质饮食、流质饮食四类。

1. 普通饮食

普通饮食适用于不需要特殊饮食的老年人。老年人可根据自己的喜好，选择可口、容易消化且营养素平衡的食物。对于无咀嚼能力和不能吞咽大块食物的老年人，可将普通饮食加工剁碎或用粉碎机破碎后食用。

2. 软质饮食

软质饮食适用于牙齿有缺失、消化不良、低热、疾病恢复期的老年人。食物要以软烂食物为主，如软米饭、面条。

3. 半流质饮食

半流质饮食适用于咀嚼能力较差和吞咽困难的老年人。食物呈半流质状态，如米粥、面条、馄饨、蛋羹、豆腐脑等。此类饮食无刺激性，纤维素含量少且营养丰富。

4. 流质饮食

流质饮食适用于进食困难或采用鼻饲管喂食时的老年人。食物呈流质状态，如奶类、豆浆、藕粉、米汤、果汁、菜汁等。此种饮食因所含热量及营养素不足，故不能长期食用。

除了基本饮食外，老年人的饮食还有治疗饮食和试验饮食。治疗饮食是在基本饮食的基础上，为高血压、高血脂、冠心病、糖尿病等老年人而设，其营养素的搭配因病种的不同而各有特点和要求，如高蛋白饮食、低蛋白饮食、高热量饮食、低脂肪饮食、低胆固醇饮食、低盐饮食、少渣饮食等。试验饮食是为配合临床检验而设的饮食，如大便隐血试验饮食等。治疗饮食和试验饮食均应在医护人员指导下进行。

（二）饮食总热能

食物和水是维持生命的物质基础，食物提供人体所需要的营养，为人体生长发育、组织修复和维持生理功能提供必需的营养素和热能。食物中含有的可被人体消化、吸收利用的成分称为营养素。一般可分为 7 大类：糖类、蛋白质、脂肪、无机盐、维生素、膳食纤维和水。其中糖类、蛋白质和脂肪 3 种营养素能产生热量，是人体的能量来源，统称为热原质。由于老年人消化器官功能的减退，活动量减少，对食物的消化、营养的吸收功能均减退，所以从食物中摄入的营养素应相应减少，所需的能量也随着年龄增长而减少。

1. 合理控制方法

（1）老年人的饮食营养要合理，荤素、粗细、干稀搭配，符合卫生要求，老年人的全天热量应供给约 1.26×10^4 kJ。蛋白质、脂肪、碳水化合物比例适当，三者的热能比分别是 10%~15%、20%~25%、60%~70%。

（2）老年人饮食热能供给量是否合适，可通过观察体重变化来衡量。体重变化与热能供给的关系一般可用下列公式粗略计算：①男性老年人体重标准值（kg）=［身高（cm）−100］×0.9；②女性老年人体重标准值（kg）=［身高（cm）−105］×0.92。当体重在标准值 ±5% 内，说明热能供给合适；当体重超过标准值 10%，说明热能供给过量；当体重低于标准值 10%，说明热能供给不足。

2. 饮食结构原则

老年人的日常饮食中应注意各类食物的合理搭配。膳食要注意多样化，粗细搭配，花样更新，多食杂粮、豆类、鱼类、蛋类、奶类、海产品类、蔬菜和水果等，保持营养素平衡和营养素之间比例适宜，形成适合老年人的科学合理的饮食结构。

总之，老年人在饮食结构上强调：荤素、粗细粮、水陆物产、谷豆物搭配合理。做到“四低、一高、一适当”，即低脂肪、低胆固醇、低盐、低糖、高纤维素饮食、适当蛋白质。

二、老年人进食观察

（一）进食的总量

适宜的进食量有利于维持正常的代谢活动，增强机体的免疫力，提高防病抗病能力。老年人要根据自身的特点来定。每天进食量应根据上午、下午、晚上的活动量均衡地分配到一日三餐中。主食“宜粗不宜细”，老年人每日进食谷类 200 g 左右，并适当地增加粗粮的比例。蛋白质宜“精”，每日由蛋白质供给的热量应占总热量的 13%~15%。可按每千克体重 1~15 g 供给蛋白质。脂肪宜“少”，老年人应将由脂肪供给的热量控制在 20%~25%，每日用烹调油 20 g 左右，而且以植物油为主。但是，脂肪也不能过少，否则会影响脂溶性维生素的吸收。维生素和无机盐应“充足”，老年人要多吃新鲜瓜果、绿叶蔬菜，每天不少于 500 g，这是维生素和无机盐的主要来源。

（二）进食的速度

老年人进食速度宜慢，有利于食物的消化和吸收，同时预防在进食过程中发生呛咳或噎食。

（三）进食的温度

老年人进食的温度以温热不烫嘴为宜。这是因为老年人唾液分泌减少，口腔黏膜抵抗力低，因此不宜进食过热食物，同时也不宜进食过冷食物，凉的食物容易伤脾胃，影响食物消化、吸收。

（四）进食的时间

根据老年人生活习惯，合理安排进餐时间。一般早餐时间为上午 6—7 时，午餐时间为中午 11—12 时，晚餐时间为下午 5—7 时。当然，老年人除了应保证一日三餐正常摄食外，为了适应其肝糖原储备减少及消化吸收能力降低等特点，可适当在晨起、餐间或睡前补充一些糕点、牛奶、饮料等。总体原则是少食多餐，有利于消化吸收，减轻消化系统的压力。

（五）识别异常情况并及时报告

（1）在进食过程中，出现老年人原有病情加重或突发其他意外时，应立即停止进食，报告上级养老照护员并积极进行相关处理。

（2）进食后指导老年人不要立即平卧，休息片刻后再卧床，以免食物反流。

（3）进食过程中发生呛咳时，立即停止喂食喂水，轻拍背部，休息片刻。

（4）发生鱼刺误食有异物感时，应立即送往医院就诊。

评分标准

任务实施

表 1-3-1　协助进食照护操作

项目	操作步骤	操作程序	注意事项
操作前	评估与准备	（1）评估环境：环境清洁、整齐、明亮、舒适，适合进餐。 （2）评估老年人：病情、吞咽反射情况。 （3）评估食物：食物种类、软硬度、温度符合老年人的饮食习惯。 （4）照护员准备：着装整齐、洗净双手、修剪指甲。 （5）老年人准备：意识、情绪稳定，愿意配合操作。 （6）环境准备：清洁、安全，温湿度适宜，（暴露肢体者关闭门窗、屏风遮挡）。 （7）用物准备：碗、饭菜、温水、弯盘、毛巾、汤匙、筷子、水温计	（1）注意老年人有无偏瘫、吞咽困难、共济失调、失明等情况。 （2）尽量满足患者的饮食需求，是否需要餐前餐中用药。 （3）准备好碗、筷、汤匙等
操作中	1. 核对、解释 2. 安置体位	（1）向老年人说明进食时间和本次进餐食物，询问有无特殊要求；询问老年人进食前是否需要大小便，根据需要协助排便，协助老年人洗净双手；根据需要准备轮椅或床上支架（或过床桌）、靠垫、枕头、毛巾等。 （2）照护员向老年人解释操作的目的、进食时需要配合的动作等，取得老年人的配合；为老年人系上围裙或将毛巾垫在老年人颌下及胸前部位，根据老年人自理程度及病情采取适宜的进食体位。	（1）轮椅坐位适用于下肢功能障碍或行走无力的老年人。 （2）床上坐位适用于能够坐稳的老年人。 （3）半卧位适用于完全不能自理的老年人。

（续上表）

项目	操作步骤	操作程序	注意事项
操作中	3. 协助进食	（3）照护员将已准备好的食物盛入老年人的餐具中并摆放在餐桌上。 ①鼓励能够自己进餐的老年人自行进餐。指导老年人上身坐直并稍向前倾，头稍向下垂，叮嘱老年人进餐时细嚼慢咽，不要边进食边讲话，以免发生呛咳。 ②对于不能自行进餐的老年人，由照护员喂饭。先用手触及碗壁感受食物温度合适，以汤匙喂食时，每喂食一口，食物量以汤匙的 1/3 为宜，看到老年人完全咽下后再喂食下一口。 ③对于视力障碍能自己进食的老年人，照护员将盛装食物餐碗放于老年人的手中（确认食物的位置），再将汤匙递到老年人手中，告知食物的种类。如老年人要求自己进食，可按时钟平面图放置食物，有利于老年人按顺序摄取，并告知方法，叮嘱老年人缓慢进食	（4）对于咀嚼或吞咽困难的老年人，可将食物打碎成糊状，再协助进食。 （5）老年人进食中如发生呛咳、噎食等现象，立即急救处理并通知医护人员或家属。 （6）进食带有骨头的食物时，要特别告知老年人小心进食。进食鱼类时，照护员应先协助剔除鱼刺
操作后	1. 整理用物 2. 洗手记录	（1）照护员协助老年人漱口，并用毛巾擦干嘴角水痕。指导保持进餐体位 30 min 后再卧床休息。 （2）撤去毛巾等用物，整理床单位。 （3）使用流动水清洁餐具，必要时进行消毒。 （4）洗手记录	叮嘱老年人进餐后不宜立即平卧，以防止食物反流

知识链接

老年人长寿的食物

1. 红薯：“红薯是个宝，顿顿离不了。”医学家研究，红薯有五大功效：①和血补中，营养丰富；②宽肠通气，促进排便；③益气生津，增强免疫；④含抗癌物质，能防癌抗癌；⑤抵抗衰老，防止动脉硬化。医学家说，红薯含有大量黏蛋白，故能防止肝脏和肾脏结缔组织萎缩，使人体免疫力增强。红薯还具有消除活性氧的作用，避免了活性氧诱发癌症。又因红薯中含钙、镁较多，所以能防止骨质疏松症。由此可见，红薯不愧为长寿老年人的饮食一宝。

2. 豆腐：豆腐的主要成分是蛋白质和异黄酮。豆腐具有益气、补虚、降低血铅浓度，保护肝脏，促使机体代谢的功效，常吃豆腐有利于健康和智力发育。老年人常吃豆腐对于血管硬化、骨质疏松症有良好的食疗作用。

子任务二 协助特殊进食照护技术

任务情境

李爷爷，76 岁。4 年前因脑病小脑萎缩，长期处于卧床状态，日常活动完全不能自行完成，不能自主吞咽，需要照护员将食物、药物粉碎调理成流质状，经鼻饲管帮助进食进饮进药。

任务：如果你是照护员，请通过鼻胃管帮助李爷爷进食混合奶 150 mL。

任务目标

1. 熟悉治疗饮食的种类及特点。
2. 了解鼻饲的定义及鼻饲饮食的种类。
3. 能协助进行管饲饮食照护。
4. 在照护过程中做到关心爱护老年人。

任务描述

老年人由于疾病原因不能经口腔进食则需要鼻饲进食，这些都需要照护员提供治疗饮食和合适的照护。

一、治疗饮食的种类及特点

治疗饮食是在基本饮食的基础上，根据病情的需要，适当调整总热量和某些营养素以达到治疗目的的饮食。老年人特殊饮食可满足老年人在疾病期间的营养需要，分为以下几种。

（一）高热量饮食

高热量饮食是指在两餐之间提供含有热量的饮料或点心，如牛奶、豆浆、鸡蛋等。半流质或流质饮食者，可加浓缩食品，如奶油、巧克力等。每日供给总热量 1.26×10^4 kJ 左右。高热量饮食适用于有甲状腺功能亢进、高热、胆道疾患等老年人。

（二）高蛋白饮食

高蛋白饮食是指在基本饮食基础上增加蛋白质含量丰富的食物，如肉类、鱼类、蛋类、乳类、豆类等，蛋白质供应 2 g/（kg・d），但总量不超过 120 g，总热量 1.05×10^4~1.26×10^4 kJ。高蛋白饮食适用于患有慢性消耗性疾病、严重贫血、肾病综合征或处于癌症晚期等老年人。

（三）低蛋白饮食

低蛋白饮食是指每日饮食中的蛋白质不超过 40 g，应多补充蔬菜和含糖高的食物，维持正常热量。低蛋白饮食适用于限制蛋白质摄入者，如患有急性肾炎、尿毒症、肝性昏迷等老年人。

（四）高纤维素饮食

高纤维素饮食是指选择含纤维多的食物，如芹菜、韭菜、新鲜水果、粗粮、豆类等。高纤维素饮食适用于患有便秘肥胖症、高脂血症、糖尿病、心血病等老年人。

（五）低纤维素（少渣）饮食

低纤维素 (少渣) 饮食是指吃含纤维少的食物，少油，忌纤维多的蔬菜、水果，应吃菜泥、果汁等，忌油煎食物。低纤维素饮食适用于腹泻的老年人。

（六）低盐饮食

低盐饮食是指每日可用食盐不超过 2 g(含钠 0.8 g)，但不包括食物内自然存在的氯化钠。低盐饮食适用于患有心脏病、肾脏病 (急性、慢性肾炎)、肝硬化 (有腹水)、重度高血压但水肿较轻等老年人。

（七）低脂肪饮食

低脂肪饮食是指饮食中少用油，禁用肥肉、蛋黄、动物脑等食材。高脂血症及动脉硬化老年人不必限制植物油 (椰子油除外)。每日脂肪摄入量不超过 40 g。低脂肪饮食适用于有肝胆疾患、高脂血症、动脉硬化、肥胖及腹泻等老年人。

（八）低胆固醇饮食

低胆固醇饮食是指膳食中胆固醇含量在 300 mg/d 以下，少食用动物内脏、饱和脂肪、蛋黄、鱼子等。低胆固醇饮食适用于患有动脉硬化、高胆固醇症、冠心病等老年人。

（九）无盐、低钠饮食

无盐饮食，即除食物内自然含钠量外，不放食盐烹调的饮食。低钠饮食，即除无盐外还须控制摄入食物中自然存在的钠量 (每天控制在 0.5 g 以下)，禁食腌制食品。还应禁食含钠的食物和药物，如发酵粉(油条、挂面)、汽水（含小苏打）和碳酸氢钠药物等。无盐低钠饮食适用于患心脏病、肾脏病（急性慢性肾炎）、肝硬化（有腹水）、重度高血压等老年人。

二、鼻饲饮食

（一）鼻饲的定义

鼻饲是指对不能经口进食者，将胃管自一侧鼻腔插入胃内，灌入流质饮食、水和药物的方法。其目的是为昏迷、不能经口进食和张口的患者提供食物、药物，以满足营养和治疗的需要。由护士给予鼻胃管插入，照护员进行管饲喂饮食。

（二）常用鼻饲饮食种类

根据老年人的消化能力、身体需要，鼻饲饮食种类可分为混合奶、匀浆混合奶和要素饮食。

1. 混合奶

混合奶是用于鼻饲的流质食物，适用于身体虚弱、消化功能差的鼻饲老年人。其主要成分有牛奶、豆浆、鸡蛋、藕粉、米粉、豆粉、浓肉汤、鸡汤、奶粉、新鲜果汁、菜汁（如青菜汁、西红柿汁）等。主要特点是营养丰富，易消化、吸收。

2. 匀浆混合奶

匀浆混合奶适用于消化功能好的鼻饲老年人。匀浆混合奶是将混合食物（类似正常膳食内容）用电动搅拌机进行搅拌打碎成均匀的混合浆液，可用食物有牛奶、豆浆、豆腐、煮鸡蛋、瘦肉沫、熟肝、煮蔬菜、煮水果、烂饭、稠粥、去皮馒头、植物油、白糖和盐等。主要特点是营养平衡，富含膳食纤维，口感好、易消化、配置方便。

3. 要素饮食

要素饮食是一种简练精制食物，含有人体所需的易于消化吸收的营养成分，适用于患有非感染性严重腹泻、消化吸收不良、慢性消化性疾病的老年人。其主要成分含主要氨基酸、单糖、主要脂肪酸、维生素、无机盐类和微量元素等。主要特点是无须经过消化过程即可直接被肠道吸收和利用，为人体提供热能及营养。

三、鼻饲饮食照护注意事项

照护员每次经胃管灌入食物前，应查看胃管固定情况，插入的长度是否与鼻饲管标记的长度一致，如鼻饲管脱出，应重新留置胃管。每次灌食前，检查鼻饲饮食种类、量，保证食物新鲜无污染。

任务实施

表 1-3-2 协助特殊进食照护操作

项目	操作步骤	操作程序	注意事项
操作前	评估与准备	（1）老年人准备：老年人取舒适卧位（半坐位或右侧卧位），戴眼镜或有义齿者取下，妥善放置。 （2）评估环境：安全、清洁、安静、舒适、光线充足、适合操作。 （3）操作者准备：着装整洁、修剪指甲。 （4）物品准备：灌注器（或注射器）、毛巾、鼻饲饮食、温水、别针、皮筋或小线、纱布	—
操作中	1. 沟通 2. 安置体位 3. 灌食前准备 4. 检查鼻饲管 5. 协助鼻饲饮食	（1）对于能够有效沟通的老年人，照护员向老年人解释操作的目的、鼻饲时需要配合的动作等，取得老年人的配合。 （2）根据老年人身体情况，协助其安置舒适的体位：①对于上半身功能较好的老年人，照护员应协助老年人采用坐位或半坐位；②对于平卧的老年人，照护员应将床头摇高或使用软枕垫起，使床头与床呈 30°~45°。 （3）在老年人的颌下垫毛巾或治疗巾。 （4）为确保老年人鼻饲饮食安全，每次鼻饲饮食前必须进行以下检查：①检查鼻饲管。先检查鼻饲管固定是否完好，插入的长度是否与鼻饲管标记的长度一致，如发现有管路滑脱，应立即通知医护人员处理。②检查鼻饲管是否在胃内。打开胃管末端盖帽，将灌注器的乳头与胃管末端连接并进行抽吸，有胃液或胃内容物被抽出，表明胃管在胃内。推回胃液或胃内容物，盖好胃管末端盖帽。 （5）照护员应将鼻饲饮食少量滴在自己手掌腕部，以感觉温热、不烫手为宜，鼻饲饮食的温度一般为 38~40 ℃，不可过高或过低。 （6）照护员用灌注器从水杯中抽取 20 mL 温开水，连接胃管向老年人胃内缓慢灌注，再盖好胃管末端盖帽，以确定胃管是否通畅，同时可以使老年人管腔润滑、刺激胃液分泌。	（1）老年人鼻饲过程中，若出现恶心、呕吐等情况，应立即停止鼻饲，并立即通知医护人员处理。 （2）每次鼻饲量不应超过 200 mL，推注时间 15~20 min 为宜，速度为 10~13 mL/min，两次鼻饲之间间隔不少于 2 h。 （3）为防止鼻饲管堵塞，应加强巡视。 （4）鼻饲药物时，应将药物研碎，溶解后再灌入。 （5）防止喂食后食物反流引发的误吸。未用完的鼻饲饮食放冰箱保存，24 h 内用完。 （6）禁止鼻饲变质或疑似变质的食物

（续上表）

项目	操作步骤	操作程序	注意事项
操作中		（7）照护员抽吸鼻饲饮食（每次 50 mL/管），在水杯中轻沾灌注器乳头部分，涮下外壁鼻饲饮食残渣，打开胃管盖帽并连接，缓慢推注，灌食速度以老年人喂食的反应及食物的浓度而定，一般用抬高和降低灌注器来调节，并随时观察老年人的反应。灌注后立即盖好胃管盖帽，再次抽吸鼻饲饮食，同法至鼻饲饮食全部推注完毕。 （8）鼻饲饮食完毕，照护员用灌注器抽取 30~50 mL 温开水缓慢注入，冲净胃管内壁食物残渣，防止食物残渣堵塞鼻饲管。盖好鼻饲管盖帽。 （9）保持床单位高度 30 min 后，恢复平卧位休息	
操作后	1. 用物整理 2. 洗手记录	（1）撤下毛巾，整理床单位。清洗用物，将灌注器在流动水下清洗干净，上面覆盖纱布备用。 （2）准确记录鼻饲时间和鼻饲量，观察老年人鼻饲后有无腹胀、腹泻等不适症状并记录	灌注器更换频率为每周 1 次，预防消化道疾病发生

知识链接

吞咽障碍的中医治疗方法

中医治疗吞咽功能障碍为整体治疗，需要辨证论治，可以采用以下方法进行治疗。

1. 根据中风后吞咽功能障碍的病因病机对症口服中药，调理老年人身体状况。

2. 针灸是治疗中风后吞咽功能障碍的常用手段，依据中医学经之所过、主治所及的原则，可以选取相应的腧穴进行针灸治疗。

3. 采用推拿、穴位贴敷、穴位注射、中药冰刺激等中医综合治疗。

同步练习

1. 膳食纤维主要存在于（　　）。

A. 鸡蛋　B. 瘦猪肉　C. 牛奶　D. 蔬菜　E. 鱼肉

2. 根据我国居民一日三餐的饮食习惯，早餐食物量所占的比例一般应为（　　）。

A. 10%　B. 20%　C. 30%　D. 40%　E. 50%

3. 老年人的营养需求中，碳水化合物供给能量应占总热能的（　　）。

A. 35% ~ 45%　B. 45% ~ 55%　C. 55% ~ 60%

D. 60% ~ 75%　E. 75% ~ 85%

4. 饮食与营养对维持老年人的健康非常重要，对其营养特点的描述错误的是（　　）。

A. 早餐吃好，中餐吃饱，晚餐吃少

B. 温度要适宜，宜温偏热

C. 适当增加热量的摄入，防止营养不良

D. 食物加工应细、软、松

E. 少量多餐，低脂、低糖、低盐、高维生素

5. 为老年人提供管饲喂饮食时，注意事项不正确的是（　　）。

A. 插管动作应轻柔，以免损伤食道黏膜

B. 长期鼻饲者，需每周进行一次口腔护理

C. 每次灌注前都应检查胃管是否在胃内

D. 饮食配制必须无菌操作，温度适宜

E. 食道静脉曲张、食道梗阻的老年人应慎用管饲喂饮食

任务四 排泄照护技术

排泄是维持生命的必要条件。人体只有通过排泄才能将机体新陈代谢的产物及废物排出体外，维持身体内环境的协调平衡。老年人因机体调节功能减弱、自理能力下降或疾病等使排泄功能出现异常。本任务学习的主要内容包括呕吐照护技术、便秘照护技术、大便失禁照护技术、小便失禁照护技术以及尿潴留照护技术。

子任务一 呕吐照护技术

任务情境

照护员夜间巡视病房，发现李婆婆坐在床边，正对着地上的脸盆频频作呕，表情难受，盆里装满了呕吐物，同病房的其他病友都一副避犹不及的样子。

任务：照护员应该如何正确处理该情况？有可能会出现什么危险？

任务目标

1. 能说出发生呕吐的病因。
2. 能快速识别呕吐的症状。
3. 能对呕吐老年人进行正确处理。
4. 能在操作中关心爱护老年人。

任务描述

呕吐是通过胃的强烈收缩迫使胃或部分肠内容物经食管、口腔而排出体外的现象。呕吐由多种原因引起，是多种疾病的伴随症状，也是很多药物的不良反应。呕吐前多有恶心，老年人常表现为上腹部产生一种特殊不适的感觉。

呕吐是一个复杂的反射动作，其过程可分三个阶段，即恶心、干呕与呕吐。恶心时胃张力和蠕动减弱，十二指肠张力增强，可伴或不伴有十二指肠液反流；干呕时胃上部放松而胃窦部短暂收缩；呕吐时胃窦部持续收缩，贲门开放，腹肌收缩，腹压增加，迫使胃内容物急速而猛烈地向上反流，经食管、口腔而排出体外。

一、病因

诱发呕吐的病因很多，按照发病机制可分为三类：反射性呕吐、中枢性呕吐、前庭障碍性呕吐，其主要病因如下。

（一）反射性呕吐

（1）咽部受到刺激。如吸烟、剧咳、鼻咽部炎症或溢脓等。

（2）胃、十二指肠疾病。如急性胃炎、慢性胃炎、幽门梗阻、消化性溃疡、消化道肿瘤等。

（3）肠道疾病。如急性阑尾炎、各类型肠梗阻、急性出血坏死性肠炎、腹型过敏性紫癜等。

（4）肝胆胰疾病。如急性肝炎、肝硬化、肝淤血、急慢性胆囊炎、胆石症急性发作或胰腺炎等。

（5）腹膜及肠系膜疾病。如急性腹膜炎。

（6）其他疾病。如泌尿系结石、急性肾盂肾炎、急性心肌梗死早期、心力衰竭、青光眼、屈光不正、颈椎病等亦可出现恶心、呕吐。

（二）中枢性呕吐

（1）神经系统疾病。如颅内感染、脑血管疾病、颅脑损伤、癫痫等。

（2）全身性疾病。尿毒症、糖尿病酮症酸中毒、甲状腺危象、肾上腺皮质功能不全、低血糖、低钠血症等均可引起呕吐。

（3）药物。某些抗生素、抗癌药、洋地黄、吗啡等可因兴奋呕吐中枢而致呕吐。

（4）中毒。乙醇、重金属、一氧化碳、有机磷农药、鼠药等中毒均可引起呕吐。

（5）精神因素。胃神经官能症、癔症、神经性厌食、周期性呕吐等。

（三）前庭障碍性呕吐

呕吐伴有听力障碍、眩晕等症状者，需考虑前庭障碍性呕吐。常见疾病有：迷路炎，是化脓性中耳炎的常见并发症；梅尼埃病、耳石症等，表现为突发性的旋转性眩晕伴恶心呕吐；晕动病，一般在航空、乘船和乘车时发生。

二、症状

呕吐是一个常见独立的症状，同时也是多种疾病的常见伴随症状，严重时可危及生命，不可忽视。

（一）症状分类

1. 按呕吐的时间分类

（1）晨起呕吐：常见于尿毒症、慢性酒精中毒或功能性消化不良等；鼻窦炎老年人因起床后脓液经鼻后孔流出刺激咽部。

（2）晚上或夜间呕吐：可见于幽门梗阻。

2. 按呕吐与进食的关系分类

（1）进食过程中或餐后即刻呕吐，可见于幽门管溃疡、精神性呕吐、贲门失弛缓症。

（2）餐后 1 h 以上呕吐称延迟性呕吐，提示胃张力下降或胃排空延迟。

（3）餐后较久或数餐后呕吐，呕吐物有隔夜宿食，可见于幽门梗阻；餐后近期呕吐，特别是集体发病者，多见于食物中毒。

（4）慢性反复呕吐伴有消化道梗阻现象应考虑消化道肿瘤。

（5）应用阿司匹林、某些抗生素及抗癌药物呕吐，可能与药物副作用有关。

3. 按呕吐的特点分类

（1）功能性呕吐：见于进食后立刻呕吐，恶心很轻或缺如，吐后又可进食，长期反复发作而营养状态不受影响。

（2）喷射状呕吐：多为颅内高压性疾病。

4. 按呕吐物的性质分类

（1）气味：发酵、腐败气味提示胃潴留；粪臭味提示低位小肠梗阻。

（2）胆汁：不含胆汁说明梗阻平面多在十二指肠乳头以上；含胆汁提示在此平面以下。

（3）酸性液体：含有大量酸性液体者多有胃泌素瘤或十二指肠溃疡；无酸味者可能为贲门狭窄或贲门失弛缓症。

（4）颜色：消化道出血常呈咖啡色样呕吐物；鲜红色多见于胃食管静脉曲张破裂。

（二）典型症状

老年人在呕吐前常先有恶心及迷走神经兴奋的症状，如皮肤苍白、出汗、流涎、血压降低及心动过缓等，常为呕吐的前奏。一般恶心后随之呕吐，但也可仅有恶心而无呕吐，或仅有呕吐而无恶心。

（三）伴随症状

（1）腹痛、腹泻、发热，多见于急性胃肠炎、霍乱、副霍乱、细菌性食物中毒及其他原因引起的急性食物中毒。

（2）右上腹痛及发热、寒战或有黄疸，应考虑急性胆囊炎或胆石症。

（3）眩晕、眼球震颤，见于颈椎病、前庭器官疾病。

（4）伴头痛及喷射性呕吐，常见于颅内高压症或青光眼。

（四）并发症

（1）电解质紊乱：老年人呕吐次数多会引起机体脱水、低钠、低钾等电解质紊乱。

（2）消化道出血：剧烈呕吐容易引起贲门黏膜撕裂，可引起大出血。

（3）窒息：呕吐物误吸入气管，引起呼吸困难、窒息，甚至危及生命。

（4）吸入性肺炎：呕吐物误吸后，引起肺部感染。

（5）营养不良：长期呕吐可引起营养不良。

三、处理

（一）病情观察

密切观察病情变化，如面色苍白、出汗、恶心、腹泻均可能是呕吐前兆；观察老年人呕吐发生的时间、频率、原因或诱因，呕吐特点及呕吐物的颜色、性质、量、气味，伴随症状等。

（二）预防并发症

1. 防止水、电解质失衡

大量频繁的呕吐可引起水、电解质丢失，应注意老年人全身情况，如血压、脉搏，是否有尿少、口渴、皮肤黏膜干燥等脱水现象发生，照护时应及时补充因呕吐丢失的水分及电解质。

2. 防止误吸

老年人恶心、呕吐时应帮助其将上半身抬高或采用侧卧位，呕吐时头应偏向一侧，以防止在呕吐时，呕吐物从鼻腔排出或堵塞在呼吸道内，使老年人呼吸受阻。对意识不清者须及时清除鼻腔及口腔残余呕吐物，以防将其吸入气管，引起窒息。

3. 呕吐后照护

呕吐停止后给老年人漱口，及时清理呕吐物，必要时将呕吐物送检，保持床单位整洁干燥，开窗通风。如呕吐不严重，可进食少量易消化食物，如清水软面条、米粥、面汤等，并嘱咐其注意休息。

4. 用药照护

遵医嘱给予止吐药，注意观察用药后反应，并做好相关记录。运用体外镇痛泵者可暂时关闭，避免因为药物的原因导致呕吐。

5. 心理照护

关心、安慰老年人，讲解呕吐原因，尤其是频繁呕吐者，家属需做好适时的安慰、疏导，使老年人放松心情，避免加重病情。

6. 健康指导

（1）让老年人保持乐观态度及良好的精神状态。

（2）由于呕吐对机体会产生不良影响，应告知老年人补充水分的重要性，可给予清淡、可口、少油腻、易消化食物。平时不吃不洁食物，避免刺激性食物。

（3）指导老年人及其家属，在呕吐时要采用正确姿势，以防呕吐物不慎被吸入呼吸道。

（4）呕吐老年人需注意避免诱发呕吐的病因，并注意饮食上的调理、原发病的规律治疗，按时服药，均可起到改善作用。由原发疾病引起的呕吐，老年人须及时就医，积极治疗原发病。

任务实施

表 1-4-1　呕吐照护操作

项目	操作步骤	操作程序	注意事项
操作前	评估与准备	（1）评估老年人：①意识状况、生命体征；②营养状况、腹部体征及全身情况，有无脱水表现等；③呕吐发生的时间、频率、原因或诱因，呕吐特点及呕吐物的颜色、质、量、气味，伴随的症状等。 （2）环境准备：环境安全，遮挡床帘，必要时备屏风。	（1）若有意识不清且呕吐为喷射状者，注意观察口鼻腔是否存在呕吐物残留，防止误吸。 （2）避免呕吐物引起其他老年人不适

（续上表）

项目	操作步骤	操作程序	注意事项
操作前		（3）照护员准备：着装整齐，洗净双手，修剪指甲	
操作中	1. 安置体位，保持呼吸道通畅 2. 病情观察 3. 防止水、电解质失衡 4. 呕吐后处理 5. 饮食照护 6. 及时送检	（1）帮助老年人将上半身抬高或采用侧卧位，呕吐时头应偏向一侧，及时清理呕吐物。 （2）注意观察老年人神志、瞳孔、生命体征的变化及全身情况。 （3）当老年人具有严重呕吐症状时，需注意是否有尿少、口渴、皮肤黏膜干燥等脱水现象发生，及时遵医嘱补充因呕吐丢失的水分及电解质，以防止水电解质失衡引起病情恶化加重。 （4）呕吐停止后给老年人漱口，清理被污染的衣服及环境。 （5）老年人若呕吐不严重，可每次进少量易消化食物，剧烈呕吐时暂禁食。 （6）了解老年人呕吐物、毒物分析或细菌培养等检查结果	必要时留取呕吐物送检
操作后	风险防范	告知老年人及家属呕吐发生的危险因素及紧急照护措施	

知识链接

呕吐的中医疗法

中医认为有物有声谓之呕，有物无声谓之吐，无物有声谓之干呕，临床呕与吐常同时发生，故合称为呕吐。是以胃失和降，气逆于上所致的一种病征，可出现在许多疾病的过程中。临床辨证以虚实为纲。治疗以和胃降逆为原则，但须根据虚实不同情况分别处理。如：藿香正气散加减方治疗实证中的外邪犯胃，以疏邪解表、化浊和中；食滞内停以保和丸加减方治疗，达到消食化滞，和胃降逆之功效；痰饮内阻以温中化饮，和胃降逆为主，代表方为小半夏汤合苓桂术甘汤加减；肝气犯胃以疏肝理气、和胃降逆为主，代表方为四七汤加减。在虚证中，常以理中汤加减为代表方治疗脾胃气虚引起的呕吐；脾胃阳虚引起的呕吐则以香砂六君子汤加减为代表方进行治疗；麦门冬汤加减方治疗胃阴不足引起的呕吐，以滋养胃阴，降逆止呕。除中药经典汤方辨证施治外，还可辅以中医外治法，如针灸内关、足三里、中脘等穴；或按压内关穴；或予耳穴疗法，可用埋针法、贴压法，选胃、脾、交感、肝、神门、皮质下等穴。

同步练习

1．呕吐的老年人照护措施中不正确的是（　　）。
A．呕吐停止后给老年人漱口
B．鼓励进食以补充丢失的能量
C．保持被单整洁干燥
D．及时补充电解质
E．观察有无脱水现象
2．呕吐是通过胃的强烈收缩迫使（　　）经食管、口腔而排出体外的现象。
A．胃内容物
B．部分胃内容物
C．肠内容物
D．十二指肠内容物
E．胃或部分肠内容物
3．呕吐的并发症不包括（　　）。
A．腹痛
B．电解质紊乱
C．消化道出血
D．窒息
E．吸入性肺炎
4．喷射状呕吐见于（　　）。
A．食物中毒
B．功能性消化不良
C．尿毒症
D．幽门梗阻
E．颅内高压性疾病
5．老年人呕吐后照护方法错误的是（　　）。
A．及时清理呕吐物
B．保持床单位整洁干燥
C．开窗通风
D．呕吐不严重，可进少量易消化食物
E．多运动以促进消化、减轻呕吐

子任务二 便秘照护技术

任务情境

汪某，男，75 岁，言语低微，精神萎靡，食欲一般，3 个多月来均是每周排 1 次大便，排便费力，有排便不尽感，偶有直肠坠胀感。

任务：汪某出现了什么症状？你如果是照护员，应该如何正确处理该情况？

任务目标

1. 能说出发生便秘的原因。
2. 能识别便秘的症状。
3. 能对便秘老年人进行正确照护。
4. 能在操作中关心爱护老年人。

任务描述

便秘是指正常的排便形态改变，排便次数减少，3 d 内排便次数少于 1 次，伴或不伴排便时间明显延长，排出过干、过硬的粪便，且排便困难。便秘不是一种疾病，而是由各种疾病引起的消化系统的常见症状，也是老年人常见的健康问题。

一、便秘的原因

（一）饮食因素

消化功能减弱、咀嚼能力下降、食物摄入量减少、食物种类精细化、食物中纤维素含量不足是老年人便秘的主要原因之一。

（二）饮水不足

老年人机体调节能力下降，对高渗状态调节反应下降，口渴感觉较差，饮水不足使机体处于脱水状态，导致便秘。

（三）体力活动减少

体力活动能促进肠蠕动，有利于保持正常排便习惯。老年人活动能力下降，特别是患慢性疾病、长期卧床不起、生活不能自理者，肠蠕动功能较差，肠内容物长时间停留在肠腔内，水分被过度吸收，造成粪质干结，排便困难。

（四）药物作用

便秘是许多药物的常见副作用，药物抑制肠蠕动而引起便秘。如含铝离子、钙离子的制酸药以及铋制剂具有收敛作用，使肠内容物水分过度吸收从而引起便秘。

（五）中枢神经病变

如脊髓损伤、帕金森病、脑血管病变(卒中)、痴呆等，这些疾病可使排便反射迟缓，肠蠕动减慢，粪便干燥不易排出。

（六）精神因素

精神过度紧张或抑郁，抑制了自然排便反射，可发生或发展成严重便秘。

（七）其他因素

老年人直肠对膨胀感觉迟钝，常缺乏便意。正常直肠内容物不超过 200 mL，但当直肠内感觉迟钝时，粪块嵌塞的容积可达 500 mL 或更多，所以老年人易出现粪块嵌塞现象。老年人腹肌、直肠肌萎缩，张力减退，排便无力，老年人功能性肠蠕动减慢，也是排便不畅的因素。

二、便秘的表现

根据便秘的表现，可分为排便周期长、粪质干硬、肠道干涩、排便困难及便意淡漠等几个方面。

（一）排便周期长、无规律

排便次数明显减少或无规律，每次排便间隔 3 d 以上。

（二）粪质干硬、肠道干涩

粪便粗糙、干硬，难以移动与排出。

（三）排便困难

排便费力，排便时间长（＞5 min），难以排出，甚至便后仍有便意，但能排出。

（四）便意淡漠

经常憋便，致使直肠壁压力感受器感觉阈限升高，或在排便时频频过度用力，使神经反射迟钝，便意感觉逐渐淡漠，导致缺乏便意，无法实现排便，有时伴有直肠坠胀感。

（五）排便不尽感

每次排便之后，仍然有便停留在肛管的排便不尽的感觉，难以排尽残便或难以摆脱残便感。

（六）塞便

干硬的便块嵌在肛管部，内急坠胀、欲便不出，老年人痛苦难当、坐卧不安，让人狼狈不堪、尴尬难耐。

三、便秘老年人的照护

（一）症状观察

观察老年人排便的次数、间隔时间，粪便形状、硬度、有无脓血和黏液等。

（二）饮食照护

指导老年人合理膳食，增加食物中纤维素含量。

（三）行为疗法

指导老年人定时正确排便。

（四）口服药物照护

口服药物导泻治疗。药物的选择种类很多，主要可以分为以下几类。

（1）容积性泻剂：主要是各种含植物纤维素制剂。此类泻药不能被人体消化和吸收，从而增加粪量和软化粪质，并可轻度刺激结肠蠕动，如车前子等。

（2）润滑性泻剂：如石蜡油、麻仁丸等。

（3）促胃肠动力药：如莫沙必利、西沙比利等。

（4）老年人应尽量避免口服硫酸镁、蓖麻油、番泻叶等强刺激性泻药，以免导致肠功能紊乱，水、电解质、酸碱平衡失调。

（五）通便技术

严重的便秘经饮食和行为疗法无效时，可采取简易通便法、中医穴位按摩法和人工取便法等治疗。

1. 简易通便法

使用简易的通便方法，选择合适的通便剂，如开塞露、甘油栓和肥皂栓等，正确地将通便剂送入肠道，帮助老年人排便，解除老年人腹痛、腹胀。

2. 中医穴位按摩法

运用手法作用于人体穴位，通过局部刺激，达到疏通经络、调节气血的目的，从而加强肠道蠕动，促进排便。

（1）常用穴位。

①背部腧穴。

a. 肾俞穴。位于后正中线，第 2 腰椎棘突下，旁开 1.5 寸[①]，左右各一。该穴归属于足太阳膀胱经，按摩该穴具有温阳助运、润降兼施之效。

b. 大肠俞穴。位于腰骶部，在髂后上棘连线，第 4 腰椎棘突下，旁开 1.5 寸。此穴归属于足太阳膀胱经，按摩该穴具有理气降逆，调和肠胃的作用。

②腹部腧穴。

a. 神阙穴。位于肚脐中。此穴归属于任脉，为补益要穴，按摩该穴可促进胃肠道蠕动功能。

b. 天枢穴。位于腹部，脐旁开 2 寸，左右各一。此穴归属于足阳明胃经，是大肠之募穴，按摩该穴可调理肠腑，帮助中气畅通，治疗因肠道功能失常引起的各种症候。

c. 大横穴。位于腹部，脐旁开 4 寸，左右各一。此穴归属于足太阴脾经，按摩该穴能够治疗腹痛、便秘等因肠胃不适引起的疾病，帮助驱逐体内寒气、调理肠胃。

d. 关元穴。位于腹正中线，脐下 3 寸。此穴归属于任脉，为小肠募穴，是治疗诸虚百损的第一要穴，按摩该穴能够补虚强壮，补肾益精，肾与大小便的正常息息相关，肾中元气充足，大小便便能通畅。

e. 中脘穴。位于腹正中线，脐上 4 寸。此穴归属于任脉，为胃之募穴，八会穴之腑会穴。按摩该穴有调整脏腑功能，促进胃肠蠕动的功效。

③四肢腧穴。

a. 支沟穴。位于掌腕背横纹中点直上 3 寸，在尺骨、桡骨之间。此穴归属于手少阳三焦经穴，按摩该穴具有清利三焦，降逆通便的作用。

b. 足三里。位于小腿前外侧，当犊鼻下 3 寸，距离胫骨前缘一横指。此穴归属于足阳明胃经，是胃经的合穴、下合穴，按摩该穴可以调节脾胃，活化脾胃气血，加快肠胃蠕动，保持肠道津液的滋润。

（2）取穴说明。

① 3 寸：横指同身寸法，即以老年人本人的手测量为标准，将食指到小指四指并拢，以中指中节横纹为标准，四指的宽度为 3 寸（也称为一夫法）。

② 1 寸：中指同身寸法，是以老年人的中指中节屈曲时内侧两端纹头之间作为 1 寸；或采用拇指同身寸法，即以老年人拇指指间关节的横度作为 1 寸。

（3）按摩顺序。

当所选取穴位范围较广时，可按照背部→腹部→上肢→下肢的顺序进行穴位按摩。

---

① 1寸≈3.33 cm。

（4）按摩方法。

①指按法：拇指、食指或中指在相应的穴位处进行持续、柔和、有力的按压。按压数秒后放松，然后再继续点按，以老年人局部有酸胀感为宜。

②指揉法：用中指、食指、无名指三指指面按在对应穴位上，然后轻轻下压至有酸胀感，再保持下压的力度做轻柔平缓的转圈动作。

③掌摩法：以手掌接触腹部，围绕肚脐做环形摩擦动作，亦称摩腹。

④掌推法：进行单方向的直线推动。推动时应轻而不浮，重而不滞。

（5）注意事项。

①皮肤破损者，如湿疹、疮疡、烧烫伤、开放性伤口等禁用。

②有出血性倾向老年人禁用。

③有传染性疾病、感染性疾病、严重心脑血管、恶性肿瘤等疾病的老年人禁用。

④诊断不明者不宜推拿；身体特别虚弱者、醉酒者、过度疲劳者、过度饥饿者或吃饱饭 0.5 h 以内者，皆不宜推拿。

3. 人工取便法

人工取便法是用手指由直肠取出嵌顿粪便的方法。经简易通便法或采用其他通便法无效时，可采用本法，以解除老年人痛苦。

（六）心理照护

提供适宜、隐蔽的排便环境，给予心理安慰，解除老年人排便顾虑。

（七）健康指导

1. 提倡均衡饮食

（1）适量增加富含膳食纤维的食物，如番薯、芹菜、菠菜和水果等。

（2）鼓励老年人多饮水，身体许可时每日饮水量应大于 2 L，最好清晨空腹时喝一杯 300~400 mL 的温开水或蜂蜜水，使肠道保持足够的水分，加快肠蠕动，有利于粪便排出。

（3）供给足够 B 族维生素及叶酸，如粗粮、酵母、豆类、包心菜等。

（4）适当增加高脂肪食物、植物油能直接润肠，如核桃仁、松子仁、各类瓜子仁、杏仁、桃仁等。

（5）增加易产气食物（如洋葱、萝卜、蒜苗等）的摄入。

2. 建立良好的排便习惯

（1）养成良好的排便习惯。不管是否有便意，每天应定时模拟排便，以便建立良好的排便反射。

（2）排便时间一般选择在早餐后进行，因为此时结肠活动比较活跃。

（3）排便时要集中注意力，不要同时进行玩手机、读报纸等活动。

3. 腹部按摩

指导老年人每天两次至三次顺时针方向按摩腹部，加快肠蠕动，促进排便。

4. 适当运动

指导老年人以健身气功为主，以延年九转法为主，可配合慢跑、步行和腹式呼吸。

5. 预防意外

有高血压等心脑血管疾病的老年人要避免用力排便，以防发生意外。

任务实施

表 1–4–2 简易通便照护操作

项目	操作步骤	操作程序	注意事项
操作前	评估与准备	（1）评估老年人：病情、意识、生活自理能力以及合作能力。 （2）物品准备：通便剂、纸巾、便盆及防水治疗巾。 （3）环境准备：确保环境安静、私密，避免干扰。 （4）照护员准备：着装整齐，洗净双手，修剪指甲	（1）了解老年人是否有肛肠疾病史。 （2）肠道穿孔、恶心呕吐剧烈、腹痛者禁用
操作中	1. 核对、解释 2. 简易通便 3. 健康宣教	（1）洗手，戴口罩，携用物至床旁。 （2）核对老年人信息。 （3）告知老年人及家属简易通便的方法、目的及指导老年人配合方法。 （4）选择合适的通便剂，正确地将通便剂送入肠道，具体方法如下： ①开塞露通便法：开塞露装于塑料胶壳内。用时将顶端封口处剪去，先挤出药液少许起润滑作用，然后插入肛门，将药液挤出约 20 mL，嘱老年人忍耐 5~10 min，以刺激肠蠕动，软化粪便，达到通便目的。 ②甘油栓通便法：甘油栓呈圆锥形。操作者手垫纱布或戴手套，捏住栓剂较粗的一端，将尖端插入肛门 6~7 cm，数分钟后，因机械性刺激及润滑作用达到通便目的。 ③肥皂栓通便法：将普通肥皂削成圆锥形（底部直径 1 cm，长 3~4 cm），沾热水后插入肛门。由于肥皂的化学性和机械性刺激作用而引起自动排便。 （5）指导老年人养成良好的排便习惯，多饮水，多吃富含膳食纤维的食物。 （6）指导老年人合理运动。 （7）协助老年人排便，询问排便后腹痛、腹胀的缓解程度，观察大便性质、量及颜色	（1）指导老年人在药液送入肠道后应尽量多保留一段时间，不要立即排出。 （2）注意保护老年人隐私。 （3）操作中注意观察老年人病情变化，腹痛、腹胀的情况

（续上表）

项目	操作步骤	操作程序	注意事项
操作后	洗手，记录	处理用物，洗手，记录通便情况，包括大便的相关情况	—

表 1-4-3　中医穴位按摩通便照护操作

项目	操作步骤	操作程序	注意事项
操作前	评估与准备	（1）评估老年人：病情、进餐情况、局部皮肤情况、小便排空情况。 （2）环境准备：环境温湿度适宜，保护老年人隐私。 （3）操作人员准备：修剪指甲	（1）无相关禁忌证。 （2）嘱排空膀胱。 （3）遮挡窗帘或床帘，必要时备屏风
操作中	1. 安置体位 2. 按摩背部腧穴 3. 按摩腹部腧穴 4. 按摩上肢腧穴 5. 按摩下肢腧穴 6. 涂油 7. 顺时针摩腹 8. 竖推腹外侧 9. 清洁皮肤	（1）根据穴位按摩的部位采取坐位或卧位，进行腹部穴位按摩时嘱老年人取仰卧位，两腿呈半屈曲状，放松腹部。 （2）指按法：双手拇指分别放于两侧背腧穴，其余四指张开，固定于腰部，按摩双侧肾俞→双侧大肠俞，每穴按摩 30~60 次，每穴约 1~2 min。 （3）指按法、指揉法：双手拇指分别放于两侧腹部腧穴，其余四指张开，固定于腹部两侧，按摩双侧天枢→双侧大横→关元→中脘，每穴按摩 30~60 次，每穴约 1~2 min。 （4）指按法：双手拇指指腹位置按摩双侧支沟穴，按摩 30~60 次，每穴约 1~2 min。 （5）指按法：双手拇指指腹位置按摩足三里，按摩 30~60 次，每穴约 1~2 min。 （6）取润滑油均匀涂于腹部。 （7）搓热双手掌，双手重叠，用大小鱼际肌从肚脐向腹部左侧开始，沿脐周顺时针摩腹，推至直肠方向，按摩至皮肤微微发热为宜，约 10 min。 （8）掌推法：双手分别置于同侧腹外侧，用掌根从季肋处向下推一直到大腿根部，约 1 min（所经穴位：双侧大横穴）	（1）按摩力度均匀、柔和、持续，让老年人耐受为佳。 （2）关元及中脘穴可用指揉法；按揉中脘穴时力度宜轻柔，以免引起胃气上逆。 （3）按摩过程中，需随时观察老年人反应，询问老年人的感受，倘若不适，需及时调整手法和力度。 （4）油量适中，垫治疗巾，避免弄脏老年人衣物。 （5）所经穴位顺序：神阙→左侧天枢→关元→右侧天枢→中脘。 （6）操作过程中要密切观察老年人的全身情况，如出现头昏目眩、恶心、自汗等反应，应立即停止操作，并做好相应的处理
操作后	健康宣教	指导日常生活健康指导，减少便秘的发生	—

表 1-4-4　人工取便照护技术

项目	操作步骤	操作程序	注意事项
操作前	评估与准备	（1）评估老年人：病情、意识、生活自理能力以及合作能力。 （2）物品准备：治疗盘内备无菌手套1只，弯盘1个，一次性治疗巾1张，肥皂液，卫生纸，便盆。 （3）环境准备：安静、私密，避免干扰	肛门黏膜溃疡、肛裂及肛门有剧疼痛者，均不宜使用
操作中	1. 核对、解释 2. 安置体位 3. 人工取便操作 4. 热水坐浴	（1）核对老年人信息及病情，向老年人说明目的，消除紧张、恐惧心理，以取得合作。 （2）嘱老年人左侧卧位。 （3）右手戴手套，左手分开老年人臀部，右手食指涂肥皂液后，伸入直肠内，慢慢将粪便掏出，放于便盆内。 （4）取便完毕后，给予热水坐浴，以促进血液循环，减轻疼痛	（1）动作轻柔，避免损伤肠黏膜或引起肛门周围水肿。 （2）不可使用器械掏取粪便，以免误伤肠黏膜。 （3）取便时，注意观察老年人，如发现其面色苍白、出冷汗、疲倦等反应，必须暂停，休息片刻后再操作
操作后	整理，记录	整理用物，洗手，记录	—

知识链接

便秘的中医食疗

《本草纲目》记载，菠菜粥是治疗热秘的食疗方，取粳米 50 g 和菠菜 250 g，待粳米将熟再放入菠菜，煮沸即可，功用为泄热通便。治疗气秘常见的有紫苏、麻仁、萝卜、菠菜、红薯叶等。《寿世青编》记载莱菔子粥，水研莱菔子，滤汁加入粳米，煮熟即可治疗老年人气秘。气虚秘治疗宜补气润肠，食疗方中常选用补气的食材，如黄芪、粳米、荸荠、小米、山药、大枣、胡萝卜等。血虚秘治疗宜养血润燥，食疗方中常选用补血养血的食材，包括阿胶、当归、大枣、桑葚、海参、黑芝麻等。阴虚秘治疗宜滋阴润肠通便，食疗方中常选用滋阴的食材，如玉竹、山药、沙参、银耳、木耳、麦冬等。阳虚秘治疗宜温阳通便，食疗方中常选用偏温性的食材，如锁阳、核桃仁、羊肉、生姜等，以补为主。

同步练习

1. 便秘患者 3 d 内排便次数少于（　　）。

A. 1 次

B. 2 次

C. 3 次

D. 4 次

E. 5 次

2. 下列关于便秘的叙述中错误的是（　　）。

A. 排便频率减少

B. 排便困难，粪便干结

C. 习惯性便秘，多发生于中、老年人

D. 正常人的排便标准是 1 次 / d

E. 便秘伴呕吐、肠绞痛提示肠梗阻

3. 下列药物中，经常服用可引起便秘的有（　　）。

A. 吗啡

B. 酚酞

C. 麻仁丸

D. 石蜡油

E. 果导

4. 排便困难是指排便费力，排便时间（　　）。

A. ＞ 30 min

B. ＞ 25 min

C. ＞ 15 min

D. ＞ 10 min

E. ＞ 5 min

5. 排便缺乏便意不可能的原因是（　　）。

A. 经常憋便

B. 粪便量适中

C. 排便时频频过度用力

D. 直肠壁压力感受器感觉阈限升高

E. 神经反射迟钝

子任务三 大便失禁照护技术

任务情境

王爷爷，78岁，某机关退休干部，失能老年人，入住某颐养院。目前，王爷爷意识清醒，能与人简单交流，但入院后多次将粪便排在床上，致其情绪紧张和感到窘迫。

任务：王爷爷可能出现了什么问题？假如你是照护员，应该如何正确处理该情况？

任务目标

1. 能说出发生大便失禁的原因、分类。
2. 能正确进行纸尿裤更换操作。
3. 能正确进行尿垫更换操作。
4. 能在操作中关心爱护老年人。

任务描述

大便失禁是指肛门括约肌不受意识的控制而不自主地排便，属于排便功能紊乱的一种。由于老年人自身机体功能的衰退，老年人大便失禁的发生率不断增加，已成为临床常见疾病之一。大便失禁虽不能致命，但易引起多种并发症，给老年人带来巨大的身心痛苦，严重影响老年人的生活质量。

一、大便失禁发生的原因

正常排便需依赖下列因素：直肠的感觉、直肠的顺应性与调节、耻骨直肠肌和肛门内外括约肌的及时收缩、个人的活动度及维持排便的动机。上述任何因素有异常，皆可能导致大便失禁。

（一）疾病因素

疾病因素有神经病变（如脑卒中、多发性硬化症、脊髓损伤、肿瘤、糖尿病）、直肠顺应性改变的疾病（如肠道炎症疾病、直肠缺血、放射性肠炎、直肠肿瘤、直肠受压）等。药物治疗如泻剂、抗生素也会引发粪便失禁。

（二）机体老化因素

随着机体老化，肛门内外括约肌的张力下降较明显，特别是老年妇女，因早年生产伤及肛门括约肌或骨盆神经病变，年龄越大肛门内括约肌及骨盆肌渐呈无力，大便失禁就会出现。

（三）粪便嵌顿因素

粪便嵌塞是造成老年人大便失禁的主要原因。虽然粪便嵌塞在直肠，使直肠扩张，但肛门内括约肌无法打开，直肠肛门抑制反射会适应直肠扩张，随着直肠肛门的放松，直肠扩张会加剧，老年人直肠内的感觉能力下降，加上肛门外括约肌失去适当的收缩力，导致液状便不断渗出，出现渗漏性大便失禁。

（四）认知因素

有些老年人在发生脑血管事故后，或因失智症、昏迷，使心智功能受损，也会导致排便的障碍。例如老年人无法察觉直肠内有粪便，所以在直肠扩张诱发肛门内括肌松弛后，肛门外括约肌也无法做适当收缩，特别是在进餐后，由于胃结肠反射，结肠蠕动增加，将粪便挤入直肠，造成大便失禁。

二、大便失禁的分类

根据大便失禁的特点，可分为被动性大便失禁、急性大便失禁和大便渗漏。

（1）被动性大便失禁。在未察觉下不自主地排便或排气。

（2）急性大便失禁。尽管努力憋住，仍无法阻止粪便排出。

（3）大便渗漏。在未察觉下持续有少量粪便外渗。

三、大便失禁老年人的照护

（一）认识促发大便失禁的危险因素

正常的排便必须有排便动机，肛门直肠的感觉功能健全，能用意识控制排便，能收缩耻骨直肠肌与外肛门括约肌，以及易取得如厕设施。因此，照护员要及时了解老年人有无以下问题。

（1）未定时排便。

（2）液体与纤维素摄取量不足。

（3）便秘。

（4）缺乏排便技巧的知识。

（5）活动量不足。

（6）无法辨识想排便的征兆，以便及时给予处理。

（二）降低阻碍大便失禁功能因素的影响

老年人便秘易产生大小便失禁，所以在照护上必须协助老年人减少便秘的发生，以降低其对大小便失禁的影响程度。大便失禁易出现在饭后 0.5 h，所以照护员在给老年人进食后，可协助老年人如厕，以防大便失禁发生。

（三）维持正常的排便功能

大便失禁者首先需要恢复定时排便的习惯，可辅以肛门指诊刺激、补充纤维素摄取量及使用轻泻剂。

1. 增加饮食纤维素摄取量

饮食中纤维素的摄取量宜渐增，以免造成胀气不适，也让结肠有时间做调适。可用米糠（麸）或麦糠（麸）两份，加苹果泥（酱）两份、梅子汁一份混合食用，不但价廉，在补充纤维素上也很有效，刚开始可每日服食 30 mL。不管是米糠或麦糠一定得加热烹煮，避免妨碍钙、铁的吸收。每日吃三茶匙米糠（或麦糠），可增加纤维素 25% ~ 40%，对于 60% 的便秘老年人有疗效。巨结肠症或肠道狭窄者则不可添增纤维素摄取量。

2. 适当摄液

饮食中纤维素含量增加，得伴随液体摄入量增加，以免形成纤维素堵塞。

3. 规律的运动

规律的运动有助于胃肠道蠕动及加速排便。饭后散步 30 min 对正常的排便有很大的帮助。限制卧床者应每日做站立运动，因此项运动可强化腹肌与盆底肌的力量，以促进排便。

4. 重建规律排便功能

除了运动，保持适当热量、纤维素与液体的摄取外，重建排便功能也很重要。可自重建每日排便习惯做起，结合胃结肠反射，每日定时排便。一般人在早餐或晚饭后，胃结肠反射特别明显，即使喝一杯温开水也可促进反射，所以老年人每日排便的时间可以固定在早餐或晚饭后。有便意时，应及时排空，勿抑制，排便时应注意隐蔽性及足够的排便时间（大约 10 min）。

（四）维持适当体液平衡以避免继发性问题

老年人应少量多次地补充水分，因大小便失禁会使电解质尤其是钠流失，需留意以及时补充。若为疾病因素，无法改善大便失禁问题，应协助照护会阴、肛门、臀部皮肤的清洁，床上加铺橡胶单和中单或尿垫，如外出可以使用纸尿裤保持皮肤清洁，尿垫或纸尿裤一经污染立即更换；每次便后用温水清洗，并在肛门周围涂油膏，以保护局部皮肤，防止发生压疮。若无禁忌，每日液体摄入量应为 2 ~ 2.5 L。

（五）保持室内空气清新

定期开窗通风换气，除去不良气味，使老年人感到舒适。

（六）做好心理照护

大便失禁的老年人，为了避免令人尴尬的失禁事件意外出现，老年人会渐渐地不喜欢外出与人互动，在家也可能整天不敢离开厕所。常伴随出现抑郁症、低自尊感与性功能低下。一旦排泄功能丧失，社交孤立会造成抑郁症恶化，抑郁症恶化又会导致更严重的社交孤立，形成恶性循环。此外排泄问题也会引发老年人身体上的不适，如会阴、肛门周围皮肤的红肿发炎疼痛不适，影响睡眠；若需使用尿片、尿裤或就医，更会增加经济上的负担。

（七）健康指导

在病情允许的情况下，指导老年人摄入足够的液体；教会老年人进行肛门括约肌及盆底肌收缩运动锻炼，以利于肛门括约肌恢复控制能力。

任务实施

观看视频　　评分标准

表 1-4-5　纸尿裤更换照护操作

项目	操作步骤	操作程序	注意事项
操作前	评估与准备	（1）核对老年人床号、姓名。 （2）评估老年人病情、皮肤情况、年龄、意识状态、心理反应、合作程度。 （3）仪容仪表整洁、大方，修剪指甲，洗手，戴口罩。 （4）纸尿裤、防水垫、小盆、温水（37～40 ℃）、一次性手套两副、毛巾两条、卫生纸、屏风（必要时）。 （5）关闭门窗，温度适宜（夏天：23～28 ℃；冬天：18～25 ℃）	观察老年人有无烦躁、焦虑、紧张情况，能否配合操作
操作中	1. 沟通	（1）照护员面带微笑对老年人进行问候，并对操作进行说明，取得老年人的适当配合。屏风遮挡。 （2）协助老年人取仰卧位。 （3）小盆里倒入温开水，放在一旁待用。 （4）照护员在老年人身下垫上防水垫。 （5）将两副一次性手套同时套在手上，协助老年人将裤子褪到膝盖处。 （6）照护员解开纸尿裤魔术贴，放下会阴部的纸尿裤部分。	（1）注意遮盖老年人，防受凉，保护隐私。 （2）选择合适型号的纸尿裤，注意腰部、腿部不要粘贴得太紧，以放入一指为宜。

（续上表）

项目	操作步骤	操作程序	注意事项
操作中	2. 安置体位 3. 操作准备 4. 脱纸尿裤 5. 穿纸尿裤	（7）将会阴部纸尿裤向内卷包好置于臀部下方。 （8）用毛巾替老年人将会阴部清洁干净（毛巾放入小盆中，然后拧干）。 （9）将老年人翻身侧卧面向近侧。 （10）将湿纸尿裤污染面对折于臀下。 （11）用湿热毛巾替老年人清洗臀部，再用干毛巾擦干。 （12）观察老年人会阴部及臀部皮肤情况。 （13）辨别清洁纸尿裤前后片展开，将其垫在老年人臀部，后部放在老年人尾骶部，两侧贴腰部，前部置于两腿之间。 （14）协助老年人身体翻至仰卧位，从近侧撤下湿纸尿裤，放入污物桶。 （15）将两腿中间的纸尿裤往上拉到下腹部，把两边的胶贴对准后片两侧腰围部分，分别撕开贴牢，松紧应适度。 （16）整理好老年人胯部两边的立体护围，预防侧漏。 （17）向老年人确认纸尿裤穿好后是否舒适，是否有需要调整的地方并协助调整。 （18）撤走防水垫，脱下手套替老年人穿好裤子。 （19）最后确认老年人是否有不适感（头晕、恶心、心跳加快等）	（3）注意不同性别老年人纸尿裤放置的位置，女性老年人大头朝后，男性老年人大头朝前，防止尿液漏出。 （4）如有大便，则先用卫生纸擦净，撤离纸尿裤，再清洗，如局部皮肤发红，则可涂凡士林或鞣酸软膏保护。 （5）注意观察，定期更换，保持干燥，避免长时间尿液刺激引起皮肤糜烂
操作后	整理，记录	（1）整理衣裤和床单位，安置老年人于舒适卧位。 （2）开窗通风，整理用物，洗手并记录	记录会阴部及臀部皮肤情况、排泄物的情况等

表 1–4–6　尿垫更换照护操作

项目	操作步骤	操作程序	注意事项
操作前	评估与准备	（1）核对老年人床号、姓名。 （2）评估老年人病情、皮肤情况、年龄、意识状态、心理反应、合作程度。 （3）仪容仪表整洁、大方，修剪指甲，洗手，戴手套，戴口罩。 （4）一次性尿垫、毛巾两条、水盆、温水（37 ~ 40 ℃）、卫生纸、屏风（必要时）。 （5）关闭门窗，温度适宜（夏天：23 ~ 28 ℃；冬天：18 ~ 25 ℃）	观察老年人有无烦躁、焦虑、紧张情况，能否配合操作

（续上表）

项目	操作步骤	操作程序	注意事项
操作中	1. 沟通 2. 操作准备 3. 安置体位 4. 更换尿垫	（1）照护员面带微笑对老年人进行问候，并对操作进行说明，取得老年人的适当配合。屏风遮挡。 （2）小盆里倒入温开水，放在一旁待用。 （3）照护员在老年人身下垫上防水垫。 （4）将两副一次性手套同时套在手上协助老年人将裤子褪到膝盖处。 （5）协助老年人取左侧卧位。 （6）温热毛巾擦拭右侧臀部和会阴皮肤。 （7）将污染尿垫向内折叠，塞于老年人身下，干净尿垫远侧向内卷起塞于老年人身下，近侧展开铺平。 （8）协助老年人翻身取右侧卧位，撤下污尿垫，放入污物桶。 （9）温毛巾擦拭左侧臀部和会阴皮肤。 （10）观察老年人会阴部及臀部皮肤情况。 （11）将干净尿垫另一侧展开，铺平。 （12）协助老年人取平卧位。 （13）向老年人确认尿垫垫好后是否舒适，是否有需要调整的地方并协助调整。 （14）脱下手套替老年人穿好裤子。 （15）最后确认老年人是否有不适感（头晕、恶心、心跳加快等）	（1）照护过程中，防受凉，保护隐私。 （2）关注老年人身心情况，疏导并缓解其焦虑心理。 （3）水温控制在 37 ~ 40 ℃，防止烫伤。 （4）观察老年人会阴部皮肤情况，避免发生尿垫疹，如局部皮肤发红，可涂凡士林或鞣酸软膏保护。 （5）更换尿垫时，观察排泄物的性质、量、颜色。如有异常则及时报告医护人员。 （6）尿垫要定期更换，保持干燥，避免长时间排泄物刺激引起皮肤糜烂
操作后	整理，记录	（1）整理衣裤和床单位，安置老年人于舒适卧位。 （2）开窗通风，整理用物，洗手并记录	记录会阴部及臀部皮肤情况、排泄物的情况

同步练习

1．失禁老年病人的护理措施中不正确的是（　　）。

A．重建排便习惯

B．指导盆底肌锻炼

C．保持被单整洁干燥

D．鼓励多喝牛奶

E．保持皮肤清洁

2．下列关于大便渗漏说法正确的是（　　）。

A．在未察觉下不自主地排便或排气

B．尽管努力憋住，仍无法阻止粪便排出
C．在未察觉下持续有少量粪便外渗
D．在有察觉下持续有少量粪便外渗
E．在未察觉下持续有大量粪便外渗
3．大便失禁老年人的护理重点是（　　）。
A．保护臀部，防止发生皮肤破溃
B．给予患者高蛋白软食
C．认真观察排便时的心理反应
D．鼓励患者多饮水
E．观察记录粪便性质、颜色和量
4．为老年人更换尿垫时，正确的是（　　）。
A．打开门窗，保持空气清新
B．准备温水，控制水温在 40 ~ 45 ℃
C．更换尿布时，仅需观察排泄物的量
D．将污染的一次性尿垫向外折叠
E．将干净的护理垫一侧卷起塞于老年人身下
5．指导大便失禁老年人进行盆底肌训练方法错误的是（　　）。
A．首先检查老年人肛门有没有收缩能力
B．肛门有收缩能力者，呼气时做收缩肛门夹住手指，维持 5 ~ 10 s
C．吸气放松，每组做 10 ~ 20 次
D．早、中、晚各做一次
E．也可持续训练至疲劳为止

子任务四　小便失禁照护技术

任务情境

马爷爷，75 岁。因左侧肢体无力，以“脑梗塞”收入院。查体：左上肢肌力 0 级，左下肢肌力 2 级，老年人神志清楚，语言稍含糊。这几天因前列腺钙化而时常出现尿滴沥，致使心情变差，依从性差。

任务：马爷爷可能出现了什么问题？假如你是照护员，应该如何正确处理该情况？

任务目标

1. 能说出发生小便失禁的原因。
2. 能识别小便失禁的类型。
3. 能对小便失禁的老年人实施照护。
4. 能在操作中关心爱护老年人。

任务描述

小便失禁是指老年人的膀胱括约肌不受意识控制而不由自主地排出尿液的现象，临床上把小便失禁又称为尿失禁。尿失禁不是老化的必然结果，但老年人尿失禁的比率高于年轻人。尿失禁不会危及生命，但会产生一些不良后果，如尿道感染、需留置尿管、皮肤感染、压疮、尴尬及离群独居等，影响老年人生活品质。

一、小便失禁的分类及原因

根据老年人尿失禁的临床表现可分为充溢性尿失禁、无阻力性尿失禁、反射性尿失禁、急迫性尿失禁及压力性尿失禁 5 类。

（一）充溢性尿失禁

充溢性尿失禁是由于下尿路有较严重的机械性或功能性梗阻引起尿潴留，当膀胱内压上升到一定程度并超过尿道阻力时，尿液会不断从尿道中滴出。充溢性尿失禁主要原因是老年性前列腺肥大以及尿道结石、尿道狭窄、尿道的恶性病变等。

（二）无阻力性尿失禁

无阻力性尿失禁是由于尿道阻力完全丧失，膀胱内不能储存尿液，老年人在站立时尿液全部由尿道流出。

（三）反射性尿失禁

反射性尿失禁是由完全的上运动神经元病变引起，排尿依靠脊髓反射，老年人不自主地间歇排尿（间歇性尿失禁），排尿没有感觉。

（四）急迫性尿失禁

急迫性尿失禁是膀胱过度活动症的表现，或是膀胱肌肉紧张过度和尿道括约肌的合作不当所引起的尿频、尿急等症状，多发生于中风老年人。老年人会突然想排尿，有中度至大量的尿失禁，不但尿频，也会有夜尿、遗尿现象。

（五）压力性尿失禁

压力性尿失禁是当腹压增加时（如咳嗽、打喷嚏、上楼梯或跑步）即有尿液自尿道流出。压力性尿失禁常见于妇女及前列腺切除术后的男性。此尿失禁的量较急迫性尿失禁少，老年人可以通过改变姿势或减小腹压来改善。压力性尿失禁可分成三个程度。

1. 轻度

指一般活动及夜间无尿失禁，腹压增加时偶发尿失禁，无须佩戴尿垫。

2. 中度

指腹压增加及起立活动时，有频繁的尿失禁，需要佩戴尿垫生活。

3. 重度

指起立活动或卧位体位变化时即有尿失禁情况，严重影响老年人的生活及社交活动。

二、小便失禁老年人的照护

（一）评估观察

了解尿失禁的原因，观察尿液的颜色、性质、量，并记录。加强巡视，观察老年人表情、动作，通过询问了解他们是否有尿意，提醒老年人如厕。给予便器，并观察尿液有无异常。

（二）皮肤照护员

保持会阴部、臀部皮肤清洁干燥。卧床老年人排尿后，使用湿热毛巾擦拭或温水冲洗会阴部，减少尿液对皮肤的刺激。勤换衣裤、床单，防止局部皮肤受损。

（三）接尿

应用接尿装置，女性老年人可用女式尿壶（图 1-4-1）紧贴外阴接取尿液，男性老年人可将男式尿壶（图 1-4-2）放在合适部位接尿，或用阴茎套连接集尿袋，接取尿液，但此法不宜长期使用。如外出或晚上休息时可以使用纸尿裤保持皮肤清洁，尿垫或纸尿裤一经污染立即更换；每次便后用温水清洗，并在会阴周围涂油膏，以保护局部皮肤，防止发生压疮。

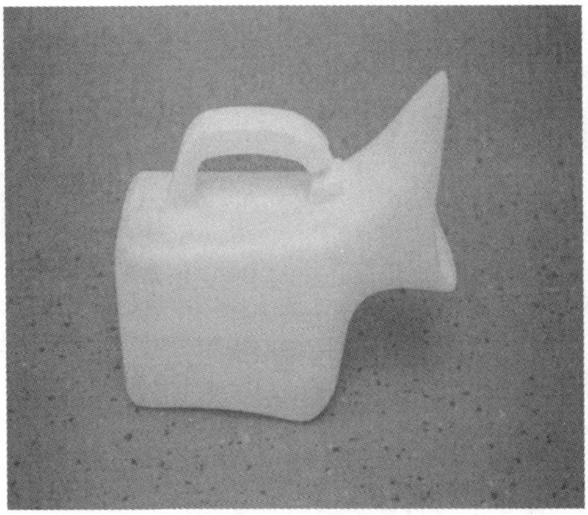

图 1-4-1　女式尿壶

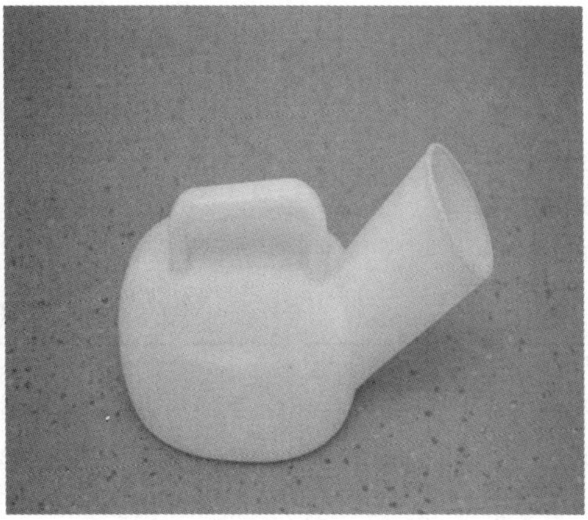

图 1-4-2　男式尿壶

（四）留置导尿管引流

长期尿失禁老年人，必要时用留置导尿管引流，可持续导尿或定时放尿。

（五）环境照护

定时打开门窗通风换气，去除不良气味，保持空气清新。

（六）心理照护

任何原因造成的尿失禁，都会让老年人易产生尴尬、焦虑、抑郁等不良情绪，照护员应理解、尊重老年人，热情地提供必要的帮助，以消除老年人紧张、羞涩、焦虑、自卑等情绪，鼓励老年人正确认识疾病并积极配合治疗。

（七）小便失禁老年人的健康指导

1. 摄入适当液体

在病情允许的情况下，指导老年人每日白天摄入 2 ~ 3 L 液体，以促进排尿反射，预防泌尿系统感染。入睡前可适当限制饮水量，以减少夜间尿量，以免影响老年人休息。

2. 训练膀胱功能

向老年人及照护家属做好解释工作，以取得其合作。定时使用便器，开始白天每隔 1 ~ 2 h 送一次便器，夜间每隔 4 h 使用便器一次，以训练有意识地排尿。排尿时指导老年人用手轻按膀胱，并向尿道方向压迫，使尿液被动排空。以后逐渐延长送便器时间，促进排尿功能的恢复。

3. 训练盆底肌肉

盆底肌锻炼是一种辅助控尿的方法，盆底肌肉运动的目的是锻炼和强化支撑尿道、肛周及老年女性子宫和尿道周围的肌肉。正确和规律的锻炼能有助于老年人更好地控尿和减少大便失禁，预防并发症。指导老年人进行收缩和放松盆底肌肉的锻炼，以增强控制排尿的能力。

观看视频

任务实施

表 1–4–7　小便失禁照护操作

项目	操作步骤	操作程序	注意事项
操作前	评估与准备	（1）核对老年人床号、姓名。 （2）评估老年人一般情况(如生命体征、意识及认知等)及配合程度。 （3）服装整洁，清洗双手，戴口罩。 （4）一次性乳胶手套 1 只、润滑剂 1 瓶、一次性垫巾 1 张。 （5）调节室温，拉围帘遮挡。 （6）清洁肛门及臀部，穿着干净衣衫，平卧于床上	观察老年人有无烦躁、焦虑、紧张情况，能否配合操作
操作中	1. 沟通 2. 摆放体位 3. 在安静休息时让老年人集中意念进行盆底肌的收缩运动 4. 指导练习 5. 撤污物，整理	（1）照护员面带微笑对老年人进行问候，并对操作进行说明，取得老年人的适当配合。 （2）协助老年人脱裤子，取侧卧位，臀下铺一次性垫巾。 （3）戴好一次性乳胶手套，润滑食指，将食指轻轻插入肛门内，让老年人收缩肛门做夹住手指的动作，检查其肛门有无收缩能力。如果有，则请老年人记住收缩肛门夹住手指的感觉，然后抽出手指。 （4）嘱老年人在不收缩下肢、臀部及腹部的情况下，抬高臀部并配合呼吸。 （5）呼气时做上述收缩肛门夹住手指的动作，想象尿急的感觉，维持 5 ~ 10 s 后吸气放松，每次维持 5 ~ 10 s，每组做 10 ~ 20 次，早、中、晚各做一次，也可在不疲劳的情况下重复多做几次。 （6）脱手套，置医疗垃圾桶，洗手。 （7）协助老年人穿好裤子，取出一次性垫巾，置于医疗垃圾桶	（1）训练适当，切勿过量。 （2）持之以恒。恢复控制大便后，仍要坚持不懈地练习，保持良好的状态。 （3）为老年人选择宽松、易穿脱的松紧裤。 （4）盆底肌尚有收缩功能的压力性尿失禁老年人适用该训练。 （5）该训练慎用于心律失常或心功能不全的老年人，以及膀胱出血、尿路感染急性期和肌张力过高老年人
操作后	整理，记录	（1）整理衣裤和床单位，安置老年人于舒适卧位。 （2）整理用物，洗手并记录	记录训练的次数及时间

同步练习

1. 由于尿道阻力完全丧失，膀胱内不能储存尿液，患者在站立时，尿液全部由尿道流出。这种现象称为（ ）。

A. 压力性尿失禁

B. 充溢性尿失禁

C. 急迫性尿失禁

D. 反射性尿失禁

E. 无阻力性尿失禁

2. 由部分上运动神经元病变或急性膀胱炎等强烈的局部刺激引起，患者有十分严重的尿频、尿急症状。由于强烈的逼尿肌无抑制性收缩而发生的尿失禁属于（ ）。

A. 充溢性尿失禁

B. 无阻力性尿失禁

C. 急迫性尿失禁

D. 反射性尿失禁

E. 压力性尿失禁

3. 下列尿失禁的健康指导措施不正确的是（ ）。

A. 加强皮肤护理

B. 白天少饮水，以减少尿量

C. 酌情采取留置导尿

D. 训练膀胱功能

E. 锻炼盆底肌

4. 给男性老年患者留置导尿时，导尿管插入的长度正确的是（ ）。

A. 尿道插入 18 ~ 20 cm，见尿液流出后再插入 5 ~ 7 cm

B. 尿道插入 20 ~ 22 cm，见尿液流出后再插入 5 ~ 7 cm

C. 尿道插入 22 ~ 24 cm，见尿液流出后再插入 5 ~ 7 cm

D. 尿道插入 24 ~ 26 cm，见尿液流出后再插入 5 ~ 7 cm

E. 尿道插入 26 ~ 28 cm，见尿液流出后再插入 5 ~ 7 cm

5. 插导尿管前，再次消毒老年女性外阴的顺序是（ ）。

A. 自上而下，由内向外

B. 自上而下，由外向内

C. 自下而上，由内向外

D. 自下而上，由外向内

E. 由内向外，再由外向内

子任务五 尿潴留照护技术

任务情境

常奶奶，65 岁。主诉 8 h 未排尿，下腹胀满不适、胀痛难忍，有尿意，但排尿困难。老年人情绪紧张，烦躁不安，表情痛苦。查体：体温 38.9 ℃，脉搏 120 次 /min，呼吸 20 次 /min，血压 120/80 mmHg，耻骨联合上方膨隆，可扪及一囊样包块，叩诊有浊音，有压痛。

任务：常奶奶可能出现了什么问题？假如你是照护员，应该如何正确处理该情况？

任务目标

1. 能说出发生尿潴留的原因。
2. 能识别尿潴留的表现。
3. 能对有尿潴留的老年人实施照护。
4. 能在操作中关心爱护老年人。

任务描述

尿潴留是指尿液无法自尿道排出，而潴留在膀胱内。尿潴留常伴随其他泌尿系疾病而出现。尿潴留的症状诸如尿频、用力排尿、尿液滴答、可触到膀胱等。尿潴留易诱发老年人尿路感染。

一、尿潴留的病因及表现

（一）尿潴留的原因

临床上引起尿潴留的原因有很多，如某些药物治疗可引起膀胱排空能力受阻导致尿潴留。以吗啡类药物最典型，其他感冒药、抗过敏药也可能会诱发。糖尿病、脊髓损伤或疱疹，因可能会伤及负责正常排尿的神经，从而引发尿潴留。淋病与其他的性传染疾病，有时会导致尿道狭窄。前列腺肥大、尿路结石、膀胱炎皆可能导致排尿受阻，进而引起尿潴留。

（二）尿潴留的表现

尿潴留的老年人膀胱高度膨胀至脐部，膀胱容积可增至 3 ~ 4 L。主要表现有下腹部胀痛、排尿困难。体检见耻骨上膨隆、可扪及囊性包块，叩诊呈浊音或实音，有压痛。

二、尿潴留老年人的照护

（一）病情观察

发现老年人有尿潴留的情况，要及时报告照护员，照护员视情况报告医生。

（二）心理照护

针对老年人心态，给予解释和安慰，消除焦虑和紧张情绪。

（三）提供排尿的环境

关闭门窗，屏风遮挡，使视觉隐蔽，以保护老年人自尊；适当调整治疗、照护时间，使老年人安心排尿。

（四）体位舒适

如果老年人不习惯取卧位排尿，在病情允许的情况下可协助老年人采取习惯的排尿姿势，可以将床头支起或帮助老年人坐起排尿。

（五）利用条件反射诱导排尿

例如让老年人听流水声或用温水冲洗会阴。

（六）按摩、热敷下腹部

照护员用热水袋热敷或轻轻按摩老年人下腹部，以便解除肌肉紧张，从而促进排尿。

（七）积极配合医生和照护员进行各种操作

例如留置导尿术，并做好留置导尿术后的照护。

（八）尿潴留老年人的健康指导

指导老年人养成及时、定时排尿的习惯，教会老年人自我放松的正确方法。

任务实施

表 1-4-8　尿潴留照护操作

项目	操作步骤	操作程序	注意事项
操作前	评估与准备	（1）照护员准备：着装整齐、洗净双手、修剪指甲。 （2）老年人准备：愿意配合操作。 （3）环境准备：清洁、安全，温湿度适宜。 （4）用物准备：一次性无菌集尿袋、碘酒、棉签、纸巾或卫生纸、别针、一次性手套、一次性治疗巾，必要时备止血钳	（1）检查一次性集尿袋有效期，有无破损。 （2）检查消毒液和棉签是否在有效期内，保证无菌物品在有效期内
操作中	1. 核对与解释、安置体位 2. 更换尿袋 3. 观察尿液	（1）核对老年人基本信息。 （2）向老年人解释操作目的、方法、注意事项，取得配合；安置老年人坐位或卧位，确保安全、舒适。 （3）戴手套，在尿管和尿袋连接处下面垫治疗巾。 （4）打开备好的尿袋置于治疗巾上。 （5）用止血钳夹住导尿管，分离导尿管与尿袋连接管。 （6）用碘酒消毒尿管外口及周围。 （7）打开备好尿袋的引流管接头，将引流管插入导尿管中（手不触及导尿管口及周围）。 （8）松开止血钳，观察尿液引流情况。 （9）确保引流通畅后，用别针将尿袋固定在床单上。 （10）观察尿袋里的尿液的量和性质，打开尿袋底部的阀门将尿液放入便器中，将尿袋置于医疗垃圾桶	（1）严格无菌操作。 （2）固定尿袋后引流管末端高度要始终低于老年人会阴的高度，避免尿液逆流
操作后	1. 整理用物 2. 洗手记录	（1）整理用物，垃圾分类处理。 （2）交代注意事项，整理床单位。 （3）洗净双手、及时记录	记录尿液的量、性状及更换的时间

知识链接

压力性尿失禁老年人进行功能训练

1. 操作方法。

（1）在安静休息时让老年人集中意念进行盆底肌的收缩运动。指令老年人将肛门收紧向肚脐方向提，屏气 3 秒后缓慢放松。可用口令指导老年人："收缩—放松，收缩—放松，收缩—放松。收缩持续 3 ~ 4 s。口令："收缩 2—3—4 放松（停顿），收缩 2—3—4 放松（停顿），收缩 2—3—4 放松。"

（2）排空膀胱练习。口令："收缩—咳嗽—放松—中止（重复）。"

（3）在膀胱有少量尿时锻炼。口令："收缩—咳嗽—咳嗽—放松—中止（重复）。"

（4）在憋尿时锻炼。口令："收缩—咳嗽—咳嗽—咳嗽—放松—中止（重复）。"

2. 注意事项。

（1）定时训练。每日训练 10 次，每次做收缩训练 15 下，每次收缩训练的速度相同。训练适当，切勿过量。

（2）持之以恒。恢复控制小便后，仍要坚持不懈地练习，保持良好的状态。

（3）为老年人选择宽松、易穿脱的松紧裤。

（4）禁喝饮料、果汁，少吃糖、少吃辛辣食品，减少跳跃或大运动量活动。

同步练习

1. 秦爷爷，80 岁，下腹部胀满，排尿困难，耻骨上膨隆。扪及囊性包块，叩诊为实音。这种排尿异常是（　　）。

A. 尿失禁

B. 尿潴留

C. 尿路感染

D. 少尿

E. 无尿

2. 成奶奶，尿潴留需行导尿术，初次消毒时，首先消毒的部位是（　　）。

A. 大阴唇

B. 小阴唇

C. 尿道口

D. 阴阜

E. 肛门

3. 给男性老年人插导尿管，要想使耻骨前弯消失，应提起阴茎与腹壁成（　　）角。

A. 30°

B. 40°

C. 50°

D．60°

E．70°

4．侯爷爷，因前列腺肥大膀胱高度膨胀，最适宜的排尿方法是（　　）。

A．热敷下腹部

B．按摩下腹部

C．针灸

D．听流水声

E．导尿

5．吴爷爷，患前列腺增生，饮酒后出现急性尿潴留。照护员为吴爷爷导尿的目的是（　　）。

A．放出尿液，减轻痛苦

B．取不受污染的尿标本做细菌培养

C．测量膀胱容量

D．检查残余尿

E．进行膀胱腔内化疗

任务五　清洁照护技术

清洁的环境和身体，不仅可以使人感觉舒适，改善自我形象，拥有自信和自尊，还可以起到预防疾病的目的。照护员应掌握有关居室卫生清洁以及协助老年人做好基本身体清洁的知识，使被照护的老年人身心舒适，减少疾病的发生。

该任务重点学习床上用品更换技术、协助更换衣裤技术、头发清洁技术、口腔清洁技术以及身体清洁技术。

子任务一　床上用品更换照护技术

任务情境

王奶奶，70岁，丧偶，一年前因脑溢血造成右侧肢体偏瘫。子女均在外地，不方便照顾，王奶奶便入住了当地的养老院。近日气温升高，天气炎热。照护员计划给王奶奶进行床上用品的更换。

任务：照护员应该如何正确、安全地更换床上用品？

任务目标

1. 能说出更换床上用品的目的。
2. 能理解床上用品更换的注意事项。
3. 能熟练掌握更换床上用品的操作流程。
4. 能树立尊老爱老、以人为本的服务意识。

任务描述

居室环境整洁，可以减少老年人疾病的发生。床单位是老年人生活休息的必备生活单位，为老年人整理更换床单位，创造清洁、舒适的居室环境是养老照护员的职责之一。

一、清扫整理床单位的重要性

一个整洁舒适的床单位可以让老年人更好地休息生活，保证居室环境的干净整洁，对于长期卧床的老年人可以避免并发症的发生。

二、清扫整理床单位的要求

老年人每日晨起、午睡后，照护员要进行床单位的清扫整理。床铺表面要求做到平整、干燥、无渣屑。扫床时，床刷要套上刷套（刷套需浸泡过 500 mg/L 浓度的含氯消毒液，以挤不出水为宜）进行清扫。一床一套，不可混用。

对于卧床的老年人，照护员还应注意在三餐后、晚睡前进行床单位的清扫整理，避免食物的残渣掉落床上，造成老年人卧位不适甚至引发压疮。

三、更换被服的重要性

定期为老年人更换被服，可以使床单位保持平整、干净、无褶皱，使老年人睡卧舒适，居室整洁美观，还可以便于观察卧床老年人的病情，协助老年人变换卧位，同时预防压疮等并发症的发生。

四、床上用品更换的要求

（1）一般情况每周应为老年人更换被服（包括被罩、床单、枕套）。

（2）老年人的被服若被尿、便、呕吐物、汗液等污染，应立即更换，放于室外晾晒。

评分标准

任务实施

表 1-5-1 床上用品更换照护操作

项目	操作步骤	操作程序	注意事项
操作前	评估与准备	（1）核对（床号、姓名），向老年人解释操作目的、方法与配合要点。 （2）评估老年人病情、年龄、意识状态、自理能力及合作程度。 （3）环境准备：环境安全，通风，无人进食或治疗。 （4）照护员准备：仪容仪表整洁，大方，修剪指甲，洗手	评估老年人有无烦躁、焦虑、紧张情况，能否配合操作；评估时注意沟通技巧
操作中	1. 安置体位 2. 更换床单 3. 铺清洁床单	（1）立起左侧床栏，照护者站在床右侧，一手托起老年人头部，一手将枕头平移至床左侧，协助老年人翻身侧卧于床左侧，背向照护者，必要时手抓床栏。从床头至床尾松开近侧床单，将旧床单向上向内卷起至老年人身下。 （2）照护者持床刷（套一次性床刷套）从床中线开始清扫床垫，从床头扫至床尾，每扫一刷要重叠上一刷的 1/3。 （3）将干净床单的中线对齐床中线，展开近侧床单平整铺于床垫上，对侧床单向上卷起塞于老年人身下，分别将近侧床单的床头和床尾部分反折于床垫下，绷紧床单，将近侧下垂部分的床单平整塞于床垫下。 （4）将枕头移至近侧，协助老年人右侧卧于清洁床单上，面向照护者，立起近侧床栏。 （5）照护者转至床对侧，放下床栏，从床头至床尾松开床单，将污床单自床头、床尾向中间卷起放在污衣袋内，清扫褥垫上的渣屑，撤下床刷套。 （6）拉平清洁床单，平整铺于床垫上，协助老年人平卧，盖好被子。	（1）协助老年人更换体位翻身侧卧时，注意保护老年人安全，防止发生坠床，必要时使用床栏。 （2）一床一刷套，不可重复使用。 （3）更换被套时，避免遮住老年人口鼻。棉胎装入被套内，被头部分应充盈，不可有虚空。操作动作轻稳，不要过多暴露老年人身体并注意保暖。

（续上表）

项目	操作步骤	操作程序	注意事项
操作中	4. 更换被套	（7）照护者站在床左侧，将棉被展开，打开被尾开口，一手抓住被套边缘，另一手伸入被套中分别将两侧棉胎向中间对折；一手抓住被套被头部分，另一手抓住棉胎被头部分，将棉胎呈S形从被套中撤出，折叠置于床尾。被套仍盖在老年人身上。 （8）取清洁被套平铺于污被套上，被套中线对准床中线。床罩的被头置于老年人颈肩部。打开清洁被套被尾开口端，将棉胎装入清洁被套内，并将棉胎向两侧展开。将污被套从床头向床尾方向翻卷撤出，放于污衣袋内。 （9）将棉被两侧分别向内折叠，被尾塞于床垫下。	（4）套好的枕头四角充实，枕套开口背门。 （5）操作中照护员注意节力原则：①操作前，要备齐物品，按顺序放置，计划周到，以减少无效动作，避免多次走动；②铺床前，能升降的床应将床升至便于铺床的高度，以防腰部过度弯曲；③铺床时，身体尽量靠近床边，上身保持直立，两膝稍弯曲以降低重心，两脚根据活动情况左右或前后分开，以扩大支撑面，有利于操作及维持身体的稳定性；④操作中，使用肘部力量，动作要平稳连续
	5. 更换枕套	（10）照护者一手托起老年人头部，另一手撤出枕头。将枕芯从枕套中撤出，污枕套放在污衣袋内。 （11）在床尾部，取清洁枕套反转内面朝外，双手伸进枕套内撑开揪住两内角，抓住枕芯两角，反转枕套套好，将枕头拍松，使四角充实。 （12）照护者右手托起老年人头部，左手将枕头拉至老年人头下适宜位置。枕套开口处应背门	
操作后	整理，记录	（1）整理用物，开窗通风，协助老年人取舒适体位。 （2）洗手，并记录	确保老年人舒适，安全

知识链接

床上用品基础知识

床上用品的面料：面料指在床上用品中，用来制作成品表面的布料。对面料的要求，除了内在质量要求外，还必须有很好的外观，面布的撕裂强度、耐磨性、吸湿性、手感都应较好，缩水率控制在1%以内，色牢度符合国家标准的布料都可以采用。

床上用品面料的发展：我国传统床上用品适用的面料比较单一，只有粗纺棉布、丝绸和缎料；20世纪80年代中期兴起的踏花被，面料多用腈纶和涤棉；一直到90年代初期，精梳全棉面料才小批量上市，到今天，价格昂贵的贡缎、提花和色织等纯棉面料已逐渐成为市场主流。

几种主要面料的特点：床上用品适用的面料有涤棉、纯棉、涤纶、腈纶、真丝、亚麻及一些混纺面料，其中最常用的是涤棉和纯棉面料。

同步练习

1．以下不属于基本床单位的是（　　）。

A．床

B．床垫

C．床旁桌、椅

D．电视遥控器

E．棉胎或毛毯

2．不属于床单位要符合的基本原则的是（　　）。

A．结实

B．舒适

C．安全

D．整洁

E．漂亮

3．床上用品更换的目的不包括（　　）。

A．能为老年人整理床单位，创造清洁舒适的居室环境

B．保持床铺的清洁、干燥

C．便于观察老年人皮肤情况

D．预防压疮的出现

E．是老年人的习惯

4．以下不属于床上用品更换的注意事项的是（　　）。

A．协助老年人翻身侧卧时，注意老年人安全，防止发生坠床

B．一床一刷套，不可重复使用

C．更换被罩时，避免遮住老年人口鼻

D．操作动作轻稳，不要过多暴露老年人身体并注意保暖

E．棉胎装入被罩内，被头部分应充盈，可有一定的虚空

5．在进行床上用品更换时，照护者持床刷（套一次性床刷套）从床中线开始清扫床垫，从床头扫至床尾，每扫一刷要重叠上一刷的（　　）。

A．1/2　　B．1/3　　C．2/3

D．1/4　　E．2/4

子任务二 协助更换衣裤照护技术

任务情境

张爷爷，78岁。因脑梗死后遗症左侧肢体偏瘫而卧床10年，右手屈曲无法伸直，右侧脚踝不能弯曲，口齿不清。今日查房，为张爷爷翻身时发现裤子被尿湿。照护员需根据张爷爷的肢体情况为其更换衣物。

任务：请结合所学专业知识协助张爷爷更换衣裤。

任务目标

1. 能正确协助老年人穿脱衣裤。
2. 能保持老年人外阴部皮肤清洁、干燥。
3. 能在操作中关心爱护老年人。

任务描述

老年人身体由于脊柱弯曲、关节硬化等生理变化，活动范围减少甚至活动受限。正确地为老年人选择及搭配衣物，协助老年人更换开襟衣服、穿脱套头上衣、更换裤子等服务技能，对于提升老年人的舒适度和自信、改善健康有着很大的帮助。

一、目的

更换清洁衣服，满足舒适的需求。

二、原则

（1）为偏瘫老年人进行更衣时，照护员应根据老年人的习惯、需求和自理能力有目的地提供帮助，使老年人最大可能地自理。

（2）穿衣时应先穿患侧，后穿健侧；脱衣时应先脱健侧，后脱患侧。

三、注意事项

（1）在操作前应向老年人说明操作内容，以取得合作。
（2）一次性备齐用物，保证操作的连贯性。
（3）根据季节开关门窗，调节好室温，以 22 ~ 26 ℃为宜，防止老年人着凉。
（4）操作过程中动作敏捷、轻柔，尽量减少翻动和暴露，随时关心老年人，必要时注意遮挡，保护老年人隐私。
（5）尽量为老年人选择开襟上衣和装松紧带的裤子，按先穿在上、后穿在下的顺序摆放，便于操作。

四、健康指导

（一）实用

老年人对外界环境的适应能力较差，许多老年人冬季畏寒、夏季畏热。因此，指导老年人在穿着上首先要考虑冬装求保暖、夏装能凉爽。

（二）舒适

穿着应力求宽松舒适、柔软轻便、利于活动。在面料选择上，指导老年人选择纯棉制品四季适宜，或夏季选用真丝、棉麻服装凉爽透气。

任务实施

观看视频 1　观看视频 2

表 1-5-2　协助更换衣裤照护操作

项目	操作步骤	操作程序	注意事项
操作前	评估与准备	（1）评估环境：关闭门窗，拉上窗帘，冬季调节室温至 24 ~ 26 ℃。光线充足，适合操作。 （2）评估老年人：照护员评估老年人的意识状态、身体状况、受压局部皮肤和会阴部皮肤情况等。 （3）对于能够有效沟通的老年人，照护员应询问老年人床号、姓名。 （4）照护员耐心向老年人解释操作的目的、更衣时需要配合的动作、注意事项等，取得老年人的配合。	对于不能进行有效沟通或低效型沟通的老年人，应主动核对老年人的相关信息，耐心解释，用心观察其不适反应

（续上表）

项目	操作步骤	操作程序	注意事项
操作前		（5）物品准备：清洁的开襟上衣或套头上衣、裤子；如有需要可酌情备脸盆（盛温水）、毛巾、润肤油。 （6）照护员准备：服装整洁，洗手	
操作中	1. 安置体位	（1）如病情允许，优先安置老年人取坐位，其次为卧位。	（1）协助老年人翻身时，要注意保护老年人的安全。 （2）遇老年人一侧肢体不灵活时，应先脱健侧，再脱患侧；先穿患侧，再穿健侧。 （3）操作轻柔快捷，注意保暖，避免老年人受凉。
	2. 清洁局部皮肤	（2）清洗被尿液浸润的皮肤，擦干，抹润肤油。	
	3. 更换开襟上衣	**更换开襟上衣：** （3）解衣，侧卧。 ①掀开盖被，解开上衣纽扣。 ②拉起对侧床栏。 ③一只手扶住老年人肩部，另一只手扶住老年人髋部，协助老年人翻身侧卧。 （4）脱旧穿新。 ①脱去上侧衣袖。 ②取清洁开襟上衣，穿好上侧的衣袖。 ③其余部分（清洁及被更换的上衣）平整地掖于老年人身下。 ④协助老年人取平卧位。 ⑤从老年人身下拉出清洁及被更换的上衣。 ⑥脱下被更换上衣的另一侧衣袖。 ⑦穿好清洁上衣另一侧衣袖，整理、拉平衣服，扣好纽扣。 （5）盖好被子，整理床铺。	
	4. 更换套头上衣	**更换套头上衣：** （6）脱衣。 ①套头上衣的下端向上拉至胸部，从背后向前脱下衣身部分。 ②一手扶住老年人肩部，另一手拉住近侧袖口，脱下一侧衣袖，同法脱下另一侧衣袖。 （7）穿衣。 ①辨别上衣前后面。 ②照护员一手从衣袖口处伸入至衣身开口处，握住老年人手腕，将衣袖套入老年人手臂。同法穿好另一侧。 ③握住衣身背部的下开口至领口部分，套入老年人头部。	

（续上表）

项目	操作步骤	操作程序	注意事项
操作中	5. 更换裤子	**更换裤子：** （8）脱下裤子。 ①为老年人松开裤带、裤扣。 ②协助老年人身体右倾，将裤子左侧部分向下拉至臀下。 ③协助老年人身体左倾，将裤子右侧部分向下拉至臀下。 ④照护员两手分别拉住老年人两侧裤腰部分向下褪至膝部，抬起一侧下肢，褪去一侧裤腿。同样方法，褪去另一侧裤腿。 （9）更换裤子。 ①取清洁裤子，辨别正反面。 ②照护员左手从裤管口套入至裤腰开口，轻握老年人脚踝，右手将裤管向老年人大腿方向提拉。同样方法穿上另一条裤管。 ③照护员两手分别拉住两侧裤腰部分向上提拉至老年人臀部。 ④协助老年人身体左倾，将右侧裤腰部分向上拉至腰部，再协助老年人身体右倾，将裤子左侧部分向上拉至腰部。 ⑤系好裤带、裤扣	
操作后	整理，记录	（1）协助老年人盖好被子。 （2）整理床单位，洗手，记录	

知识链接

几种协助穿衣的辅助用具

1. 穿衣钩。

穿衣钩的一端为柄（也可设计为鞋拔或拉链钩），用于抓握，另一端为钝衣钩，用于钩起或挑起衣物。在穿脱裤子时，老年人甚至可躺在床上无须起身，在双手及臀部的配合下便可完成；穿上衣时无须肩关节大幅外展外旋，只需用穿衣钩顶起上衣的肩部和袖子。

2. 穿袜器。

穿袜器其实是一个构造特异的半脚模型，可将袜子轻松套于其上，再将脚伸入即可穿好袜子。这种工具只需要一只手便可操作，穿袜子时无须弯腰弓背，对一侧手臂残疾者、腰背功能受限者都有很大帮助。脱袜子也是一样的道理，无须弯腰。

同步练习

1. 张奶奶，70 岁，因手抖生活不能自理，需照护员协助其进行床上擦浴。协助其穿脱衣服的说法正确的是（　　）。

A. 先穿近侧，先脱近侧

B. 先穿对侧，先脱近侧

C. 先穿对侧，先脱对侧

D. 先穿近侧，先脱对侧

E. 以上都不是

2. 李奶奶，88 岁。因截瘫导致尿失禁，照护员在照护时，不正确的操作是（　　）。

A. 床上铺一次性尿垫

B. 保持皮肤清洁

C. 睡前多饮水，以预防尿路感染

D. 指导老年人锻炼盆底肌

E. 关注老年人心理状况

3. 老年人的上衣宜优先选用（　　）。

A. 对襟服装

B. 套头服装

C. 纽扣多的服装

D. 紧身服装

E. 装饰漂亮的服装

4. 照护员指导偏瘫老年人脱套头上衣训练时，首先要做的是（　　）。

A. 脱出健侧衣袖

B. 脱出患侧衣袖

C. 将衣服拉至胸部以上

D. 从背部脱出头部

E. 以上都不正确

5. 帮助老年人进行穿前开襟上衣训练时，照护员应（　　）。

A. 先将健侧手插入衣袖内

B. 先将患侧手插入衣袖内

C. 先将健侧与患侧手同时插入衣袖内

D. 先将上衣披在肩上

E. 以上都不正确

子任务三 头发清洁照护技术

任务情境

王奶奶，68岁。入住养老机构照护病区，双下肢活动无耐力，日常生活需要照护员照顾。今日下午，照护员小媛巡视病房时，王奶奶主诉头皮瘙痒，要求洗发。小媛观察室温良好，评估后认为王奶奶适合进行床上洗发。

任务：请结合所学专业知识协助卧床的王奶奶进行床上洗发。

任务目标

1. 能正确为卧床老年人清洗头发，促进头皮血液循环。
2. 除去污垢和脱落头皮碎屑，使老年人头发清洁、舒适、美观。
3. 能在操作中关心爱护老年人。

任务描述

大多数老年人可自行梳理、清洗头发，但失能老年人因疾病的影响，如长期卧床、关节活动受限、肌张力降低、耐力下降或共济失调等，导致生活自理能力下降，需协助其完成对头发的清洁。

一、目的

头发清洁技术是保持老年人清洁舒适的一项重要内容，通过照护头发可使头发清洁、易梳理，同时可促进头皮的血液循环，增进上皮细胞的营养，促进头发生长，预防感染的发生。

二、注意事项

（1）注意调节水温与室温，注意保暖，及时擦干头发，以免着凉。洗发过程中，应随时注意观察老年人状况，如发现面色、脉搏、呼吸异常时应立即停止操作。洗发过程中应注意防止污水溅入眼、耳内，并避免沾湿衣服及床单。洗发时间不宜过长，以免引起头部充血、疲劳，造成老年人不适。

（2）身体极度虚弱的老年人不宜床上洗发。

（3）保持与老年人沟通，及时了解其感受，并酌情处理。

任务实施

表 1–5–3　头发清洁照护操作

项目	操作步骤	操作程序	注意事项
操作前	评估与准备	（1）评估。 ① 自我介绍。 ② 核对床号、姓名。 ③ 告知老年人床上洗头的目的、配合方法。 ④ 老年人意识、自理能力，个人卫生习惯，是否能取平卧位，头发清洁度，头部及颈部是否有伤口，对床上洗头的接受程度、合作程度等。 （2）照护者准备：洗手、戴口罩，备齐用物并检查用物。 （3）用物准备：脸盆、搪瓷杯 2 个，大、中、小毛巾各 1 条，橡皮单，纱布，棉球 2 个，洗发膏或肥皂，梳子，内盛热水（40 ~ 45 ℃）的水桶，污水桶，必要时准备吹风机一个	（1）确认老年人信息。 （2）取得老年人的配合。 （3）遵循查对制度。 （4）保护老年人隐私
操作中	1. 安置体位 2. 洗头前准备 3. 洗头 4. 洗头后处理	（1）协助老年人仰卧，屈膝。 （2）松开衣领、反折，小毛巾围于颈上固定。 （3）移枕→铺橡皮单及大毛巾于枕上→置洗头器→放污水桶→耳朵塞棉球、纱布遮眼（必要时）或嘱老年人闭眼。 （4）松发、梳顺。 （5）试水温→湿发→涂擦洗发液→揉搓→梳头→温水冲洗干净（按需要重复清洁，保证头发清洁干净）。 （6）去除棉球、纱布。 （7）用围颈小毛巾包裹头发→撤除洗头器。 （8）协助老年人平卧于床的正中→移枕于头部。 （9）擦干面部、头发，及时吹干头发和梳理头发，整理衣领。 （10）撤大毛巾、橡皮单	（1）使老年人安全、舒适。 （2）动作敏捷轻柔，协调、省力。 （3）防止水流入耳、眼内，避免沾湿衣服及床单。 （4）用指腹揉搓头发和头皮，力量适中，避免抓伤头皮。 （5）必要时为老年人更衣，防止老年人受凉

（续上表）

项目	操作步骤	操作程序	注意事项
操作后	整理，记录	（1）协助老年人取舒适体位。 （2）整理床单元，开门窗通风。 （3）整理用物，分类放置。 （4）洗手并记录	—

知识链接

灭头虱与虮卵法

发现老年人有头虱，应及时杀灭，若为男性，应动员其剃去头发，女性应将头发剪短后再行灭虱（剪下的头发应用纸包好烧毁，以预防传染病的传播）。

1. 常用灭虱药液。

（1）20%百部酊（取百部 30 g 浸泡于 50%酒精中 24 h 即可）。

（2）百部煎剂（取百部 30 g，水 500 mL 煮 30 min）。

2. 操作方法。

（1）穿隔离衣，将用物携至床旁，向老年人解释后进行灭虱。

（2）将橡皮单及治疗巾铺于枕上，小毛巾围于颈部，将另一治疗巾盖住老年人肩部及被头，梳通头发后在发际一周涂凡士林，以纱布盖住双眼，棉球塞住外耳道口。

（3）将头发分为若干小股，用纱布沾取灭虱液，按顺序擦头发，用帽子或三角巾严密包裹头发，取下纱布、棉球，整理消毒用物。

同步练习

1. 为老年人进行床上洗头时，下列（　　）是错误的。

A. 用纱布遮盖双眼

B. 耳朵填塞棉球

C. 避免沾湿衣服和被服

D. 双手十指指腹揉搓头发

E. 老年人出现心慌、气短时，加快速度完成

2. 照护员在冬天为老年人进行洗发时，以下说法正确的是（　　）。

A. 室温调节在 18 ~ 22 ℃

B. 调节水温至 35 ℃左右

C. 注意保暖，事先关闭门窗

D．老年人出冷汗时，加快速度完成
E．洗发时用指尖揉搓头发
3．头发打结时应选用（　　）梳通。
A．百部酊
B．0.1% 醋酸溶液
C．30% 乙醇溶液
D．食醋
E．清水
4．为老年人晨间梳洗的内容不包括（　　）。
A．协助洗脸
B．协助洗澡
C．协助洗手
D．协助梳头
E．整理床单位
5．协助老年人梳头时，不正确的是（　　）。
A．动作轻柔，不可强拉硬拽
B．头发较长者先梳理发根，再梳理发梢
C．卧床老年人可先梳理一侧头发，再梳理另一侧头发
D．梳头后处理毛巾上的头屑及脱落头发
E．协助老年人采取舒适卧位

子任务四　口腔清洁照护技术

任务情境

陈爷爷，70 岁，因车祸导致全身瘫痪，意识清楚，入住养老院。根据入住评估，需要给陈爷爷每日进行正常的口腔护理。

任务：照护员应该如何为陈爷爷实施口腔护理？

任务目标

1．能说出口腔清洁照护的目的。

2. 能掌握口腔清洁照护的注意事项。
3. 能正确有效地实施口腔照护操作。
4. 能在操作中关心爱护体贴老年人。

任务描述

口腔由两唇、两颊、硬腭、软腭等构成，口腔内有牙齿、舌、唾液腺等器官。口腔内的环境非常利于细菌生长繁殖。正常人每天通过饮水、进食、刷牙、漱口和说话等活动可以减少和抑制细菌的生长，因此为老年人进行口腔清洁，不仅能够降低口腔感染的概率，还能清除口腔异味，促进食欲，预防疾病。

一、口腔健康的标准

世界卫生组织认为老年人口腔里应保证有 20 颗以上牙齿，才能够维持口腔健康功能的需要。世界卫生组织制定的牙齿健康标准是：牙齿清洁；没有龋齿；没有疼痛感；牙龈的颜色呈正常的粉红色；没有出血的现象。

二、口腔清洁的重要性

正常人口腔内存在一定数量的细菌、微生物，当身体状况良好时，饮水、漱口、刷牙等活动会对细菌起到一定的清除作用。老年人尤其是在患病时，机体抵抗力下降，饮水少，进食少，消化液分泌减少，对口腔内细菌清除能力下降；进食后食物残渣滞留，口腔内适宜的温度、湿度使细菌在口腔内大量繁殖，易引起口腔炎症、溃疡、口臭及其他并发症。

三、保持口腔健康的方法

（1）每天坚持早晚刷牙，饭后漱口。

（2）选择软毛牙刷，每 3 个月更换牙刷，使用正确刷牙方法。

（3）按摩牙龈，漱口后将干净的右手食指置于牙龈黏膜上，由牙根向牙冠做上下和沿牙龈水平面做前后方向的揉按，依次按摩上下、左右的内外侧牙龈数分钟。

（4）轻微闭口，上下牙齿相互轻轻叩击数十次，所有的牙都要接触，用力不可过大，防止咬舌。叩齿能够促进下颌关节、面部肌肉、牙龈和牙周的血液循环，坚固牙齿，加强咀嚼力，促进消化功能。

（5）定期到医院进行口腔检查，牙痛要请医生帮助查明原因，对症治疗。

（6）有义齿的老年人进食后、晚上睡觉前将义齿清洁干净。睡前可将义齿摘下，放入清水中浸泡，定期用专用清洁剂进行清洗。

（7）改掉不良嗜好，如吸烟、用牙齿拽东西、咬硬物等。合理补充牙齿所需的钙、磷等，少吃含糖食品，多吃新鲜蔬菜，增加牛奶营养和豆制品的摄入量。全身健康也可促进牙齿健康。

四、口腔清洁方法

自理老年人及上肢功能良好的半自理老年人可以通过漱口、刷牙的方法清洁口腔，常用的漱口液及作用详见表 1–5–4。不能自理老年人需要照护员协助做好口腔清洁，可采用棉棒擦拭法。对于体弱、卧床、牙齿脱落但意识清楚的老年人，也可通过漱口达到清洁口腔的目的。

表 1–5–4　常用的漱口溶液及作用

漱口溶液	口腔 pH	作用
0.9% 氯化钠溶液	中性	清洁口腔，预防感染
朵贝尔溶液（复方硼酸溶液）	中性	轻微抑菌，消除口臭
0.02% 呋喃西林溶液	中性	清洁口腔，有广谱抗菌作用
1% ~ 3% 过氧化氢溶液	偏酸性	抗菌、防臭作用
1% ~ 4% 碳酸氢钠溶液	偏酸性	碱性药剂，用于真菌感染
2% ~ 3% 硼酸溶液	偏碱性	可改变细菌的酸碱平衡，起抑菌作用
0.1% 醋酸溶液	偏碱性	用于铜绿假单胞菌感染

五、口腔清洁的观察要点

（1）口唇的色泽、湿润度，有无干裂、出血及疱疹等。

（2）口腔黏膜的颜色、完整性，是否有溃疡、疱疹，是否有不正常的渗出液如血液、脓液等。

（3）牙的数量是否齐全，有无义齿、龋齿、牙结石、牙垢等。

（4）牙龈的颜色，是否有溃疡、肿胀、萎缩或出血等。

（5）舌的颜色、湿润度，有无溃疡、肿胀及舌面积垢等。

（6）腭部、悬雍垂、扁桃体等的颜色，是否肿胀，有无不正常的分泌物等。

（7）口腔气味有无异常，如氨臭味、烂苹果味等。

（8）刷牙的方法、次数，口腔清洁的程度。

（9）口腔清洁的能力，需要完全协助还是部分协助。

六、口腔照护的目的

（1）保持口腔清洁、湿润，使老年人舒适，预防口腔感染等并发症。

（2）防止口臭、口垢，增进老年人食欲，保持口腔正常功能。

（3）观察口腔黏膜、舌苔的变化，以及有无特殊口腔气味，以提供病情观察的动态信息。

任务实施

观看视频　　评分标准

表 1–5–5　口腔清洁照护操作

项目	操作步骤	操作程序	注意事项
操作前	评估与准备	（1）核对（床号、姓名），评估老年人病情、年龄、意识状态、心理反应、合作程度，向老年人解释操作目的、方法与配合要点。 （2）评估老年人口腔情况，按需准备物品。 （3）环境准备：环境安全。 （4）用物准备：治疗盘、一次性口腔护理包（含一次性治疗巾、弯盘、换药碗、棉球、弯血管钳、镊子、压舌板、纱布）、漱口液、吸水管、漱口杯、棉签、手电筒，必要时备张口器、口腔外用药如冰硼散等。 （5）照护员准备：着装整洁、七步洗手	（1）检查老年人有无烦躁、焦虑、紧张等情况，能否配合操作。 （2）检查老年人有无活动性义齿。 （3）口腔如有异常，选择合适漱口液或药物
操作中	1. 安置体位 2. 湿润口唇 3. 擦洗口腔 4. 病情观察	（1）协助老年人取侧卧或仰卧，铺治疗巾、放弯盘，清点棉球数量。 （2）棉签蘸取温开水，湿润口唇，协助老年人用吸水管吸水漱口，评估口腔情况，有义齿者取出。 （3）治疗碗中倒漱口液，用镊子从治疗碗中夹取棉球，配合弯血管钳，拧棉球至干湿合适。 （4）嘱老年人咬合上下齿，用压舌板轻轻撑开一侧颊部，纵向擦洗牙齿外侧面，从磨牙至门齿处。同法擦洗另一侧。每擦洗一个部位，更换一个湿棉球。 （5）嘱老年人张口，由内向外擦洗牙齿上内侧面、上咬合面，弧形擦洗颊部。同法擦洗另一侧。 （6）由内向外“Z”字形擦洗上颚、舌面、舌下。 （7）擦洗完毕，清点棉球数量，协助老年人漱口，擦净口周。	（1）昏迷的老年人忌漱口，擦洗棉球干湿度应适宜，不可过湿，以免引起误吸。 （2）长期使用抗生素和激素的老年人，应注意观察口腔内有无真菌感染（酌情选用合适漱口液）。 （3）牙关紧闭的老年人，使用张口器时，应从臼齿处放入，动作轻柔，注意保护口腔黏膜。 （4）擦洗舌面及硬腭时勿触及咽部，以免引起恶心。 （5）每次只夹取一个棉球，一个棉球只擦洗一遍，避免来回反复擦洗同一区域。

（续上表）

项目	操作步骤	操作程序	注意事项
操作中		（8）观察口腔清洁程度，口腔黏膜如有溃疡，酌情涂药，口唇干裂可涂液状石蜡或唇膏	（6）使用压舌板、止血钳时，动作轻柔，禁止暴力。用棉球裹住止血钳尖端擦洗，尤其是对凝血功能差者，应防止口腔黏膜损伤引起出血
操作后	整理，记录	取下治疗巾，安置老年人，整理床单位，清理用物。必要时协助老年人清洁义齿并佩戴。洗手并记录	确保老年人舒适，安全

知识链接

假牙的照护

1. 义齿初戴时有可能出现疼痛、脱落、取戴不便等不适反应，应及时去医院检查和调改，以利于义齿正常发挥功能。

2. 每餐后应摘下义齿，并对口腔和义齿进行清洗。

3. 日常早晚两次对义齿和口腔进行清洗，用软毛牙刷沾清洁液刷洗义齿各部位，尤其是卡环、人工牙颈缘、基托组织面等难以清洁的部位；义齿清洗时使用的牙刷不仅要软，也不能用力过大，最好避免选用有摩擦剂的清洁产品（如普通牙膏等），以免磨损义齿各组成部分的表面。

4. 可选用有效的、专门为义齿设计的义齿清洁片、粉、液浸泡义齿，按照产品使用说明书使用（在口外使用义齿清洁片、粉、液清洗义齿）。

5. 清洗后的义齿若不戴入口腔，应将其放在干净的冷水或专门的义齿清洁液中浸泡，不能放在沸水或非义齿清洁化学产品中，以免造成义齿的损坏与变形。

6. 在浸泡和刷洗义齿之后、将义齿戴入口腔之前，均应彻底冲洗义齿。

7. 建议睡眠时不戴义齿，以便让口腔软组织得到休息，有利于减少义齿性口炎的发生。

8. 义齿修复后应每年定期复诊，以便及时发现义齿和种植体出现的问题，保持义齿良好。

同步练习

1. 李奶奶，70 岁，因外中风跌倒致昏迷。照护员为其进行口腔照护的目的不包括（　　）。

A. 保持口腔清洁

B. 清除口腔内一切细菌

C．清除口臭、牙垢
D．观察口腔黏膜
E．预防并发症
2．以下不属于一次性口腔护理包内容物的是（　　）。
A．一次性治疗巾
B．棉球
C．弯止血钳
D．纱布
E．注射器
3．口腔清洁照护时常用漱口溶液不包括（　　）。
A．0.1% 洗必泰
B．0.9% 氯化钠溶液
C．0.02% 呋喃西林溶液
D．0.5% 碘酒
E．0.1% 醋酸溶液
4．以下口腔照护的注意事项不正确的是（　　）。
A．擦洗时动作要轻，以免损伤口腔黏膜
B．为保证口腔清洁，昏迷者也要漱口
C．棉球要用止血钳夹紧，每次 1 个，不能遗留在口腔
D．有活动性义齿的老年人应先取下活动性义齿
E．义齿应泡在热水或乙醇内，以免义齿变色、变形和老化

子任务五　身体清洁照护技术

任务情境

李爷爷，78 岁。10 年前诊断为冠心病，病情进行性加重，身体虚弱，卧床不起 2 周，意识清醒，四肢活动度尚可，能够用语言进行交流。

任务：请结合所学专业知识协助李爷爷进行全身的清洁，并给予家属照护指导。

任务目标

1．能合理选择协助老年人清洁身体的方法。
2．能正确清洁老年人身体。
3．能在操作中关心爱护老年人。

任务描述

皮肤是人体最大的器官，分为表皮、真皮和皮下组织三层，具有保护机体、调节体温、吸收、分泌、排泄及感觉等功能。照护员应及时为老年人做身体清洁，清除皮肤污垢，提高皮肤抵抗力，增强舒适感，预防感染的发生。

一、身体清洁的目的

通过对身体表面的清洗及揉搓，可以达到消除疲劳、促进血液循环、改善睡眠、提高皮肤新陈代谢和增强抗病能力的目的，维护老年人的自我形象，提高老年人自信。

二、老年人沐浴的种类

老年人沐浴的种类主要包括三种：淋浴、盆浴、床上拭浴。

三、健康指导

（1）皮肤分泌过多的油脂积聚会刺激皮肤，阻塞毛孔或在皮肤上形成污垢，因此，照护员应指导老年人经常沐浴。

（2）对于容易出汗的老年人，应指导其常洗澡并保持干燥，这样可以防止皮肤因潮湿而破损；对于皮肤干燥的老年人，应指导其酌情减少洗澡次数。

任务实施

表 1-5-6　协助老年人淋浴照护操作

项目	操作步骤	操作程序	注意事项
操作前	评估与准备	（1）评估老年人身体状况、疾病情况，是否适宜淋浴。 （2）向老年人解释操作目的及注意事项，征得老年人同意。 （3）搀扶老年人进浴室（或用轮椅运送）。 （4）照护员准备：着装整洁，洗手。 （5）环境准备：关闭门窗，冬季调节室温在 22 ~ 26 ℃。	（1）淋浴应安排在进食 1 h 之后。 （2）老年人单独洗浴时，叮嘱老年人浴室不要锁门，可在门外把手上悬挂示意标牌。照护员应经常询问老年人是否需要帮助。 （3）浴室地面应放置防滑垫，以防老年人滑倒

（续上表）

项目	操作步骤	操作程序	注意事项
操作前		（6）用物准备：淋浴设施、毛巾1条、浴巾1条、浴液1瓶、洗发液1瓶、清洁衣裤1套、梳子1把、洗澡椅1把，必要时备吹风机1个	
操作中	1. 安置体位 2. 调节水温 3. 协助洗浴 4. 清洗头部 5. 清洁身体 6. 擦拭水分 7. 更换衣裤	（1）协助老年人坐于洗澡椅或凳子上。 （2）先开冷水，再开热水龙头（单个水龙头由冷水向热水一侧调节），调节水温40 ℃左右为宜（伸手触水，温热不烫手）。 （3）协助老年人脱去衣裤（肢体活动障碍的老年人应先脱健侧衣裤，后脱患侧衣裤），协助老年人坐于洗澡椅上，协助老年人双手握住扶手。 （4）叮嘱老年人低头闭眼，用花洒淋湿头发，将洗发液揉搓至有泡沫后涂于老年人头发上，用双手十指指腹揉搓头发、按摩头皮（力量适中，由发际向头顶部揉搓）。随时观察老年人有无不适。用花洒将头发冲洗干净。 （5）用花洒淋湿老年人身体，由上至下涂抹浴液，涂擦面部、耳后、颈部、双上肢、胸腹部、背臀部、双下肢，最后擦洗会阴、双脚。用花洒将全身冲洗干净。 （6）用浴巾包裹并擦干老年人身体，用毛巾擦干头发，用梳子梳理头发。 （7）协助老年人更换清洁衣裤（肢体活动障碍的老年人，应先穿患侧衣裤后穿健侧衣裤），搀扶（或用轮椅运送）老年人回床休息	（1）先调节水温再协助老年人洗浴。 （2）调节水温时，先开冷水龙头，后开热水龙头。 （3）老年人淋浴时间不可过长，水温不可过高，以免发生虚脱。 （4）淋浴过程中随时观察和询问老年人反应，如有不适，应迅速结束操作，告知专业医护人员
操作后	整理，记录	（1）整理用物：清洗浴室，清洗毛巾。 （2）洗手并记录	

表1-5-7　协助老年人盆浴照护操作

项目	操作步骤	操作程序	注意事项
操作前	评估与准备	（1）评估老年人身体状况、疾病情况，是否适宜盆浴。 （2）向老年人解释操作目的及注意事项，征得老年人同意。 （3）搀扶老年人进浴室（或用轮椅运送）。 （4）照护员准备：着装整洁，洗手。 （5）环境准备：关闭门窗，冬季调节室温在22 ~ 26 ℃。	（1）老年人单独洗浴时，叮嘱老年人浴室不要锁门，可在门外把手上悬挂示意标牌。照护员应经常询问老年人是否需要帮助。 （2）浴盆内应放置防滑垫，以防老年人滑倒

（续上表）

项目	操作步骤	操作程序	注意事项
操作前		（6）用物准备：浴盆设施、毛巾2条、浴巾1条、浴液1瓶、洗发液1瓶、清洁衣裤1套、梳子1把、洗澡椅1把，必要时备吹风机1个	
操作中	1. 安置体位 2. 调节水温 3. 协助洗浴：进入浴盆 4. 协助洗浴：清洗头部 5. 协助洗浴：清洁身体 6. 擦拭水分 7. 更换衣裤	（1）协助老年人坐在床上。 （2）浴盆中放水1/3 ~ 1/2满，水温约40 ℃（手伸进水中，温热不烫手）。 （3）浴盆内放置防滑垫，协助老年人脱去衣裤（肢体活动障碍时，应先脱健侧衣裤后脱患侧衣裤），搀扶老年人进入浴盆坐稳（必要时将老年人抱入），嘱老年人双手握住扶手或盆沿。 （4）叮嘱老年人低头闭眼，用花洒淋湿头发，将洗发液揉搓至有泡沫后涂于老年人头发上，用双手十指指腹揉搓头发、按摩头皮（力量适中，由发际向头顶部揉搓）。随时观察老年人有无不适。用花洒将头发冲洗干净。 （5）浸泡身体后放掉浴盆中水，由上至下涂抹浴液，涂擦面部、耳后、颈部、双上肢、胸腹部、背部、双下肢，最后擦洗臀部、会阴及双脚。用花洒将全身浴液冲洗干净。 （6）用浴巾包裹老年人身体，协助老年人出浴盆，擦干身体。协助老年人坐在浴室座椅上，用毛巾擦干头发。 （7）协助老年人更换清洁衣裤（肢体活动障碍时，应先穿患侧衣裤后穿健侧）	（1）老年人淋浴时间不可过长，水温不可过高，以免发生虚脱。 （2）盆浴过程中随时观察和询问老年人反应，如有不适，应迅速结束操作，告知专业医护人员
操作后	整理，记录	（1）整理用物：搀扶（或用轮椅运送）老年人回床休息，协助老年人采取舒适卧位。 （2）整理用物：刷洗浴盆，清洁浴室。 （3）洗手、记录	

表 1-5-8　为老年人床上拭浴照护操作

项目	操作步骤	操作程序	注意事项
操作前	评估与准备	（1）评估老年人身体状况、疾病情况，是否适宜床上拭浴。 （2）向老年人解释操作目的及注意事项，征得老年人同意。	注意调整水温，及时更换温水

（续上表）

项目	操作步骤	操作程序	注意事项
操作前		（3）照护员准备：着装整洁，洗手。 （4）环境准备：关闭门窗，冬季调节室温 22 ~ 26 ℃。 （5）用物准备：脸盆3个（身体、臀部、脚）、毛巾2条（臀部、脚）、方毛巾1条、浴巾2条、浴液1瓶、橡胶单1块、清洁衣裤1套、暖瓶1个、污水桶1个，必要时备屏风、指甲剪等	
操作中	1. 安置体位 2. 备齐用物至床旁	（1）协助老年人平卧于床上。 （2）备齐用物携至床旁（多人同住一室，用屏风遮挡）。脸盆内盛装 40 ~ 45 ℃温水，协助老年人脱去衣裤，盖好被子。	
	3. 擦洗脸部	（3）将1条浴巾铺于枕巾上，另1条盖在胸部，方毛巾浸湿后拧干，横向对折再纵向对折，对折后用方毛巾四个角分别擦洗双眼的内眼角和外眼角。洗净方毛巾包裹在手上，洒上浴液依次擦拭额部、鼻部、两颊、耳后、颈部（额部由中间分别向两侧擦洗，鼻部由上向下擦洗，面颊由鼻唇、下巴向左右面颊擦洗，颈部由中间分别向两侧擦洗），洗净方毛巾。同法擦净脸上浴液，再用浴巾沾干脸上水分。	（1）如老年人指甲过长或甲沟里有污垢，应先修剪指甲、清理污垢。
	4. 擦洗手臂和手	（4）暴露近侧手臂，浴巾半铺半盖于手臂上，方毛巾包手，涂上浴液，打开浴巾由前臂向上臂擦拭，擦拭后用浴巾遮盖，洗净方毛巾，同样手法擦净上臂浴液，再用浴巾包裹沾干手臂上的水分。将浴巾对折置于床边，置脸盆于浴巾上，协助老年人将手浸于脸盆中，洗净并擦干。移至对侧，同法擦拭另一侧手臂。	（2）拭浴过程中，身体暴露部位要及时遮盖，以防着凉。
	5. 擦拭胸部	（5）将被子向下折叠暴露胸部，用浴巾遮盖胸部。将清洁的方毛巾包裹在手上，涂上浴液，打开浴巾由上向下擦拭胸部及两侧，注意擦净皮肤皱褶处（如腋窝、女性乳房下垂部位），擦拭后用浴巾遮盖，洗净方毛巾。同法擦净胸部浴液，再用浴巾沾干胸部水分。	（3）操作时动作要迅速、轻柔。
	6. 擦拭腹部	（6）将盖被向下折至大腿根部，用浴巾遮盖胸腹部。将清洁的方毛巾包裹在手上，涂上浴液，打开浴巾下角暴露腹部，由上向下擦拭腹部及两侧，擦拭后用浴巾遮盖，洗净方毛巾。同法擦净腹部浴液，再用浴巾沾干腹部水分。	

（续上表）

项目	操作步骤	操作程序	注意事项
操作中	7. 擦拭背臀 8. 擦洗下肢 9. 脚部清洗 10. 擦洗会阴	（7）协助老年人翻身侧卧，背部朝向照护员。被子上折暴露背臀部。浴巾铺于背臀下，向上反折遮盖背臀部。将清洁的方毛巾包裹在手上，涂上浴液，打开浴巾暴露背臀部，由腰骶部分别沿脊柱两侧螺旋形向上擦洗全背。分别环形擦洗臀部，擦拭后用浴巾遮盖，洗净方毛巾。同法擦净背臀部浴液，再用浴巾沾干背臀部水分。 （8）协助老年人平卧，盖好被子。暴露一侧下肢，浴巾半铺半盖。 （9）将清洁的方毛巾包裹在手上，涂上浴液，打开浴巾暴露下肢，另一手扶住下肢的踝部成屈膝状，由小腿向大腿方向擦洗，擦拭后用浴巾遮盖，洗净方毛巾。同法擦净下肢浴液，再用浴巾沾干下肢上的水分。同法擦洗另一侧下肢。 （10）更换水盆（脚盆），盛装为脚盆一半的 40 ~ 45 ℃温水。将被子的被尾向一侧打开暴露双脚，取软枕垫在老年人膝下支撑。脚下铺橡胶单和浴巾，水盆放在浴巾上，将老年人一只脚浸于水中，涂拭浴液，用专用脚巾擦洗脚部（注意洗净脚趾缝），洗后将脚放在浴巾上，同法清洗另外一只脚。撤去水盆，拧干脚巾，擦干双脚，再用浴巾进一步擦干脚部水分。 （11）更换水盆（专用盆），照护员一手托起老年人臀部，另一手铺橡皮单和浴巾，将专用毛巾浸湿拧干。 （12）女性老年人按顺序擦洗：由阴阜向下至尿道口、阴道口、肛门。边擦洗边转动毛巾，清洗毛巾后分别擦洗左右侧腹股沟部位。 （13）男性老年人按顺序擦洗：尿道外口、阴茎、包皮、阴囊、腹股沟和肛门。随时清洗毛巾，直至清洁无异味。 （14）撤去橡皮单和浴巾。协助老年人更换清洁衣裤	（4）擦洗过程中，注意观察老年人反应，如出现寒战、面色苍白等情况，要立即停止拭浴，采取保暖措施，并告知专业医护人员。 （5）清洗会阴部、足部的水盆和毛巾要分开，单独使用
操作后	整理，记录	（1）整理用物：撤去屏风，帮老年人盖好被子，整理用物，开窗通风。 （2）洗手并记录	

同步练习

1. 赵奶奶，70 岁，因手抖生活不能自理，照护员协助其进行床上拭浴。面部擦洗描述不正确的是（　　）。

A. 额部由中间分别向两侧擦

B. 鼻部由上向下擦

C. 面颊由鼻唇、下巴向左右面颊擦

D. 颈部由对侧向近侧擦

E. 双眼擦洗内、外眼角

2. 李爷爷，75 岁，因患有肩关节炎，生活部分不能自理，照护员协助其进行床上拭浴。下列操作不正确的是（　　）。

A. 准备 2 个盆、2 条毛巾

B. 老年人平卧于床上

C. 擦洗手臂时由前臂向上臂擦拭

D. 擦洗腹部时由上向下擦拭

E. 擦洗下肢时由小腿向大腿擦拭

3. 床上拭浴的目的不包括（　　）。

A. 促进血液循环

B. 增强皮肤排泄

C. 清洁舒适

D. 观察皮肤情况

E. 预防过敏性皮炎

4. 老年人沐浴时，（　　）是错误的。

A. 空腹时可以入浴

B. 入浴时间过长，应予以询问

C. 穿防滑拖鞋

D. 老年人不能自行沐浴时，可以为其床上拭浴

E. 沐浴时调节室温在 22 ~ 26 ℃

5. 老年人沐浴时，（　　）是错误的。

A. 饭后 1 h 方可入浴

B. 入浴时间过长，应予以询问

C. 浴室要锁门，以防其他人进入

D. 贵重物品应妥善保存

E. 穿防滑拖鞋

思考实践

1. 如何合理选择老年人身体清洁的方法？
2. 操作中如何体现尊重和爱护老年人？怎样在操作中提高服务满意度？
3. 偏瘫老年人更换衣裤的原则是什么？
4. 为老年人梳头时，遇头发打结不易梳理，应该用何种溶液湿润后再梳理？
5. 生活中应该怎样对有可能发生口腔问题的老年人做口腔健康知识普及？
6. 给昏迷老年人做口腔清洁时需要注意哪些问题？

任务六 睡眠照护技术

任务情境

张爷爷，70岁，既往有肝癌病史，一个月前诉肝区疼痛，在医生的指导下，进行了相关治疗。近几天来，张爷爷睡眠质量较差，夜间难以入睡，入睡后容易惊醒，醒后更难入睡，并且白天易感到疲乏，烦躁。

任务：张爷爷可能存在什么问题？照护员应该如何处理？

任务目标

1. 能说出睡眠的发生机制、老年人睡眠的评估方法。
2. 能快速识别各种睡眠障碍的表现。
3. 能对睡眠障碍老年人提供恰当的照护技术。
4. 能树立“以老年人为中心”的照护理念。

任务描述

睡眠是各种休息形式中最重要、最自然的方式。睡眠是周期发生的知觉的特殊状态，由不同时相组成，对周围环境可以相对地不做出反应。一个健康老年人每晚睡眠平均时数为 7.6 h。老年人的睡眠特点为早睡、早醒，伴夜间醒觉；夜间睡眠减少，白天瞌睡增多。睡眠对维持老年人的健康具有十分重要的意义。

睡眠障碍是指睡眠量异常以及睡眠中出现异常行为的表现，也是睡眠和觉醒正常节律性交替紊乱的表现。睡眠障碍包括影响入睡和保持正常睡眠能力的障碍，如睡眠减少或睡眠过多，以及异常的睡眠相关行为。睡眠障碍会导致大脑功能紊乱，对身体造成多种危害，严重影响身心健康，常出现头晕、头痛、心慌、烦躁等现象，还可能导致反应迟缓、记忆力减退、免疫力下降、易衰老等，从而诱发多种疾病，如心血管疾病、糖尿病、肿瘤等。睡眠对于维持人类的健康，促进疾病的康复具有十分重要的意义。

睡眠障碍在老年人中较为常见，睡眠障碍使老年人的精神状况及生活质量下降，有研究表明，睡眠障碍与衰弱有关。因此，照护员应详细评估老年人的睡眠情况并予以记录，协助查找影响老年人睡眠障碍的原因，及时给予照护，提高老年人的睡眠质量。严重睡眠障碍的老年人应通知医务人员，进行相应的医疗干预，促进老年人的睡眠。

一、老年人睡眠障碍的表现

（一）失眠

失眠是睡眠失调中最常见的一种，是指尽管有合适的睡眠机会和睡眠环境，依然对睡眠时间和（或）质量感到不满足，并且影响日间社会功能的一种主观体验。主要症状表现为入睡困难（入睡潜伏期超过 30 min）、睡眠维持障碍（整夜觉醒次数≥ 2 次）、早醒、睡眠质量下降和总睡眠时间减少（<6.5 h），同时伴有日间功能障碍。失眠引起的日间功能障碍主要包括疲劳、情绪低落或激惹、躯体不适、认知障碍等。

失眠根据病程分为：短期失眠（病程 <3 个月）和慢性失眠（病程≥ 3 个月）。有些患者失眠症状反复出现，应按照每次出现失眠持续的时间来判定是否属于慢性失眠。依据有无诱发因素分为原发性失眠和继发性失眠。原发性失眠是一种慢性综合征。继发性失眠常因精神紧张或用脑过度、环境不适、身体障碍等引起，表现为深睡眠减少，即不仅睡眠时相减少，且有质的变化，因此，即使入睡，醒后仍感疲乏并伴有沮丧和忧虑。

（二）发作性睡眠

发作性睡眠是一种特殊的睡眠失调，较为少见。特点是控制不住地短时间嗜睡，患者表现为日间过度想睡，且有不能控制的、短暂的突发性睡眠，而夜间入睡困难。老年人通常在情绪急剧变化时发生猝倒，表现为肢体肌肉张力突然消失，倒地便睡。发作性睡眠的人中约有 70% 会出现猝倒现象，导致严重的跌伤。约有 25% 在发作性睡眠时出现生动的、充满色彩的幻听幻觉。发作过后，患者常感到精力得到恢复。

（三）睡眠过度

睡眠过度突出的症状是过度睡眠，这种睡眠一般较长，可持续几小时到几天，难以唤醒及处在混乱状态。头部受伤、脑血管病变和脑瘤老年人常可出现睡眠过度，也可见于心理失调（如忧郁）的老年人，此时睡眠可以逃避日常生活的压力。

（四）睡眠呼吸暂停

睡眠呼吸暂停（obstructive sleep apnea，OSA）是一种在睡眠期间发生自我抑制、没有呼吸的现象，指睡眠中呼吸暂停或呼吸变浅，持续 10 s ~ 2 min，发生频率为 10 ~ 100 次 / h 不等，可分为中枢性和阻塞性睡眠呼吸暂停两种类型。中枢性睡眠呼吸暂停是由中枢神经系统功能不良造成的，见于颅脑损伤、药物中毒等；阻塞性睡眠呼吸暂停则出现在严重的、频繁的、用力的打鼾或喘息之后，由上呼吸道阻塞性病变引起。

二、老年人睡眠障碍的评估

（一）老年人睡眠障碍原因的评估

睡眠障碍可由多种因素引起，老年人睡眠障碍常见原因包括环境因素、生理因素、心理因素、病理因素等。

1. 环境因素

老年人生活环境的改变，如老年人的卧室、卧具发生变化，对新环境感到陌生，导致适应性下降而紧张度增加，产生焦虑和不安，都会影响老年人睡眠。入住养老机构的老年人，两人或多人同居一室互相干扰，也会造成老年人睡眠障碍。

2. 生理因素

（1）年龄：老年人随年龄增长，动脉硬化，血液黏稠，脑部血流减少；脑部营养不足容易引起脑代谢控制失调，也会引起睡眠障碍。

（2）疲劳：适度的疲劳有助于入睡，但过度疲劳反而难以入睡。

3. 心理因素

老年人爱操心，如操心子女生活等，容易导致紧张焦虑、难以入睡、睡眠中多梦、睡眠质量差。特别是遇重大压力使精神负荷增大，老年人更难以安睡。

4. 病理因素

老年人因患病致被迫体位，不能自理的老年人未能按时翻身，使老年人长时间处于一种卧姿，易造成肌肉疲劳，难以入眠。患有糖尿病、尿道炎及前列腺疾病的患者，由于膀胱肌肉张力减弱，夜尿增多，也会影响睡眠质量。老年人患病时，留置输液导管、各种引流管造成牵拉不适。疼痛是最不愉快的感受，显著影响睡眠，因此，老年人出现诊断明确的疾病性疼痛时，应遵医嘱给予止痛药。此外，患精神分裂症、强迫症等精神疾病的老年人，常常处于过度觉醒状态。

5. 其他

（1）食物影响：一些食物的摄入会改变睡眠状况。如肉类、乳制品和豆类中含有较多L- 色氨酸，这种物质能缩短老年人入睡时间，促进入睡，被认为是一种天然的催眠剂，因此睡前喝热牛奶或豆浆有助于老年人睡眠。如果睡前饮茶或喝咖啡，则会使老年人兴奋，干扰睡眠，故对于睡眠状态不好的老年人，应限制其在睡前 4 ~ 5 h 摄入兴奋性饮料。

（2）药物影响：如抗抑郁药、糖皮质激素等具有调节神经系统兴奋性的作用，会影响睡眠；老年人因长期服用安眠药，导致其对药物产生依赖，停药后睡眠障碍将更加严重。

（3）睡前习惯：一些人喜欢在睡前洗热水澡、喝杯牛奶、阅读报纸、听音乐等，如果这些习惯被改变，可能会出现睡眠障碍。

（二）老年人睡眠障碍的评估方法

在康复治疗师的指导下利用相关量表和方法进行睡眠障碍的评估，常采用的方法有匹兹堡睡眠质量指数（Pittsburgh sleep quaility index，PSQI）、阿森斯失眠量表（Athens insomnia scale，AIS）、艾普沃斯嗜睡量表（Epworth sleepiness scale，ESS）和睡眠日记等。

1. 匹兹堡睡眠质量指数

匹兹堡睡眠质量指数目前广泛应用于睡眠质量评估，共包括 24 个问题，其中 19 个为自评题目，5 个为他评题目，他评题目不计入总分。自评题目中前 4 题是开放式问题，其余针对主观睡眠质量、睡眠潜伏时间、总睡眠时间、睡眠效率、睡眠紊乱、用药和日间功能情况等 7 类指标进行评分。具体评定内容见图 1–6–1、表 1–6–1。

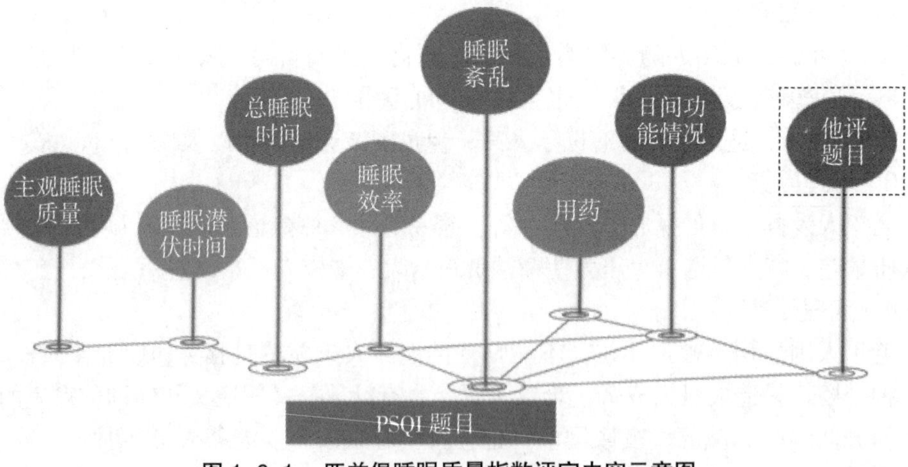

图 1–6–1　匹兹堡睡眠质量指数评定内容示意图

表 1-6-1 匹兹堡睡眠质量指数自评内容

<table>
<tr><th>项目</th><th colspan="2">内容</th></tr>
<tr><td colspan="3">一、请根据您近一周情况，回答下列问题</td></tr>
<tr><td>1</td><td colspan="2">近一周，晚上睡觉通常是________点</td></tr>
<tr><td>2</td><td colspan="2">近一周，每晚入睡通常需________min</td></tr>
<tr><td>3</td><td colspan="2">近一周，通常早上________点起床</td></tr>
<tr><td>4</td><td colspan="2">近一周，每夜实际睡眠通常为________h（不等于卧床时间）</td></tr>
<tr><td colspan="3">二、请用数字在下面每个问题后面的括号内写出最合适答案的序号</td></tr>
<tr><td rowspan="11">5</td><td colspan="2">近一周，是否因下列情况影响睡眠而烦恼？如有，请说明情况</td></tr>
<tr><td>a. 入睡困难 (30 min 内不能入睡)（ ）</td><td>①没有 ②＜ 1 次 / 周 ③ 1~2 次 / 周 ④≥ 3 次 / 周</td></tr>
<tr><td>b. 夜间易醒或早醒（ ）</td><td>①没有 ②＜ 1 次 / 周 ③ 1~2 次 / 周 ④≥ 3 次 / 周</td></tr>
<tr><td>c. 夜间去厕所（ ）</td><td>①没有 ②＜ 1 次 / 周 ③ 1~2 次 / 周 ④≥ 3 次 / 周</td></tr>
<tr><td>d. 呼吸不畅（ ）</td><td>①没有 ②＜ 1 次 / 周 ③ 1~2 次 / 周 ④≥ 3 次 / 周</td></tr>
<tr><td>e. 咳嗽或鼾声高（ ）</td><td>①没有 ②＜ 1 次 / 周 ③ 1~2 次 / 周 ④≥ 3 次 / 周</td></tr>
<tr><td>f. 感觉冷（ ）</td><td>①没有 ②＜ 1 次 / 周 ③ 1~2 次 / 周 ④≥ 3 次 / 周</td></tr>
<tr><td>g. 感觉热（ ）</td><td>①没有 ②＜ 1 次 / 周 ③ 1~2 次 / 周 ④≥ 3 次 / 周</td></tr>
<tr><td>h. 做恶梦（ ）</td><td>①没有 ②＜ 1 次 / 周 ③ 1~2 次 / 周 ④≥ 3 次 / 周</td></tr>
<tr><td>i. 疼痛不适（ ）</td><td>①没有 ②＜ 1 次 / 周 ③ 1~2 次 / 周 ④≥ 3 次 / 周</td></tr>
<tr><td>j. 其他影响睡眠的事情（ ）</td><td>①没有 ②＜ 1 次 / 周 ③ 1~2 次 / 周 ④≥ 3 次 / 周</td></tr>
<tr><td>6</td><td>近一周，您用催眠药的情况（ ）</td><td>①很好 ②较好 ③较差 ④很差</td></tr>
<tr><td>7</td><td>近一周，您常感觉到困倦吗？（ ）</td><td>①没有 ②＜ 1 次 / 周 ③ 1~2 次 / 周 ④≥ 3 次 / 周</td></tr>
<tr><td>8</td><td>近一周，您做事情精力不足吗？（ ）</td><td>①没有 ②＜ 1 次 / 周 ③ 1~2 次 / 周 ④≥ 3 次 / 周</td></tr>
<tr><td>9</td><td>近一周，总的来说，您认为自己的睡眠（ ）</td><td>①很好 ②较好 ③较差 ④很差</td></tr>
</table>

注：该表每题的评分范围为 0 ~ 3 分，总分在 0 ~ 21 分之间。得分越高，说明睡眠质量越差。总分≤ 7 分，代表睡眠质量尚可；总分＞ 7 分，代表存在睡眠质量问题。PSQI 适用于评价近 1 个月的睡眠质量。

2. 阿森斯失眠量表

阿森斯失眠量表是根据国际疾病分类（international classification of diseases，ICD）-10 标准进行编制的，用于评定失眠的严重程度。AIS 共 8 个条目，前 5 个条目评估睡眠的质和量，后 3 个条目评估失眠个体的日常生活情况。AIS 采用 0 ~ 3 级评分，评定时间为 1 个月。具体评定内容见表 1-6-2。

表 1-6-2 阿森斯失眠量表评定内容

项目	内容	
1	入睡时间（关灯后到睡着的时间）	0 没问题 ；1 轻微延迟； 2 显著延迟； 3 延迟严重或没有睡觉
2	夜间苏醒	0 没问题； 1 轻微影响； 2 显著影响； 3 严重影响或没有睡觉
3	比期望的时间早醒	0 没问题； 1 轻微提早； 2 显著提早； 3 严重提早或没有睡觉
4	总睡眠时间	0 足够； 1 轻微不足； 2 显著不足； 3 严重不足或没有睡觉
5	总睡眠质量（无论睡多长）	0 满意； 1 轻微不满； 2 显著不满； 3 严重不满或没有睡觉
6	白天情绪	0 正常； 1 轻微低落； 2 显著低落； 3 严重低落
7	白天身体功能(体力或精神，如记忆力、认知力和注意力等）	0 足够； 1 轻微影响； 2 显著影响； 3 严重影响
8	白天思睡	0 无思睡； 1 轻微思睡； 2 显著思睡； 3 严重思睡

注：该量表每个条目从无到严重分为 0、1、2、3 四级评分，总分范围为 0 ~ 24 分。总分＜ 4 分，无睡眠障碍；总分 =6 分，可疑失眠；总分＞ 6 分，失眠。

3. 睡眠日记

睡眠日记是国际公认的辅助检查睡眠的方法。由患者本人或家人协助完成为期 2 周的睡眠日记，记录每日上床时间，估计睡眠潜伏期，记录夜间觉醒次数以及每次觉醒的时间，记录从上床开始到起床之间的总卧床时间，根据早晨觉醒时间估计实际睡眠时间，计算睡眠效率［(实际睡眠时间 / 卧床时间) × 100%］，记录夜间异常症状 (异常呼吸、行为和运动等)，记录日间精力与社会功能受影响程度的自我体验，记录午休情况、日间用药和饮料品种。睡眠日记可以用来评估睡眠质量和情况，同时也是治疗方法。通过睡眠日记可以全面、客观地了解自己的睡眠情况，还可以消除或减轻自己对睡眠障碍的担忧和恐惧，并有助于纠正自己对睡眠的错误认知，养成良好的睡眠卫生习惯。具体评定内容见表 1-6-3。

表 1-6-3 睡眠日记

内容	周一	周二	周三	周四	周五	周六	周日
昨晚关灯上床的时间							
睡着所需时间							
中间醒了几次							
早上醒来时间							
早上起床时间							
昨晚一共睡了几个小时							
昨晚在床上躺了几小时							
睡眠效率（前两者相除）							
起床后感觉（轻松、一般、解乏）							
做梦次数							
梦的大致性质（正 / 中 / 负）							
睡眠质量评分（1 分为差，5 分为一般，10 分为优）							
昨晚是以什么姿势入睡的（仰卧、俯卧、左侧卧、右侧卧）							
今早是以什么姿势醒来的（仰卧、俯卧、左侧卧、右侧卧）							

注：早上起床 2 h 内填写。

三、老年人睡眠障碍的观察

（1）一般睡眠状况：入睡时间、觉醒时间与次数、总睡眠时间、睡眠质量等。

（2）异常睡眠情况：入睡困难、不能维持睡眠、昼夜颠倒现象、睡眠呼吸暂停、夜间阵发性呼吸困难、嗜睡等。

（3）异常睡眠记录内容：包括床号、姓名、睡眠一般情况、老年人主诉、异常睡眠的表现，是否采取促进睡眠的措施等。

四、老年人睡眠障碍异常状况的识别

主动倾听老年人的主诉，设法解除和控制老年人身体不适，如出现头晕头痛、呼吸困难、胸闷、剧烈疼痛等无法解决的情况时，应及时报告医生或护士，并做好记录。记录内容包括时间、睡眠障碍表现、处理措施和处理结果等。

五、老年人睡眠障碍的照护

睡眠障碍会干扰老年人生活，使其生活质量下降，除疾病原因需积极医治原发病外，还应做好老年人睡眠方面的指导，使老年人养成良好的睡眠习惯，改善睡眠状况。

（一）安置舒适的睡眠环境

保持老年人卧室清洁，根据老年人习惯调整好卧室的温度、湿度、光线、音响及通风，远离噪声、避开光线刺激等。

（二）提升老年人舒适度，促进睡眠

（1）睡前洗漱，排空大小便，穿着宽松睡衣。

（2）协助老年人创造有利于睡眠的条件反射机制。如睡前 0.5 h 洗热水澡、泡脚、听节奏缓慢的音乐、喝杯牛奶等。

（3）为老年人选择合适的寝具。如：床要软硬合适，枕头应高低合适、软硬适中。枕头的高度可随老年人习惯适当调整，但不宜太高，通常为 6 ~ 9 cm，侧卧时应与肩宽相同，防止头颈上下偏移，影响睡眠。

（4）身体存在疼痛或不适的老年人，应遵医嘱给予镇痛药物，减轻不适等症状。

（三）指导老年人养成良好的睡眠习惯

（1）按时起床就寝，午睡时长宜 30 ~ 60 min。

（2）按时进食，不宜过饱。晚餐后或睡前不食用和不饮用对中枢神经系统有兴奋作用的食物、饮料，并且减少饮水量。

（3）入睡前避免阅读刺激性的书报、杂志。避免看情节刺激、激烈的电视节目，不要在床上读书、看报、看电视，睡前可做身体放松活动如按摩、推拿、气功、静坐等。

（四）心理照护

照护员应耐心倾听老年人的主诉，并且设法解决老年人的烦恼、痛苦，增强老年人的自信心，提高睡眠的质量。对于失眠较严重的老年人，适时给予指导、安慰，减轻其压力，稳定其情绪，并通过各种照护措施帮助老年人摆脱失眠的困扰。

任务实施

表 1-6-4 睡眠照护操作

项目	操作步骤	操作程序	注意事项
操作前	评估与准备	（1）评估老年人：意识状态、生活自理能力及身体状况，睡眠情况，并了解睡眠障碍原因。	—

（续上表）

项目	操作步骤	操作程序	注意事项
操作前		（2）评估环境：安全、清洁、安静、舒适、光线充足、适合操作。 （3）照护员准备：着装整洁，修剪指甲	
操作中	1. 协助睡眠	（1）拉好窗帘，关闭门窗、电视，调节好温湿度。 （2）查找睡眠障碍的原因并进行干预。 （3）协助老年人脱去衣裤，并盖好盖被；夜间温度下降老年人觉醒时，为老年人增盖毛毯。	（1）夜间温度下降，老年人觉醒时，主动为老年人增添毛毯。 （2）若发现老年人出现特殊睡眠障碍，应及时通知医务人员。 （3）夜间查房注意关门轻、走路轻，避免影响老年人睡眠。 （4）对于身体状况欠佳的老年人应加强巡视
	2. 观察睡眠	（4）定时巡视，观察老年人睡眠状况；加强夜间查房。 （5）观察内容：①一般睡眠状况，入睡时间、觉醒时间及次数、总睡眠时间、每次睡眠时间等；②异常睡眠状况，入睡困难、不能维持睡眠、昼夜颠倒现象、睡眠呼吸暂停、夜间阵发性呼吸困难、嗜睡等	
操作后	宣教	（1）按时起床就寝，午睡宜 30 ~ 60 min。 （2）按时进食，晚餐不宜过饱。晚餐后或睡前不食用和不饮用对中枢神经系统有兴奋作用的食物、饮料，并且减少饮水量。 （3）入睡前避免阅读刺激性的书报、杂志	

知识链接

睡眠障碍的中医治疗方法

中医治疗睡眠障碍为整体治疗，需要辨证论治，可以采用以下方法进行治疗。

1. 通过穴位按摩、穴位贴敷、针灸、艾灸进行针对性治疗。

2. 采用针推、艾灸、音乐疗法、心理咨询、中药等中医方法调整老年人心理因素。

3. 部分睡眠障碍由饮食不节导致，会出现脾胃不和的表现，因此在调整饮食的同时可以采用中医中药方法来进行消食、健脾。

4. 部分睡眠障碍患者有瘀血、水钠潴留、心脑血管问题或者高血压、糖尿病、慢性病等，可以进行相应的对症处理，比如活血化瘀、去除体内水肿等。

同步练习

1. 老年人，女，68 岁，主诉入睡困难、睡眠质量不良，以下能促进其睡眠的饮品是（　　）。

A. 浓茶　　B. 酒　　C. 咖啡

D. 牛奶　　E. 可乐

2. 关于老年人睡眠的护理，以下描述不恰当的是（　　）。

A. 避免睡前过度兴奋

B. 午睡宜 90 min

C. 睡前热水泡脚

D. 睡前勿进食

E. 睡前一杯水可预防脑血栓

3. 老年人，女，68 岁，半年前女儿因病去世，主诉入睡困难，睡眠质量差。针对该老年人，最关键的措施是（　　）。

A. 创造良好的睡眠环境

B. 建立良好的睡眠习惯

C. 减轻心理压力

D. 保持身体舒适

E. 合理安排作息时间

4. 老年人，男，66 岁。照护员观察老年人的睡眠情况，以下不属于睡眠相关表现的是（　　）。

A. 血压下降

B. 瞳孔散大

C. 心率减慢

D. 尿量减少

E. 呼吸减慢

5. 陈奶奶，67 岁，3 个月前因丈夫因病去世，陈奶奶近期睡眠质量较差，难以入睡，常被惊醒，醒后难以入睡。白天陈奶奶感到头晕、疲乏，出现急躁易怒的症状。你觉得陈奶奶可能发生了（　　）。

A. 睡眠过度

B. 发作性睡眠

C. 睡眠呼吸暂停

D. 失眠

E. 睡行症

思考实践

1. 老年人常见的睡眠障碍表现是什么？
2. 如何正确评估老年人的睡眠情况？
3. 老年人睡眠障碍的照护措施有哪些？
4. 如何指导老年人养成良好的睡眠习惯？

拓展阅读

袁隆平（1930 年 9 月 7 日—2021 年 5 月 22 日），男，汉族，生于北京，无党派人士，江西省九江市德安县人。享誉海内外的著名农业科学家，中国杂交水稻事业的开创者和领导者，中国共产党的亲密朋友，无党派人士的杰出代表，“共和国勋章”获得者，湖南省政协原副主席，国家杂交水稻工程技术研究中心原主任，中国工程院院士，被誉为“杂交水稻之父”。

袁隆平一生致力于杂交水稻技术的研究、应用与推广，发明“三系法”籼型杂交水稻，成功研究出“两系法”杂交水稻，创建了超级杂交稻技术体系。

袁隆平从事杂交水稻研究已经半个世纪了，不畏艰难，甘于奉献，呕心沥血，苦苦追求，为解决中国人的吃饭问题做出了重大贡献。

袁隆平热爱祖国、一心为民、造福人类的崇高品德，与中国共产党肝胆相照、同心同德的思想风范，与时俱进、勇攀高峰的创新精神，不畏艰险、执着追求的坚强意志，严以律己、淡泊名利的高尚情操，是当代中国人学习的楷模，更是新世纪呼唤的时代精神。

同学们在进行生活照护的过程中，应学习袁老先生的“不畏艰难，甘于奉献”的精神，秉承“谦虚谨慎”的态度，扎实学好专业知识，通过自己的照护，让每一位老年人都能得到良好的生活照护。

项目二 老年人常用基础照护技术

项目概述

伴随老龄程度的加深，老年人常受到一种或多种疾病的困扰，导致了日常生活舒适度的降低。因此，需要照护员运用照护技术来指导和帮助老年人完成疾病常见伴随症状的防护与管理，促进老年人的康复，实现健康老龄化。

本项目重点学习生命体征测量、冷热疗、转移、感染防护、压力性损伤、引流管、伤口、造口、用药等 9 个老年人常用基础照护技术，共 46 学时。

学习目标

知识目标	1. 熟知老年人生命体征测量、冷热疗、转移、感染防护、压力性损伤、引流管、伤口、造口、用药的相关照护知识。 2. 能叙述生命体征测量、冷热疗、转移、感染防护、压力性损伤、引流管、伤口、造口、用药等相关照护对老年人的重要性。 3. 能说出老年人生命体征测量、冷热疗、转移、感染防护、压力性损伤、引流管、伤口、造口、用药等相关照护的操作要点
能力目标	1. 能正确完成生命体征测量照护。 2. 能正确完成冷热疗照护。 3. 能正确完成转移照护。 4. 能正确完成感染防护照护。 5. 能正确完成压力性损伤照护。 6. 能正确完成引流管照护。 7. 能正确完成伤口照护。

（续上表）

	8. 能正确完成造口照护。 9. 能正确完成老年人用药照护
素养目标	1. 具有发现问题、分析问题和解决问题的能力。 2. 具有慎独修养和爱伤观念。 3. 具有高度的责任心、爱心、耐心及奉献精神。 4. 具有良好的沟通技巧

任务一 生命体征测量照护技术

任务情境

王奶奶，75岁，丧偶，退休前是中学教师。王奶奶患有高血压、高血脂10余年，长期服用降压、降脂药物。3个月前罹患脑卒中，经过治疗康复后现仍遗留肢体功能障碍，表现为左侧肢体偏瘫，不能自行行走，生活不能完全自理。由于儿女工作较忙，王奶奶决定到养老院养老，某养老机构已经同意接收王奶奶入住。今天上午，王奶奶及其女儿到机构办理入住手续。

任务：请接收王奶奶入住的照护员为王奶奶测量生命体征。

任务目标

1. 能说出生命体征包含的内容并规范测量。
2. 能识别生命体征异常的表现。
3. 能对生命体征异常的情况进行正确规范的处理。
4. 能通过观察生命体征的变化，了解老年人的身心健康状况。

任务描述

生命体征是用来判断老年人的病情轻重和危急程度的指征，主要包括体温、脉搏、呼吸和血压。它们是维持机体正常活动的支柱，缺一不可。无论哪项异常都会导致严重或致命的疾病。同时，某些疾病也可导致这四大体征的变化或恶化。由此，医生可依据危急值报告向其家属发病危通知。生命体征是标志生命活动存在与质量的重要征象，是评估身体的重要项目之一。

一、体温

（一）体温的产生

体温是物质代谢的产物，是人体新陈代谢和骨骼肌运动过程中不断产生热能的结果。保持相对恒定的体温，是保证机体新陈代谢和生命活动正常的重要条件。

（二）体温的生理调节

正常人的体温是相对恒定的，它通过大脑与丘脑下部的体温调节中枢的调节和神经体液的作用，使产热和散热保持动态平衡。

（三）正常体温

所谓正常体温不是一个具体的温度点，而是一个范围。临床上通常以口腔、直肠和腋窝的温度为标准，其中直肠温度最接近人体深部的体温，但临床测量口腔、腋下温度更为常见。正常值：口腔舌下温度 37.0 ℃（范围在 36.0 ~ 37.2 ℃），直肠温度 37.5 ℃（范围在 36.5 ~ 37.7 ℃），腋下温度 36.5 ℃（范围在 36.0 ~ 37.0 ℃）。

（四）体温的生理性变化

体温虽然保持相对恒定，但并不是固定不变的，可随年龄、性别、昼夜、运动和情绪等因素的变化而有所波动，但这种波动很小，常在正常范围内。不同年龄由于基础代谢水平不同，体温也不同。老年人由于基础代谢率低，故体温偏低。女性一般较男性稍高。女性在月经前期和妊娠早期，体温可轻度升高，而排卵期较低，这主要与孕激素分泌的周期性变化有关。体温随昼夜变化出现有规律的波动，一般清晨 2—6 时体温最低，下午 2—8 时体温最高，但变化范围不大，约在 0.5 ~ 1.0 ℃。情绪激动、精神紧张、进食等均可使体温略有升高，而安静、睡眠、饥饿等可使体温略有下降。

（五）异常体温

1. 异常体温的评估

（1）体温过高。体温过高称为发热。根据引起发热的原因可分为感染性发热和非感染性发热，其中感染性发热临床上最常见。

①发热程度。发热程度以口腔温度为标准可划分为 4 种。低热：体温 37.3 ~ 38.0 ℃；中等度热：体温 38.1 ~ 39.0 ℃；高热：体温 39.1 ~ 41.0 ℃；超高热：体温在 41.0 ℃以上。

②发热临床过程。发热临床过程可分为以下 3 个阶段。体温上升期：表现为畏寒、无汗、皮肤苍白，有时伴有寒战；高热持续期：表现为颜面潮红，皮肤灼热，口唇干

燥，呼吸深快，脉搏加快，尿量减少。此期可持续数小时、数天甚至数周，因疾病及治疗效果而异；退热期：表现为大量出汗，皮肤温度下降。退热的方式有骤退和渐退。

（2）体温过低。体温在 35.0 ℃以下，称体温过低，常见于早产儿及全身衰竭的危重老年人。前者因体温调节中枢尚未发育完善，对外界温度变化不能自行调节；后者则由于末梢循环不良，特别是当环境温度较低、保暖措施不当时，机体散热大于产热导致体温下降。

2. 异常体温的照护

（1）发热照护。针对体温过高的不同表现可分别采取物理降温、保暖、补充营养和水分、口腔照护、皮肤清洁、健康教育和病情观察等合理有效的照护。

（2）体温过低照护。体温过低时，常出现躁动、嗜睡，甚至昏迷、心跳呼吸减慢、血压降低、轻度颤抖、皮肤苍白、四肢冰冷等现象。若发现上述情况，应及时报告医生，积极采取保暖、提高室温、观察病情、配合抢救等措施。

二、脉搏

（一）脉搏的概念

随着心脏的节律性收缩和舒张，动脉管壁相应地出现扩张和回缩，动脉这种有节律的搏动称为脉搏。

（二）正常脉搏

1. 脉率

即每分钟脉搏搏动的次数。在安静状态下，正常成人的脉率为 60 ~ 100 次 / min。在正常情况下，脉率与心率是一致的，如脉率微弱难以测得，应测心率。

2. 脉律

脉律是指脉搏的节律性。正常脉搏的节律均匀、规则，间隔时间相等，在一定程度上反映了心脏的功能。

3. 脉搏的强弱

正常情况下脉搏强弱一致。脉搏的强弱取决于心排出量、动脉的充盈程度、动脉管壁的弹性和脉压大小。

4. 动脉管壁的弹性

正常的动脉管壁光滑、柔软，有一定的弹性。

（三）脉搏的生理性变化

脉搏可随年龄、性别、情绪、运动等因素而变动。老年人脉搏比成人稍慢；运动、情绪变化时可暂时增快；休息、睡眠时较慢。

（四）异常脉搏

1. 异常脉搏的评估

（1）频率异常。

①速脉：在安静状态下，成人脉率超过 100 次 / min，称为速脉。

②缓脉：在安静状态下，成人脉率低于 60 次 / min，称为缓脉。

（2）节律异常。脉搏出现节律不均匀、不规则、间隔时间不等的变化。

①间歇脉：在一系列正常均匀的脉搏中，出现一次提前而较弱的搏动，其后有一较正常延长的间歇（即代偿性间歇），亦称过早搏动或期前收缩。

②二联律、三联律：每隔一次正常搏动出现一次期前收缩，称二联律。每隔两次正常搏动出现一次期前收缩，称三联律。

③脉搏短绌：也称为“绌脉”。是指在同一单位时间内，脉率少于心率。

（3）强弱异常。

①洪脉：当心排出量增加，动脉充盈度和脉压较大时，脉搏强大有力，称洪脉。

②丝脉：又称细脉。当心排出量减少，动脉充盈度降低，脉搏细弱无力时，扪之如细丝，称丝脉。

（4）动脉管壁弹性的异常。

动脉硬化时，管壁变硬，失去弹性，且呈迂曲状或条索状，触诊如同按在琴弦上。

2. 异常脉搏的照护

当照护员测量老年人脉搏发现异常时，应注意相关症状的观察，并协助进行相关检查。遵医嘱给药，观察药物疗效及不良反应，并做好用药指导。

三、呼吸

（一）呼吸的概念

机体在新陈代谢过程中，需要不断地从外界吸取氧气，并将二氧化碳排出体外，这种机体和环境之间的气体交换，称为呼吸。

（二）正常呼吸

在安静状态下，正常成人的呼吸频率为 16 ~ 20 次 / min，老年人呼吸频率稍快，为 16 ~ 24 次 / min，正常呼吸表现为节律规则，均匀无声，不费力。正常呼吸的频率和深浅度可因年龄、性别、运动、情绪等因素的影响而发生改变。一般年龄越小，呼吸频率越快，老年人稍慢；同年龄的女性较男性呼吸频率稍快；劳动或情绪激动时呼吸增快；休息和睡眠时呼吸频率减慢。另外，呼吸的频率和深浅度还可受意识控制。

（三）异常呼吸

1. 异常呼吸的评估

（1）频率异常。

①呼吸增快：在安静状态下，成人呼吸频率超过 24 次 / min，称呼吸增快或气促；老

年人若呼吸超过 25 次 /min，可能是下呼吸道感染、充血性心力衰竭或其他病变的信号。

②呼吸缓慢：在安静状态下，成人呼吸频率少于 10 次 / min，称呼吸缓慢。

（2）节律异常。

①潮式呼吸：又称陈 – 施呼吸，是一种周期性的呼吸异常。特点表现为开始呼吸浅慢，以后逐渐加深加快，达高潮后，又逐渐变浅变慢，然后呼吸暂停 5 ~ 30 s 后，再重复出现以上的呼吸，如此周而复始；其呼吸形态呈潮水涨落样，故称潮式呼吸。

②间断呼吸：又称毕奥呼吸，表现为呼吸和呼吸暂停现象交替出现。特点为有规律地呼吸几次后，突然暂停呼吸，间隔时间长短不同，随后又开始呼吸；如此反复交替出现。

（3）深浅度异常。

深度呼吸：又称库斯莫呼吸，是一种深而规则的大呼吸。

（4）音响异常。

①蝉鸣样呼吸：吸气时有一种高音调的音响，声音似蝉鸣，称为蝉鸣样呼吸。

②鼾声呼吸：是指呼气时发出粗糙鼾声的呼吸。

（5）呼吸困难。

①吸气性呼吸困难：老年人吸气费力，吸气时间显著长于呼气时间，辅助呼吸肌收缩增强，出现明显三凹征（胸骨上窝、锁骨上窝、肋间隙或腹上角凹陷）。

②呼气性呼吸困难：老年人呼气费力，呼气时间显著长于吸气时间。

③混合性呼吸困难：老年人吸气和呼气均感费力，呼吸的频率加快而表浅。

2. 异常呼吸的照护

发现异常呼吸时，照护员应注意密切观察老年人呼吸及相关症状、体征的变化。及时清除老年人呼吸道分泌物，保持呼吸道的通畅。酌情给予氧气吸入，有针对性地做好老年人的心理照护，消除恐惧与不安，使老年人情绪稳定，有安全感。

四、血压

（一）血压的概念

指在血管内流动的血液对血管壁的侧压力。一般临床上所谓的血压是指动脉血压。

（二）血压正常值

血压一般以肱动脉血压为标准。收缩压是指当心室收缩时，血液对动脉管壁的侧压力最高，称为收缩压；舒张压是指当心室舒张时，动脉管壁弹性回缩，血液对动脉管壁的侧压力降至最低，称为舒张压；收缩压与舒张压之差称为脉压。正常成人收缩压为 90 ~ 139 mmHg（12 ~ 18.5 kPa），舒张压为 60 ~ 89 mmHg（8 ~ 11.8 kPa），脉压为 30 ~ 40 mmHg（4 ~ 5.3 kPa）。

（三）血压的生理性变化

1. 年龄

动脉血压随年龄的增长而逐渐增高，新生儿血压最低，儿童血压比成人低。

2. 性别

同龄女性血压比男性偏低，但更年期后，女性血压逐渐增高，与男性差别较小。

3. 昼夜和睡眠

一天中，清晨血压一般最低，傍晚血压最高，夜间睡眠血压降低，如过度劳累或睡眠不佳，血压稍有升高。

4. 环境

在寒冷刺激下，血压可略升高；在高温环境中，血压可略下降。

5. 部位

因左右肱动脉解剖位置的关系，一般右上肢血压高于左上肢。因股动脉的管径较肱动脉粗，血流量多，故下肢血压比上肢高。

6. 其他

紧张、恐惧、害怕、兴奋及疼痛等精神状态的改变，均可致血压升高。此外，吸烟、饮酒、盐摄入过多及药物等也会影响血压值。

（四）异常血压

1. 异常血压的评估

（1）高血压：成人收缩压≥ 140 mmHg（18.7 kPa）和（或）舒张压≥ 90 mmHg（12kPa），称为高血压。

（2）低血压：成人血压低于 90 / 60 ~ 50 mmHg（12/8 ~ 6.65 kPa）称为低血压。

2. 异常血压的照护

当发现老年人血压异常时，应保持镇静，与老年人基础血压对照后，给予解释、安慰。同时，注意密切观察血压及其他病情变化，血压过高时，嘱卧床休息，保持情绪稳定，及时报告医生处理；血压过低时，应迅速取平卧位，及时报告医生，做相应处理。

任务实施

评分标准

表 2-1-1 生命体征测量照护

项目	操作步骤	操作程序	注意事项
操作前	评估与准备	（1）照护员准备：着装整齐，洗净双手，修剪指甲。 （2）老年人准备：愿意配合操作。 （3）环境准备：清洁、安全，温湿度适宜。 （4）用物准备：血压计、秒表、记录单、笔、体温计	评估老人情况时勿采取大喊大叫等错误的不文明、不礼貌的方式

（续上表）

项目	操作步骤	操作程序	注意事项
操作中	1. 核对与解释、安置体位 2. 评估 3. 测量体温 4. 测量脉搏、呼吸	（1）核对老年人基本信息。 （2）向老年人解释操作目的、方法、注意事项，取得配合；安置老年人取坐位或卧位，确保安全、舒适。 （3）对老年人进行综合评估。 ①全身情况（如精神状态、饮食、二便、睡眠等）。 ②局部情况(如肌力、肢体活动度、皮肤情况等)。 ③特殊情况(避免喝热饮或冷饮、剧烈运动、情绪激动及热水浴，安静休息 30 min 以上)。 （4）体温测量。 ①水银体温计测量。 a. 检查体温计有无破损，水银柱甩到 35 ℃以下（见图 2–1–1）。 b. 协助解开老年人胸前衣扣，用毛巾或纸巾擦干腋窝下汗液，将体温计水银端放在老年人腋窝深处并贴紧，指导老年人屈臂过胸，必要时托扶老年人手臂，以免体温计脱落，测量时间为 10 min。 ②电子体温计测量。 a. 按测量键开机，显示屏亮后体温计进入待测状态。 b. 将体温计感应端对准老年人额头正中或手掌心，并保持垂直，注意测量部位不能有毛发遮挡，体温计感应端应距老年人额头 3~5 cm。 c. 测量 3 次，以出现最多的一组数据为准。 （5）老年人手臂伸展，放于舒适位置，照护者以食指、中指、无名指的指端按压在桡动脉处，按压力量适中，以清楚测得脉搏搏动为宜。测量时间为 30 s，乘以 2 所得数值为脉搏。同时照护者保持诊脉手势不变，眼睛观察老年人胸部或者腹部起伏（一起一伏为一次呼吸），时间为 30 s，乘以 2 所得数值为呼吸。若发现老年人脉搏短绌，应由 2 名照护员同时测量，一人听心率，另一人测脉率，听心率者发出“起”或“停”口令，计时 1 min。	（1）甩体温计时勿碰触他物防碎。 （2）告知老年人测量过程中如体温计脱落应保持原体位不变，及时通知照护者耐心寻找。 （3）根据老年人具体情况选择合适的测量体温的方法。 （4）勿用拇指诊脉，指端压力太大阻断动脉搏动，压力太小感觉不到脉搏。 （5）测量偏瘫老年人的脉搏时，应选择健侧肢体。 （6)呼吸受意识控制，故测量时要分散老年人注意力，使其呼吸状态自然，保证测量的准确性。

（续上表）

项目	操作步骤	操作程序	注意事项
操作中	5. 测量血压	（6）血压测量。 ①水银汞柱血压计测量。 a. 取舒适卧位，卷袖露臂，手掌向上，肘部伸直。 b. 打开血压计水银槽开关，缠袖带，袖带下缘距离肘窝 2 ~ 3 cm，松紧以容一指为宜，将听诊器胸件置于肱动脉搏动最明显处。 c. 一手固定听诊器，另一手关紧加压气球的阀门后，握住气球，均匀充气至肱动脉搏动音消失再升高 20 ~ 30 mmHg。 d. 放气时，以水银柱下降速度 4 mmHg/s 左右为宜，听诊器中出现第一声搏动音时水银柱所指刻度为收缩压，当搏动音突然变弱或消失时水银柱所指刻度即为舒张压。 ②电子血压计测量。 a. 取舒适卧位，卷袖露臂，手掌向上，肘部伸直。 b. 缠好袖带，松紧度适宜，保持血压计与上臂、心脏处于同一水平。 c. 嘱老年人放松，尽量不说话；按测量键开机，显示屏亮后进入测量状态。 d. 读取显示屏高压和低压数据。 （7）松开袖带。 （8）老年人衣袖复位。 （9）盖好被子，整理好床单位。 （10）进行保持生命体征平稳相关知识及注意事项说明	（7）血压计“0”点应与心脏、肱动脉在同一水平位上。坐位时肱动脉平第四肋软骨，仰卧位时肱动脉平腋中线水平。 （8）袖带松紧度以一横指为宜。 （9）避免听诊器胸件塞在袖带下，以免局部受压较大，听诊时出现干扰声音。 （10）眼睛视线保持与水银柱弯月面同一水平
操作后	1. 用物整理 2. 洗手记录	（1）整理用物，垃圾分类处理。 （2）协助老年人系好衣扣，整理床单位。 （3）洗净双手，及时记录	（1）物品及时清洁消毒。 （2）发现异常立即报告，以免延误病情

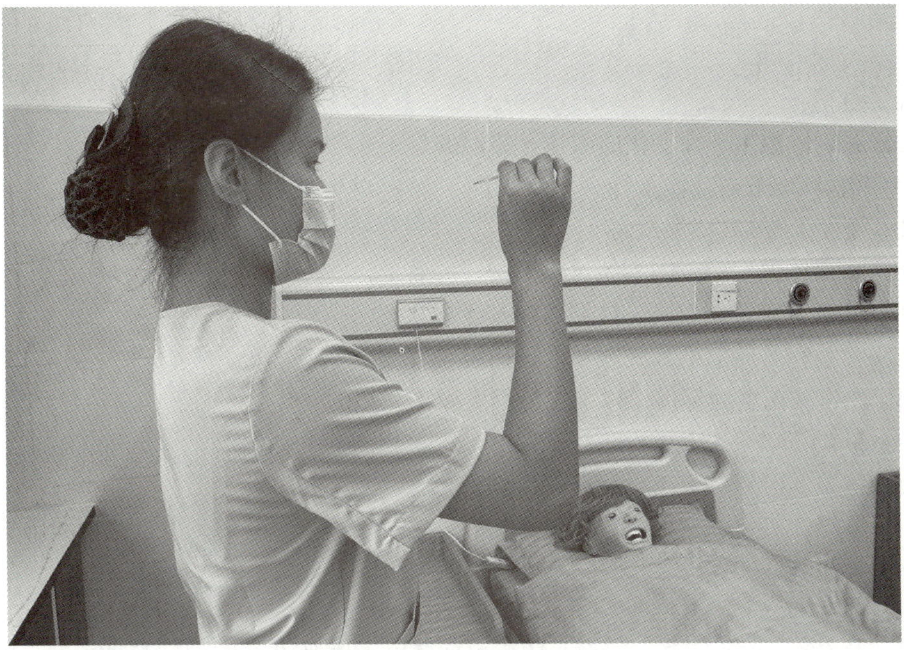

图 2-1-1 为老年人测量体温

知识链接

疼痛——人的第五大生命体征

世界卫生组织 (WHO) 和国际疼痛研究协会 (IASP) 给疼痛下的定义是："疼痛是组织损伤或潜在组织损伤所引起的不愉快感觉和情感体验。"疼痛既是机体对创伤或疾病的反应机制，也是疾病的症状。

在 1995 年，时任美国疼痛协会主席詹姆斯·坎贝尔（James Campbell）教授提出将疼痛列为第五大生命体征。2001 年亚太地区疼痛论坛提出"消除疼痛是患者的基本权利"。2002 年第 10 届 IASP 大会与会专家达成共识——慢性疼痛是一种疾病。需要强调的是，慢性疼痛是一种疾病不仅仅在于疼痛本身，更重要的是在慢性疼痛中，长期的疼痛刺激可以促使中枢神经系统发生病理性重构，使疼痛疾病的进展愈加难以控制。

同步练习

1．下列不属于生命体征的是（　　）。

A．体温

B．神志

C．血压

D．呼吸

E．脉搏

2．关于体温生理性变化的叙述，错误的是（　　）。

A．清晨2—6时体温最低

B．下午2—8时体温最高

C．昼夜体温变动范围不超过1 ℃

D．儿童基础代谢率高，体温可略高于成人

E．女性在月经前期和妊娠早期，体温可轻度降低

3．以口腔温度为标准，以下发热程度属于高热的是（　　）。

A．体温37.3～38.0 ℃

B．体温38.1～39.0 ℃

C．体温39.1～41.0 ℃

D．体温在41.0 ℃以上

E．体温36.5～37.3 ℃

4．王爷爷，75岁。3小时前受凉后出现高热，体温达40.5 ℃，面色潮红，皮肤灼热，无汗，呼吸、脉搏增快。王爷爷的临床表现属于发热过程中的（　　）。

A．低热上升期

B．高热上升期

C．高热持续期

D．中等度热上升期

E．过高热持续期

5．正常脉搏次数为（　　）。

A．60～100次/min

B．40～60次/min

C．60～90次/min

D．90～140次/min

E．90～120次/min

思考实践

1．什么是高血压？什么是低血压？正常血压受哪些因素影响？

2．照护员若发现老年人生命体征异常状况，应该如何进行安全有效应对？

3．照护员应该如何照护高热的老年人？

任务二 冷热疗照护技术

冷热疗是老年照护中常用的一种物理方法。冷和热对人体是一种温度刺激，无论用于局部还是全身，都可引起皮肤和内脏的血管收缩或扩张，改变体液循环和新陈代谢。冷疗是指用比人体温度低的物体（固体、液体或气体）使皮肤的温度降低，以达到给高热老年人降温的目的。热疗是指用比人体温度稍高的物体（固体、液体或气体）使皮肤的温度升高，以达到促进老年人血液循环、给老年人取暖的目的。

子任务一 冷疗照护技术

任务情境

李奶奶，80 岁，自理老年人，两天前因洗澡时不慎着凉引发感冒，遵医嘱口服退烧药。照护员在为老年人进行午后照护时发现该老年人精神欠佳，为老年人测得腋温 38.5 ℃，于是将情况电话告知医生。医生嘱李奶奶多饮水，并告知照护员需使用冰袋为老年人进行物理降温。

任务：假如你是照护员，请你为李奶奶进行冰袋降温，应该怎么操作?

任务目标

1. 遵循安全第一原则，做好老年人的冷疗照护。
2. 正确进行温水拭浴照护技术。
3. 熟知使用冷疗的注意事项。
4. 能在照护过程中关心爱护老年人。

任务描述

一、冰袋应用

冰袋是常用的一种对身体局部进行物理降温的工具。本任务主要介绍冰袋的种类、使用部位、注意事项，以及如何使用冰袋对高热的老年人进行安全有效的物理降温。

（一）冰袋的类型

1. 橡胶冰袋

橡胶冰袋是以橡胶制成的袋囊，在袋囊中装入冰块，放置在所需用冷的部位，达到局部用冷的目的。

2. 化学制冰袋

化学制冰袋采用特殊冷冻介质，可反复使用，简单方便，制冷迅速且无须冷源。袋体柔软，冷敷时能最大限度地增加与人体的接触面。化学制冰袋解冻融化时没有水质污染，在反应前后都不会对人体和环境造成任何污染和毒副作用。

（二）冰袋的使用方法

高热老年人降温可将冰袋放置前额、头顶或体表大血管处，避开禁用冷疗的部位。一般冷疗的时间为 10~30 min，时间过长或反复用冷，可导致不良反应，如打寒战、面色苍白、生冻疮，甚至影响呼吸或心率。

（三）冰袋使用的禁忌

（1）组织破损及慢性炎症的老年人禁用冷疗，由于冷疗使局部毛细血管收缩，血流量减少，致使组织营养不良，从而影响伤口愈合及炎症吸收。

（2）局部血液循环明显不良的老年人禁用冷疗，冷疗会加重血液循环障碍，导致局部组织缺血、缺氧，甚至出现变性、坏死。

（3）有些老年人对冷刺激格外敏感，使用冷疗后会出现皮疹、关节疼痛、肌肉痉挛等情况，因此不能用冷疗。

（4）禁用冷疗的部位。

①枕后、耳郭、阴囊处：使用冷疗后容易引起冻伤。

②心前区：使用冷疗会出现反射性心率减慢和心律失常。

③腹部：使用冷疗会造成腹泻。

④足底：使用冷疗不仅会收缩末梢血管影响散热，而且会反射性地引起一过性冠状动脉收缩，可诱发心绞痛。

二、温水拭浴

（一）温水拭浴的概念

温水拭浴指全身用低于老年人皮肤温度的温水降温的一种物理降温方式，是养老机构照护员常使用的一种操作技能。

（二）温水拭浴的作用机理

温水拭浴是利用温水接触身体皮肤，通过温水的蒸发、传导作用增加机体的散热，达到降温的目的。在照护过程中，照护员用低于老年人皮肤温度的温水进行拭浴，可很快将皮肤的温度通过传导发散。皮肤在接受冷刺激后，初期可使毛细血管收缩，继而扩张，拭浴时加用按摩的方式刺激血管被动扩张，可加倍促进热的散发。

（三）温水拭浴的注意事项

（1）温水拭浴水温为 32~34 ℃。

（2）温水拭浴时，以离心方向边擦边按摩。

（3）温水拭浴的时间一般为 15~20 min。

（4）拭浴过程中，禁擦胸前区、腹部、颈后，这些部位对冷刺激敏感，易引起不良反应。

任务实施

表 2-2-1　冷疗照护操作

项目	操作步骤	操作程序	注意事项
操作前	评估与准备	（1）照护员准备：洗手，戴口罩。 （2）用物准备：盆内盛 32 ~ 34 ℃温水 2/3 满（乙醇拭浴需准备 25% ~ 35% 的乙醇 200 ~ 300 mL，温度 32 ~ 34 ℃）、大纱布垫 2 块、大浴巾、热水袋（内装 60~70 ℃热水）、冰袋，酌情备衣物、大单、便器及屏风。 （3）老年人准备：排空大小便，了解拭浴的作用并愿意配合。 （4）环境准备：安静整洁，温湿度适宜，关闭门窗，屏风遮挡老年人身体	—
操作中	1. 核对解释 2. 安置体位 3. 垫大浴巾 4. 进行擦拭	（1）备齐用物携至床旁，核对、解释，关闭门窗。 （2）松开床尾盖被，协助老年人脱去上衣，松解裤带；置冰袋于老年人头部，放热水袋于足下。 （3）暴露擦拭部位，将大浴巾垫于擦拭部位下，以浸湿的纱布垫包手掌、挤干，边擦边按摩，最后以浴巾擦干。 （4）擦拭顺序。 ①双上肢：先侧颈、肩部、上臂外侧、前臂外侧、手背，再侧胸、腋窝、上臂内侧、肘窝、前臂内侧、手心。同法擦拭对侧上肢。 ②背部：帮助老年人侧卧，擦拭颈下、肩部、背部、臀部。	（1）冰袋置于头部以防擦浴使表皮血管收缩、头部充血，热水袋置于足下使老年人感觉舒服，并减轻头部充血。 （2）腋窝、肘窝、手心、腹股沟、腘窝处稍用力擦拭，并延长擦拭时间，以促进散热。 （3）完成背部擦拭后，先穿好上衣，再脱去裤子进行下肢擦拭。 （4）擦浴全过程不宜超过 20 min

（续上表）

项目	操作步骤	操作程序	注意事项
操作中	5. 擦拭后整理	③双下肢：先髋部、下肢外侧、足背，再腹股沟、下肢内侧、内踝，然后臀下沟、下肢后侧、腘窝、足跟。同法擦拭对侧下肢。 （5）撤掉热水袋，协助老年人穿裤子并躺卧舒适，整理床单位	
操作后	1. 用物整理 2. 洗手记录	（1）整理用物：清洗浴巾，撤去屏风。 （2）洗手，记录。 （3）30 min 后测量老年人体温并记录	（1）记录时间、部位、效果、反应。 （2）如体温低于 39 ℃则取下冰袋

子任务二 热疗照护技术

任务情境

张爷爷，88岁，自理老年人，在某老年公寓包房居住。两天前因天气突然降温，在晚班照护员小王查房时，张爷爷提出天气冷要在被窝放置热水袋。照护员小王准备协助张爷爷使用热水袋。

任务：在此过程中照护员应如何协助张爷爷使用热水袋？如何防止烫伤？

任务目标

1. 遵循安全第一原则，做好老年人的热疗照护。
2. 正确进行热水袋、湿热敷照护技术。
3. 熟知使用热疗的注意事项。
4. 能在照护过程中关心爱护老年人。

任务描述

热疗是一种物理治疗手段，利用各种热疗机器促进人体产热，达到治疗目的。

一、热水袋

（一）热水袋的类型

1. 橡胶热水袋

橡胶热水袋是以橡胶制成的袋囊，在袋囊中装入热水，放置在所需部位，以达到取暖的目的。

2. 电热水袋

将电热水袋平放于干燥水平台面上，连接电源充电大约 5 min，充电指示灯灭后断开电源即可放置在所需部位，用于取暖。

3. 其他致热用物

如暖宝宝等，使用前去掉外袋，让内袋(无纺布袋)充分暴露在空气中，贴至所需部位，立刻就能发热。

（二）热水袋的安全使用

1. 使用热水袋可能出现的危害

使用热水袋可能会造成烫伤，因为热水袋虽然基础温度不高，但皮肤长时间接触高于体温的低热物体，如：接触 70 ℃的温度持续 1 min，接触近 60 ℃的温度持续 5 min 以上时，就会造成烫伤，这种烫伤就叫作“低温烫伤”。

低温烫伤和高温引起的烫伤不同，创面疼痛感不十分明显，仅在皮肤上出现红肿、水疱、脱皮或者发白的现象，面积也不大，烫伤皮肤表面看上去不太严重，但创面深，严重者甚至会造成深部组织坏死，如果处理不当则会发生溃烂，长时间都无法愈合。

2. 热水袋的安全使用方法

（1）热水袋表面不能用锐器刺压，强力摔打，以免破裂、漏液造成伤害，如出现破损、漏液现象绝不能再使用。

（2）在使用热水袋取暖时，一定要把盖拧紧，在热水袋外面套一个防护布套，防止水流出来烫伤。

（3）老年人使用要注意水温不要太高，一般以 50 ℃为宜，使用时间不要太长，禁止和皮肤直接接触，热水袋应放置于脚旁，注意不是脚上；最好是睡觉前放在被子里，睡觉时取出来。

（4）糖尿病、脊髓损伤或脑卒中的老年人由于存在感觉、运动功能障碍，常伴有痛觉、温觉的减退或消失，极易发生意外烫伤，最好不要使用热水袋。

（5）电热水袋使用时应避免袋内水温不均，充电时可以轻轻摇动袋身，让袋内水温均匀。

（三）热水袋的保健用途

1. 促进炎症消散及伤口愈合

连续用灌上温水的热水袋放在手上热敷可刺激组织再生且有减轻疼痛和加强组织

营养的作用，当温热作用于体表的创口时，大量浆液性渗出物增多，能协助清除病理产物；热可使血管扩张，血管通透性增强，有利于组织代谢产物的排出和对营养物质的吸收，抑制炎症的发展，促进炎症的消散和伤口的愈合。长期臀部肌肉注射青霉素和针剂，肌肉注射局部易生硬结并伴疼痛红肿，用热水袋热敷患处，能促使药液吸收，预防或消除硬结块。

2. 缓解疼痛不适

膝关节疼痛时拿热水袋放在膝盖上热敷，疼痛会很快得到缓解。热敷不光可以缓解关节疼痛，对腰痛、坐骨神经痛、痛经等疼痛均有缓解的作用。将热水袋放在局部疼痛处，每次 20 min，每日 1~2 次，可明显缓解疼痛；对扭、挫伤引起的皮下血肿，于受伤 24 h 后用热水袋热敷，可以促进皮下淤血的吸收和消散。

3. 缓解咳嗽症状

冬季受风寒咳嗽，用热水袋灌满热水，外用薄毛巾包好，敷于背部驱寒，能够很快缓解咳嗽。热敷背部，可使上呼吸道、气管、肺等部位的血管扩张和血液循环加速，以增强新陈代谢和白细胞的吞噬能力，还有缓解咳嗽的作用。

4. 催眠

睡觉时把热水袋放在后颈部，会感到温和舒适，先双手发热，慢慢脚部也感觉温暖，就可起到催眠作用，此法还适合治疗颈椎病、肩周炎。但需注意使用的安全性。

二、湿热敷

湿热敷是养老院照护员常用到的一种简便实用的治疗疾病的方法，照护员在操作的过程也需做到专业、谨慎，以免烫伤老年人。

（一）湿热敷的作用

湿热敷一般用湿布敷法，穿透力强，能利用热传导促进血液循环，帮助炎症吸收或促进消散；可作用于深层组织，使痉挛的肌肉松弛而止痛。常用于慢性炎症及痛症（患处没有发红或发热的症状），例如慢性腰颈痛、慢性退化性膝关节炎、肌肉疲劳或痉挛等。在推拿的运用上，常于手法操作后辅以湿热敷，湿热敷有祛风散寒、温经通络、活血止痛的作用，还可以加强手法治疗效果，减轻手法刺激所产生的局部不良反应。

（二）湿热敷的禁忌

患有急性炎症、皮肤炎、血栓性静脉炎、外周血管疾病的老年人，患处有伤口、刚愈合的皮肤、过分疼痛或肿胀、失去分辨冷热的能力（例如部分糖尿病老年人），不能明白指示的老年人（例如患有严重阿尔兹海默症）等都不宜使用湿热敷。软组织扭伤、挫伤早期、未经确诊的急腹痛、鼻周围三角区感染、脏器出血、恶性肿痛、有金属移植物的老年人也需禁用湿热敷。

（三）湿热敷的分类

老年人湿热敷的分类及应用范围详见表 2-2-2。

表 2-2-2　老年人湿热敷的分类及应用范围

分类	应用范围
非无菌性湿热敷	范围广泛，常用于消炎、镇痛
无菌性湿热敷	用于眼部及外伤伤口的热敷
药液湿热敷	用于辅助治疗
直流电离子透入疗法	用于风湿痹痛、乳痛、眼科疾患的热敷

（四）湿热敷的温度控制

用 50~60 ℃热水浸透敷布，拧干，用自己的手腕掌侧测试敷布温度是否适当，必须不烫手时才能敷于患部。

任务实施

表 2-2-3　热水袋照护操作

项目	操作步骤	操作程序	注意事项
操作前	评估与准备	（1）评估老年人有无感觉、运动功能障碍，痛觉、温觉有无减退或消失，有无皮肤破损情况。 （2）向老年人解释应用热水袋的目的、方法，以取得配合。 （3）仪表端庄，着装整洁，修剪指甲，洗手。 （4）热水袋 1 个、水壶（盛装 50 ℃左右温水）、布套 1 个、水温计、毛巾 1 块、记录单 1 份、笔 1 支等。 （5）清洁、安静、舒适、安全，调节室温至 18~22 ℃，相对湿度 60%。 （6）排便、排尿、洗漱完毕	—
操作中	1. 灌热水袋	（1）往量杯中先倒入少量冷水，然后再兑入部分热水。 （2）取水温计正确测量水温，使温度调节至 50 ℃，用纱布擦干放回原处。 （3）检查热水袋外观确保完好，灌入热水。	（1）老年人使用热水袋，水温应调节至 50 ℃，热水袋外套布套，避免与皮肤直接接触，防止烫伤。

（续上表）

项目	操作步骤	操作程序	注意事项
操作中	2. 放置热水袋	（4）一手持热水袋袋口边缘，另一手灌入热水至 1/2~2/3，边灌边提高热水袋口端以防热水外溢。 （5）将热水袋口端逐渐放平，见热水达到袋口即排尽袋内空气，旋紧塞子。 （6）用毛巾擦干热水袋外壁水迹，倒提热水袋并轻轻挤压确保无漏水。 （7）将热水袋全部装入布套内。 （8）携热水袋至老年人床旁，再次检查热水袋有无漏水。 （9）掀开被尾放置于距离足部或身体 10 cm 处，袋口朝向身体外侧。或依老年人喜好将热水袋放置在铺好的被子里的适宜位置，如腰部或足部的位置。 （10）告知老年人热水袋已经放置好了，避免触及，如感觉不适，按铃呼叫照护员。 （11）放置期间照护员加强巡视。	（2）使用热水袋过程中要经常巡视，观察局部皮肤，如有潮红，应立即停止使用，并局部降温以保护皮肤，且及时报告。 （3）老年人避免长时间使用热水袋，时间以 30 min 为宜
	3. 取出热水袋	（12）用热 30 min 后，取出热水袋，询问老年人是否还需要。 （13）观察老年人用热后肢体是否温暖，用热水袋周围皮肤有无潮红、水疱等烫伤的迹象。老年人避免长时间使用	
操作后	1. 整理用物 2. 洗手记录	（1）协助老年人躺卧舒适，将被子盖严，整理好床铺。 （2）将热水袋内的水倒空，倒挂晾干后吹入空气旋紧塞子，放在阴凉干燥处备用。 （3）记录内容包括热水袋放置时间、取出时间以及老年人用热后情况	被子应盖好，避免被子温度下降

观看视频

表 2-2-4　湿热敷照护操作

项目	操作步骤	操作程序	注意事项
操作前	评估与准备	（1）评估老年人身体疾病状况。 （2）向老年人告知给予一般性湿热敷可以缓解关节疼痛。 （3）告知湿热敷的过程，取得老年人的配合。	瘫痪、糖尿病、肾炎等血液循环不好或感觉不灵敏的老年人不能使用湿热敷，以免发生意外

（续上表）

项目	操作步骤	操作程序	注意事项
操作前		（4）照护员仪表端庄，着装整洁，修剪指甲，洗手。 （5）水盆（内盛50~60 ℃热水）、暖瓶1只、毛巾2块、橡皮单1块、大毛巾1块、润肤油1瓶。 （6）关闭门窗，调节室温在22~24 ℃。 （7）老年人取坐位或卧位	
操作中	1. 核对解释 2. 安置体位 3. 铺巾 4. 进行湿热敷	（1）备齐物品至老年人床旁。 （2）露出老年人需要湿敷关节部位。 （3）铺好橡皮单、橡皮单上铺大毛巾。 （4）将毛巾浸在水盆中湿透，再拧干，以不滴水为宜，抖开，在自己的手腕掌侧测试敷布温度，感觉热但不烫时可放于老年人关节部位上，再敷上干毛巾，这样可避免散热过快。 （5）询问老年人有无不适。如果老年人感觉过热时可揭开敷布一角散热。 （6）每3~5 min更换一次敷巾，水盆内随时添加热水，湿敷20~30 min（或按医嘱）。 （7）湿敷过程应观察局部皮肤有无发红、起水疱等烫伤情况	（1）老年人如感到湿热敷部位烫热，可揭开湿毛巾一角散热。 （2）严密观察湿热敷部位皮肤状况，防止烫伤。 （3）照护员在操作的过程中应注意观察湿热敷部位皮肤的状况，尤其是危重老年人使用时须严防烫伤
操作后	1. 整理用物 2. 洗手记录	（1）湿热敷完毕，用毛巾擦干局部皮肤，撤去用物，湿热敷部位涂润肤油。整理好盖被。清理用物。 （2）洗手，并做好清洁工作。 （3）记录。做好过程的记录和操作后结果的记录	面部热敷的养老院老年人，敷后30 min方能外出，以防受凉

同步练习

1．温水拭浴的水温是（　　）。

A．30 ~ 32 ℃

B．32 ~ 34 ℃

C．34 ~ 36 ℃

D．36 ~ 38 ℃

E．38 ~ 40 ℃

2．酒精拭浴的浓度为（　　）。

A．10% ~ 20%

B．25% ~ 35%

C．30% ~ 50%
D．60% ~ 70%
E．50% ~ 60%
3．酒精拭浴后测量体温应间隔（　　）。
A．10 min
B．20 min
C．25 min
D．30 min
E．15 min
4．高热老年人酒精拭浴取下头部冰袋的体温是（　　）。
A．低于 37.5 ℃
B．低于 38.0 ℃
C．低于 38.5 ℃
D．低于 39.0 ℃
E．低于 39.5 ℃
5．以下（　　）的老年人不宜使用热疗法。
A．出血性疾病
B．肠胀气腹痛
C．关节扭伤 2 d 后
D．中暑
E．发热

任务三　转移照护技术

任务情境

周奶奶，78 岁，退休教师，身高 1.58 m，体重 65 kg。因发热、咳嗽咳痰 5 d，确诊“肺部感染”入院，既往病史有糖尿病、高血压 10 年，脑卒中后遗症半年。经治疗后，病情好转，入住某养老机构。现周奶奶右侧偏瘫，偶有咳嗽、咳痰，痰液黏稠，体温 37.8 ℃。近日睡眠差，心情不佳。

任务：假如你是周奶奶的照护员，请用轮椅推周奶奶外出散心。

任务目标

1. 能根据老年人的不同情况选择适宜的转移方式。
2. 能正确使用平车、轮椅、助行器协助老年人进行活动。
3. 能处理平车、轮椅、助行器转移过程中出现的异常问题。
4. 能关爱老年人的情绪变化并及时处理。

任务描述

体位转移（transfer）是指人体从一种姿势转移到另一种姿势的过程，包括：卧→坐→站→行走等。转移照护技术是在老年人进行体位转移过程中进行的照护，包括床上转移、卧坐转移、坐站转移和使用助行器进行行走转移等。照护员应该熟练掌握转移照护技术，对不能自行转移的老年人在入院、出院、外出散步时，根据其病情进行恰当的转移照护，并在照护过程中正确运用人体力学原理，确保老年人安全、舒适，避免发生损伤，做到省时省力，提高工作效率。

一、人体力学原理

（一）人体活动的杠杆作用原理

人体运动系统是由骨骼、关节、肌肉构成的，人体的运动与杠杆作用密切相关。在运动时，骨骼就像杠杆，关节是运动的支点，骨骼肌舒缩所产生的力为运动的动力。在神经系统的调节和各系统的支配下，对身体起着保护、支持和运动的作用。

根据杠杆上的力点、支点和阻力点的相互位置不同，杠杆可分为平衡杠杆、省力杠杆和速度杠杆三类。

（1）平衡杠杆：指支点在力点和阻力点之间的杠杆，特点是动力臂与阻力臂可等长，也可不等长。

（2）省力杠杆：是指阻力点在力点和支点之间的杠杆，特点是因为动力臂总是比阻力臂长，所以省力。

（3）速度杠杆：是指力点在阻力点和支点之间的杠杆，特点是动力臂总是比阻力臂短。

（二）人体活动的摩擦力

相互接触的两物体，当其中一个物体对另一个物体产生相对的滑动倾向时，在触面上就会产生阻碍另一个物体相对滑动的力，即摩擦力。

摩擦力的方向与物体相对运动的方向相反。摩擦力的大小，与正压力（即垂直于接触面的压力）和摩擦系数有关。压力越大，摩擦力越大；摩擦系数越大，摩擦力越大。摩擦系数与接触面的材质、光洁程度、干燥程度和相对运动速度等均有关，与接触面的大小无关。

单位面积所承受的压力叫作压强。同一重物，受力面积越大，压强越小。当个体采取不同的体位时，身体各个部位所承受的压力不等，如平卧位时，体重分散在枕骨、背部、臀部、足跟等处；坐位时，体重只分布在臀部和足底，因为受力面积减小了，受压部位所承受的压力就增大了。

摩擦力可分为静摩擦力、滑动摩擦力、滚动摩擦力。

（1）静摩擦力：互相接触的两个物体，在外力作用下，有滑动倾向时，所产生的阻碍物体开始运动的力称静摩擦力。如拐杖末端加橡胶垫、防滑路面凹凸不平，都是通过增加摩擦系数使静摩擦力增大，防止滑动。

（2）滑动摩擦力：一个物体在另一物体表面上滑动时，会受到阻碍它运动的力，称滑动摩擦力。我们可以通过增大或减小滑动摩擦力来方便照护工作。滑动摩擦力大，可防止滑倒；滑动摩擦力小，可使物体比较容易沿着一个平面移动。如：照护员穿着经过特殊制作的专用鞋，增大了滑动摩擦力，走路平稳；轮椅、治疗车等的轮轴定时加润滑油，减少接触面的摩擦系数，方便推动。

（3）滚动摩擦力：两物体间发生相对滚动时产生的力称滚动摩擦力。滚动摩擦系数越小则越省力，如有轮子的病床推起来会比没有轮子的病床省力。

（三）人体活动的平衡与稳定

人体活动的平衡与稳定，是由其重量、支撑面大小、重心高低、重力线和支撑面边缘之间的距离决定的。当人体的平衡程度差时，可以通过肌肉活动来调节。因此，保持正确的平衡姿势，有利于减轻肌肉的紧张和疲劳。

1. 物体的重量与稳定度成正比

物体重量越大，稳定度越大。如推倒一较重物体所用的力比推倒一较轻物体所用的力要大。所以，老年人坐重椅子会比坐轻椅子稳定、安全。

2. 支撑面的大小与稳定度成正比

支撑面是由人或物体与地面接触的各支点的表面构成的，并且包括各支点之间的表面积，物体支撑面的大小取决于各支点之间的距离。支撑面越大，稳定度越大。如：当站立或步态不稳时，使用拐杖可以增加稳定性；仰卧位比侧卧位稳定，因为支撑面小时，个体需要付出较大的肌肉拉力，才能保持人体平衡稳定；单腿站立时，肌肉就要付出较大的拉力，才能保持人体的平衡稳定。

3. 物体的重心高度与稳定度成反比

重心越高，稳定性越小；重心越低，稳定性越大。物体的质地均匀时，重心是它的几何中心。如果物体的形状发生变化，重心的位置也会随之变化。

（四）人体力学原理在照护工作中的运用

1. 利用杠杆作用

照护员在操作时要拉近与操作物的距离；两臂持物时，两肘紧靠身体两侧，以肘关节为支点，上臂下垂，前臂和所持物体靠近身体，此时，阻力臂缩短，故省力。在提取重物时，最好把重物分成两部分，由双手分别提拿。若重物只能由一只手臂提拿时，另一只手臂应向外伸展，以保持身体平衡。

2. 扩大支撑面

照护员在执行铺床等操作时，应该根据实际情况两脚前后或左右分开，以扩大支撑面，防止肌肉过度紧张，节省体力。帮助老年人变换体位时，也应尽量扩大老年人的支撑面，保持身体平衡，减轻疲劳感。如老年人侧卧时，应两臂屈肘，一手臂放于枕旁，另一手臂放于胸前，两腿前后分开，上腿弯曲在前，下腿稍伸直，增强老年人的稳定性，确保老年人体位舒适。

3. 降低重心

照护员在进行低平面的照护操作或取放位置较低的物体时，双下肢应随身体动作的方向前后或左右分开，如以下蹲代替弯腰，降低重心。在保证重力线在支撑面范围内的前提下，利用重心的移动进行操作，以保证身体的稳定性。

4. 减少身体重力线的偏移

照护员在提物品时应尽量将物体靠近身体，例如搬运老年人时，应将老年人靠近自己的身体，使重力线落在支撑面内，使操作顺利完成。

5. 尽量使用大肌肉或多肌群做功

在照护过程中，照护员应尽量使用大肌肉或多肌群做功，这样可以减轻疲劳。因为肌力的大小与肌纤维的数目及横断面积成正比，当同样的重量被多束肌肉分散时，不容易疲劳。因此，在能使用全身肌肉的力量时，尽量避免只使用手的力量；在能使用整只手时，避免只用手指进行操作；能使用双手时，不单手操作。例如持物时，应将五指分开托住物品并与手臂一起用力，这样可使多肌群用力，不容易疲劳。

6. 用最小量的肌力做功

用最小量的肌力做功可以减少不必要的能量消耗，达到减少疲劳、防止受伤的目的。移动重物时应有节律并计划好所要移动的位置和方向，注意平衡，取直线方向移动，并尽可能用推或拉代替提举动作，以减少阻力。

在照护工作中，如果照护员长期工作姿势不当，不但会降低工作效率，还会增加自身的疲劳程度，甚至引发慢性腰背痛、腰肌劳损等疾病。因此，照护员应将人体力学的有关原理运用于照护工作，养成良好的动作习惯，用最小的能量发挥最大的工作效能。

二、转移照护技术

（一）床上转移照护技术

1. 向床头转移

（1）一人协助法：指导老年人仰卧屈膝，双手拉住床栏，照护员靠近床侧，两腿适当分开，一手托住老年人肩背部，另一手托住老年人膝部或臀部，在照护员抬起老年人的同时，嘱老年人用脚蹬床面，使其上移至床头。

（2）二人协助法：指导老年人仰卧屈膝，两名照护员分别站于床的两侧，两人双手相连，手指相互交叉，托住老年人颈肩部和臀部后，两名照护员同时用力，将老年人抬起，移向床头；或者，两名照护员站于床的同侧，一人托住老年人颈肩及腰部，另一人托住臀部及腘窝部，协调地将老年人抬起，使其移至床头。

2. 由仰卧位到侧卧位

（1）由仰卧位到健侧卧位：指导老年人健侧足从患侧小腿插入，沿着患侧小腿下滑至跟腱处，使健足置于患足下方。Bobath 握手（双手指交叉相握，患侧拇指在上），健侧上肢带动患侧上肢上举 90°，然后左右摆动，摆动幅度逐渐加大，利用躯干的旋转和上肢摆动的惯性向健侧翻身。

（2）由仰卧位到患侧卧位：指导老年人健侧足屈起，与床呈 90°。Bobath 握手，健侧上肢带动患侧上肢上举 90°，然后左右摆动，摆动幅度逐渐加大，利用躯干的旋转、上肢摆动的惯性和健侧足用力蹬床，向患侧翻身。

3. 由卧位坐起

（1）由健侧坐起：指导老年人健手握住患手，健侧下肢插到患侧下方，健侧下肢将患侧下肢移至床边垂下，身体转向患侧，健手松开患手，颈部前屈，躯干向健侧旋转，先健肘支撑后健手支撑，慢慢坐起。

（2）由患侧坐起：指导老年人患侧卧位，双腿远端垂于床边（开始时，需要治疗师将患腿置于床边），然后健侧上肢向前横过身体，同时旋转躯干，健手在患侧推床以支撑上身，并摆动双腿，慢慢坐起。

4. 由坐到站起

老年人床边端坐位，照护员协助其穿鞋，指导老年人双足分开与肩同宽平放在地面，两脚稍后于两膝，Bobath 握手，抬头，双上肢向前充分伸展。躯干前倾，使重心前移，双下肢充分负重，当双肩超过双膝位置时，臀部离开床面，伸髋伸膝，双腿同时用力，腰挺直，慢慢站起。

（二）床外转移照护技术

1. 平车转移照护技术

（1）操作目的。运送不能起床的老年人入院、出院、转床位等。

（2）适用范围。

①挪动法适用于病情允许且能在床上活动的老年人。

②一人搬运法适用于病情允许且体重较轻的老年人。

③二人搬运法适用于病情较轻、不能活动且体重较重的老年人。

④三人搬运法适用于病情较轻、不能活动且体重超重的老年人。

⑤四人搬运法适用于颈椎、腰椎骨折的患者且病情较重的老年人。

2. 轮椅转移照护技术

（1）操作目的。护送不能行走但能坐起的老年人入院、出院、检查及户外活动。

（2）适用范围。适用于不能行走但能坐起的老年人。

3. 助步器转移照护技术

（1）操作目的。照护员协助一侧下肢无力或功能障碍的老年人入院、出院、检查及户外活动等，可同时训练下肢肌肉功能。

（2）适用范围。适用于一侧肢体行走不便的老年人平地转移。

4. 拐杖转移照护技术

（1）操作目的。照护员协助一侧下肢无力或功能障碍的老年人入院、出院、检查，以及户外活动，可同时训练下肢肌肉功能。

（2）适用范围。适用于下肢无力或功能障碍的老年人。

任务实施

表 2-3-1 平车转移照护操作

项目	操作步骤	操作程序	注意事项
操作前	评估与准备	（1）询问老年人的年龄、体重、病情，是否有损伤部位，有无活动受限。 （2）老年人对平车转移技术的认识、心理反应及合作程度。 （3）平车各部件的性能完好。 （4）环境准备：地面无水渍、油渍、障碍物等，环境安全，光线明亮	评估老年人情况时勿采取大喊大叫等错误的不文明、不礼貌的方式
操作中	1. 核对与解释、安置体位 2. 由床转移到平车	（1）询问老年人床号、姓名，向老年人解释操作目的、方法、注意事项，取得配合，确保安全、舒适，协助其穿好衣裤。 （2）放平床头、床尾支架。 ①挪动法、四人搬运法：平车大轮靠床头，小轮靠床尾，与床平行，紧靠床边。 ②一人、二人、三人搬运法：平车推至床尾，头端与床成钝角。	（1）冬天注意保暖、防受凉。 （2）老年人身上有导管时，要先固定好导管再搬运，防止导管脱落。

（续上表）

项目	操作步骤	操作程序	注意事项
操作中	3. 推平车至目的地	（3）踩下刹车，固定平车。 ①挪动法：协助老年人按上半身、臀部、下肢的顺序，依次挪向平车。由平车挪向床时，则顺序相反。 ②一人搬运法：一手托住背部，另一手托大腿，老年人手抱住照护员的颈肩部。 ③二人搬运法：一人托住颈肩和腰部，另一人托住臀部和腿部。 ④三人搬运法：三人站在同一侧，一人抱住老年人的头颈、肩背部，另一人抱住老年人腰部、臀部，第三人抱住老年人的双腿、足部。 ⑤四人搬运法：协助老年人翻身，在腰臀下铺中单，嘱老年人双手置于胸前。一人站床头，托住头部及颈肩；另一人站床尾，托住双腿；其他两人分别站于床及平车两侧，紧握中单四角。 （4）统一口令，稳步移至平车。 （5）安置体位，盖好棉被，上好护栏或做必要的固定。 （6）松开刹车，需两名照护员推动平车，一人在前把住方向，上坡时头在前，下坡时头在后。 （7）平稳推平车，将老年人转移至目的地	（3）一人搬运适合老年人体重较轻、照护员力量较大的情况。 （4）多人搬运注意步调一致，防止老年人摔伤。 （5）上下平车注意先踩刹车。 （6）搬运老年人时，照护员注意节力原则。 （7）搬运脊柱受伤老年人时，应在医护人员指导下进行，避免老年人在搬运过程中脊柱扭曲。 （8）搬运时，平车两侧护栏固定好，避免老年人在平车行进中跌出平车。 （9）推平车前进时，车速应保持匀速、平稳，防止老年人损伤
操作后	1. 用物整理 2. 洗手记录	（1）整理平车，用物归位。 （2）洗手、记录	

评分标准

表 2-3-2　轮椅转移照护操作

项目	操作步骤	操作程序	注意事项
操作前	评估与准备	（1）老年人的年龄、体重、病情，是否有损伤部位，有无活动受限。 （2）老年人对轮椅转移技术的认识、心理反应及合作程度。 （3）检查轮椅各部件的性能完好（图 2-3-1）。 （4）环境准备：地面无水渍、油渍、障碍物等，环境安全，光线明亮	评估老年人情况时勿采取大喊大叫等错误的不文明、不礼貌的方式

（续上表）

项目	操作步骤	操作程序	注意事项
操作中	1. 核对与解释、安置体位 2. 由床转移到轮椅 3. 推轮椅至目的地 4. 由轮椅转移至床	（1）询问老年人床号、姓名，向老年人解释操作目的、方法、注意事项，取得配合（图2–3–2），确保安全、舒适，协助其穿好衣裤。 （2）推轮椅至床旁（图2–3–3），使轮椅与床呈40° 或椅背和床尾平齐，拉起车闸，固定轮椅。（3）协助老年人转移并坐至床边（图2–3–4），穿好鞋子，双脚着地。 （4）让老年人双手搭在照护员的肩上，照护员双手扶住老年人腰部，用双脚和双膝抵住老年人双脚、双膝的外侧（或一脚伸入老年人双膝之间），协助老年人站立，旋转身体，坐于轮椅上。 （5）调整老年人的坐姿（图2–3–5），翻下踏脚板（图2–3–6），系好安全带，根据个体需要盖上毛毯。 （6）整理好床单位，铺成暂空床。 （7）松刹车，推轮椅。 ①过门槛：嘱老年人靠后坐稳，照护员翘起轮椅前轮通过，避免出现大的震动。 ②进电梯：嘱老年人靠后坐稳，照护员在前，轮椅在后，轮椅以倒退的形式进入电梯后，车闸制动。 ③出电梯：确认电梯停稳，松开刹车，照护员在前，轮椅在后，轮椅以倒退形式推出电梯，照护员随时观察身后情况。 ④上斜坡：嘱老年人坐好，双手握紧握把，右腿抵住轮椅，弓字步推轮椅向上行。 ⑤下斜坡：嘱老年人坐好，缓慢转移到背对下坡，双手握紧握把，右腿抵住轮椅，调转轮椅倒退下行，并随时观察身后情况，一步一步后退至平地。 （8）推轮椅至床旁，与床成40° 夹角，车闸制动，翻起脚踏。 （9）协助老年人站立：嘱老年人用健侧手环抱照护员颈肩部，照护员抓住患侧手；照护员双手扶住老年人腰部，双膝抵住老年人双膝的外侧（或一脚伸入老年人双膝之间；或其中一脚抵住患膝）。 （10）协助老年人转移至床上：老年人站稳后，指导老年人健侧腿迈向床边。照护员用膝关节推老年人患膝关节，协助老年人坐到床上。	（1）冬天注意保暖、防受凉。 （2）老年人身上有导管时，要先固定好导管再搬运，防止导管脱落。 （3）上、下轮椅时应先拉车闸以固定轮椅，轮椅行进过程中，老年人应系好安全带，保持轻稳行进速度，严防老年人途中跌出轮椅。 （4）转移过程中，及时确认老年人是否有不适感（如头晕、恶心、心跳加快等症状）。 （5）如老年人体重较重，且道路坡度较大，应及时请人帮助，合力推动轮椅。 （6）长时间坐轮椅者，需要垫气垫，每隔1 h，用双手支撑身体，使双臀部离开坐垫片刻，防久坐压疮。 （7）扶老年人坐立或站立时，动作宜慢，预防直立性低血压

（续上表）

项目	操作步骤	操作程序	注意事项
操作中		（11）调整老年人舒适卧姿，整理床单位	
操作后	1. 用物整理 2. 洗手，记录	（1）轮椅使用后归位，固定刹车。 （2）开窗通风，整理用物，洗手并记录	照护员动作熟练轻巧，运用节力原理

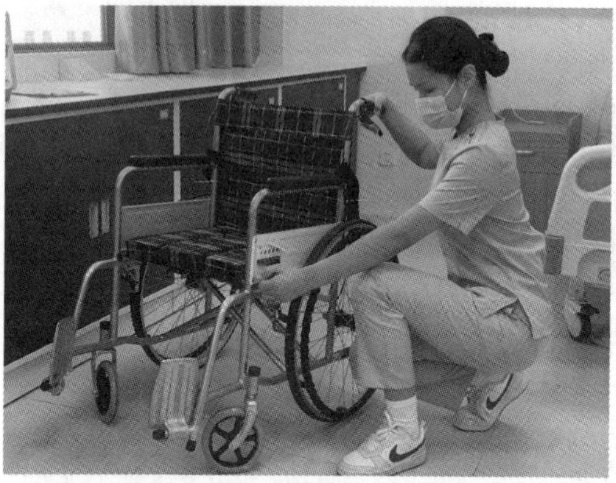
图 2–3–1　检查轮椅性能完好

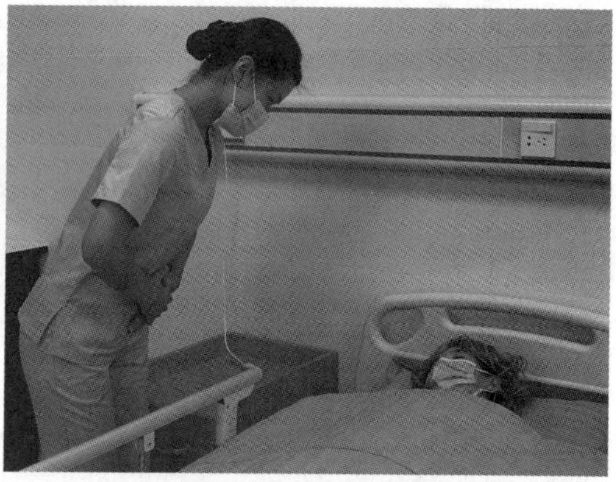
图 2–3–2　核对解释

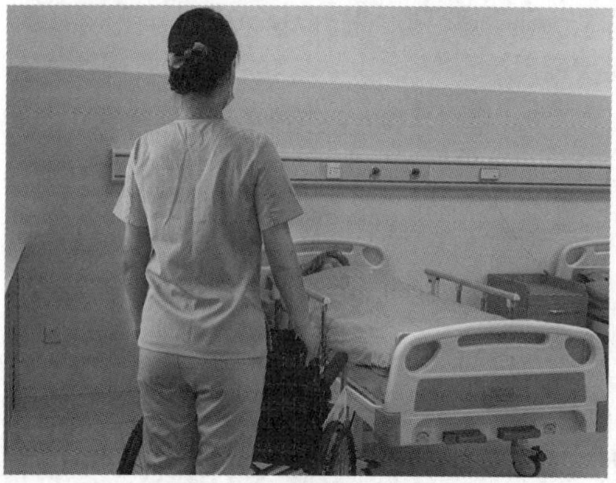
图 2–3–3　推轮椅至床边

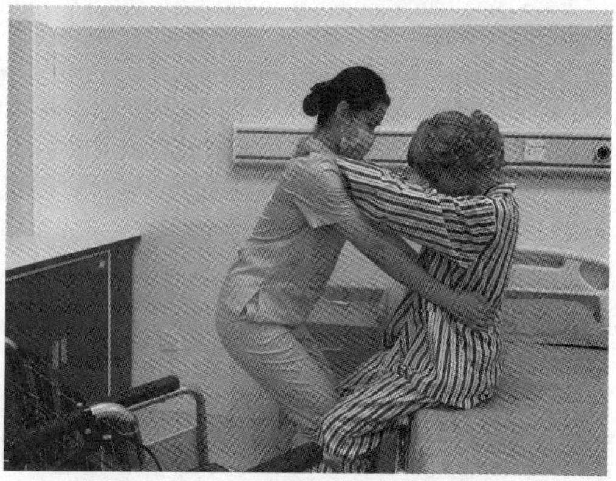
图 2–3–4　协助老年人坐至床边

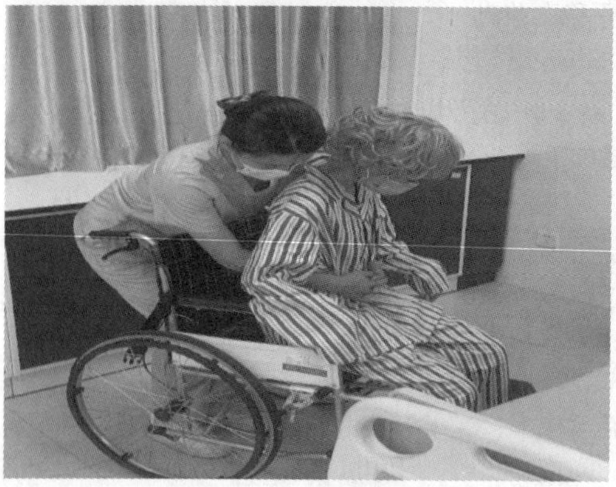
图 2–3–5　调整坐姿

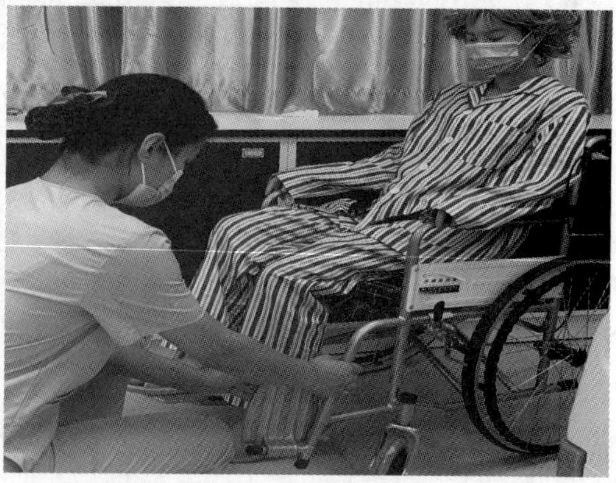
图 2–3–6　翻下脚踏板

表 2-3-3　助步器转移照护操作

项目	操作步骤	操作程序	注意事项
操作前	评估与准备	（1）询问老年人的年龄、体重、病情，是否有损伤部位，有无活动受限。 （2）老年人对助步器转移技术的认识、心理反应及合作程度。 （3）助步器各部件的性能完好。 （4）环境准备：地面无水渍、油渍、障碍物等，环境安全，光线明亮	评估老年人情况时勿采取大喊大叫等错误的不文明、不礼貌的方式
操作中	1. 核对与解释、安置体位 2. 由床转移到助步器 3. 推助步器至目的地 4. 由助步器转移至床	（1）询问老年人的床号、姓名，向老年人解释操作目的、方法、注意事项，取得其配合，确保安全、舒适，协助其穿好衣裤。 （2）推助步器至床旁。 （3）协助老年人转移并坐至床边，穿好鞋子，双脚着地。 （4）协助老年人穿戴好腰带，双手放在助步器扶手上，身体略向前倾。照护员站在老年人患侧，一手扶老年人胳膊，另一手拉住腰带，协助老年人平稳站立。 （5）整理好床单位，铺成暂空床。 （6）无轮助步器：指导老年人抬起助步器向前约 15 cm，放稳，患脚前行，健脚跟上。 有轮助步器：指导老年人推动助步器向前 15 cm，放稳，患脚前行，健脚跟上。（图 2-3-7） （7）指导老年人缓慢平稳向前走。 （8）协助老年人转移至床上：老年人站稳后，指导其健侧腿迈向床边。照护员用膝关节推老年人患膝关节，协助老年人坐到床上。 （9）调整舒适卧姿，整理床单位	（1）冬天注意保暖、防受凉。 （2）老年人身上有导管时，要先固定好导管再搬运，防止导管脱落。 （3）转移过程中，及时确认老年人是否有不适感（如头晕、恶心、心跳加快等症状）。若有则应暂停，或呼叫医生协助处理。 （4）扶老年人坐起或站立，动作宜慢，预防直立性低血压
操作后	1. 用物整理 2. 洗手，记录	（1）助步器使用后折叠整齐归位。 （2）开窗通风，整理用物，洗手并记录	照护员动作熟练、轻巧，恰当运用节力原理

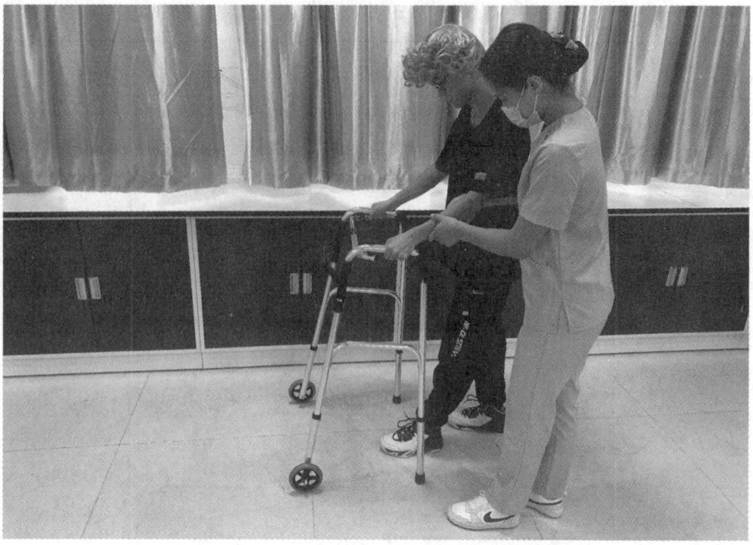

图 2-3-7　指导老年人使用有轮助步器

表 2-3-4　拐杖转移照护操作

项目	操作步骤	操作程序	注意事项
操作前	评估与准备	（1）询问老年人的年龄、体重、病情，是否有损伤部位，有无活动受限。 （2）老年人对拐杖转移技术的认识、心理反应及合作程度。 （3）拐杖各部件的性能完好。 （4）环境准备：地面无水渍、油渍、障碍物等，环境安全，光线明亮	评估老年人情况时勿采取大喊大叫等错误的不文明、不礼貌的方式
操作中	1. 核对与解释、安置体位 2. 由床转移到拐杖	（1）询问老年人床号、姓名，向老年人解释操作目的、方法、注意事项，取得其配合，确保安全、舒适，协助其穿好衣裤。 （2）协助老年人携拐杖至床旁。 （3）协助老年人转移并坐至床边，穿好鞋子，双脚着地。	（1）冬天注意保暖、防受凉。 （2）老年人身上有导管时，要先固定好导管再搬运，防止导管脱落。

（续上表）

项目	操作步骤	操作程序	注意事项
操作中	3. 用拐杖转移至目的地 4. 由拐杖转移至床	（4）协助老年人穿戴好腰带。 （5）调节拐杖至合适高度。 （6）照护员站在老年人患侧，一手扶老年人胳膊，另一手拉住腰带，协助老年人平稳站立。 （7）整理好床单位，铺成暂空床。 ①手杖转移。 平地转移：站立，手杖置健侧上肢。重心在健侧下肢，手杖向前拄出一步，患脚向前迈出一步，重心转移到患侧与手杖上，健侧跟上。遵循“手杖、患侧、健侧”的顺序前行。 有轮助步器：指导老年人推动助步器向前约15 cm，放稳，患脚前行，健脚跟上。 上下楼梯转移：上楼梯时，手杖放在上一个台阶上，健侧先上，患侧跟上（见图2-3-8）；下楼梯时，手杖先放在下一个台阶上，患侧先下，再下健侧。 ②腋杖转移。 平地转移：患脚不着地的行走方法——双侧腋杖同时放前一步，患脚腾空，健脚跟上。患脚可着地的方法——四点步：健侧腋杖前移，迈患脚，再移患侧腋杖，健脚跟上；三点步：两侧腋杖同时向前，迈患脚，健脚跟上；二点步：两侧腋杖与患脚同时向前，健脚跟上。 上下楼梯转移：上楼梯，健脚先上，然后患脚与左右腋杖同时上。下楼梯，两腋杖同时先下，患脚下移，健脚跟上。 （8）指导老年人缓慢平稳转移。 （9）协助老年人转移至床上：老年人站稳后，指导老年人健侧腿迈向床边。照护员用膝关节推老年人患膝关节，协助老年人坐到床上。 （10）调整舒适卧姿，整理床单位	（3）转移过程中，及时确认老年人是否有不适感（如头晕、恶心、心跳加快等症状）。若有则应暂停，或呼叫医生协助处理。 （4）扶老年人坐起或站立，动作宜慢，预防老年人直立性低血压
操作后	1. 用物整理 2. 洗手，记录	（1）拐杖使用后整理归位。 （2）开窗通风，整理用物，洗手并记录	照护员动作熟练、轻巧、恰当运用节力原理

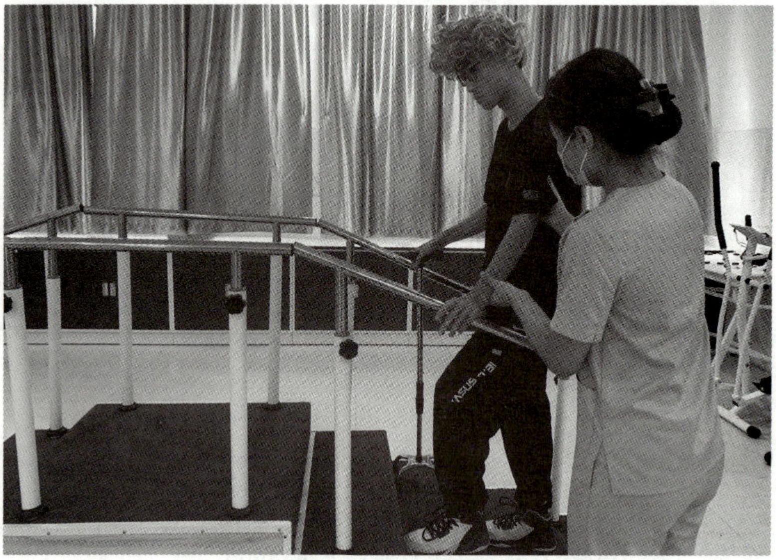

图 2-3-8 指导老年人使用助行器上楼梯

知识链接

关于医疗外骨骼康复机器人

20 世纪 60 年代开始，外骨骼机器人蓬勃发展。最初，它们被用来增强士兵体能，提高作战能力，现在外骨骼机器人被认为是减轻物理治疗师重复和繁重工作的工具，同时可以提高患者的康复效果和帮助截瘫或四肢瘫痪患者在日常生活中恢复运动能力，还有的外骨骼机器人被用于为患有肌无力的人或老年人提供额外动力，辅助其行走或上下楼梯。外骨骼机器人的应用领域不仅涉及抗震救灾或战争等恶劣复杂环境下的单兵救援装备，还涵盖医疗和老龄化问题中迫切需要的助老、助残智能辅具。根据美国食品药品监督管理局（food and drug administration，FDA）的定义，医疗外骨骼康复机器人是一种由外部机动力驱动的矫形器组成的、放置在使用者瘫痪或者虚弱肢体处以提供辅助行走功能的处方器械。

同步练习

1. 使用平车上下坡时，大轮在（　　）处。

A. 高处

B. 低处

C. 中高处

D. 中低处

E. 以上均不是

2. 照护员采用挪动法协助老年人从床上向平车移动的顺序是（　　）。
A. 上身、臀部、下肢
B. 上身、下肢、臀部
C. 下肢、臀部、上肢
D. 臀部、上身、下肢
E. 臀部、下肢、上身
3. 下列不属于助行器具检查要求的是（　　）。
A. 助行器具是否完好
B. 把手是否松动
C. 助行器具与地面接触的橡胶垫是否牢固
D. 可调高度的助行器具调节卡扣是否紧锁
E. 以上全错
4. 下列关于单足手杖描述不正确的是（　　）。
A. 适用于握力好的老年人
B. 适用于上肢支撑能力强的老年人
C. 可以提高老年人的生活自理能力
D. 能节省体力
E. 以上均错
5. 老年人，男性，68 岁，体重 80 kg，从高空坠落后导致肝破裂，入院后须立即进行手术治疗。病房照护员接到手术通知后首先应(　　)。
A. 准备床单位，铺麻醉床
B. 测量生命体征
C. 填写住院病历
D. 通知医生
E. 收集病情资料，确立照护问题
6. 使用轮椅转运老年人时，遇到障碍物时操作错误的是（　　）。
A. 可以借助轮椅将障碍物撞开
B. 接近障碍物时，照护员自行避开即可
C. 照护员可与老年人一起，移开障碍物
D. 照护员不得告知老年人，避免其惊慌
E. 以上都是

任务四 感染防护照护技术

任务情境

李奶奶，68岁，有肝炎肝硬化病史，入住养老机构院第12天，体检结果显示：腹水培养为阳性，细菌培养为大肠杆菌。该个体现精神萎靡，呼吸困难，呈贫血貌，双下肢水肿。

任务：照护员做好李奶奶的照护处理。

任务目标

1. 能选择适宜的感染防护照护技术。
2. 能按照无菌原则进行感染防护照护。
3. 能正确进行无菌技术操作。
4. 从关爱老年人角度进行感染预防。

任务描述

一、感染的概念与分类

（一）感染的概念

感染是指任何人员在医院活动期间，遭受病原体侵袭而引起的任何诊断明确的感染或疾病。

（二）感染的分类

按病原体来源可将医院感染分为外源性感染和内源性感染。

1. 外源性感染

外源性感染也称交叉感染，是指来自个体体外的病原体，通过直接或间接感染途径，传播给个体而引起的间接感染。

2. 内源性感染

内源性感染又称自身感染，是指个体受到其自身携带的感染源侵袭而发生的感染。内源性感染的病原体来自个体自身的体内或体表，主要是在体内定植、寄生的正常菌群，它们在正常情况下对人体不会有感染性，不会导致疾病的发生。但当人体的免疫功能受损、抵抗力降低、健康状况不佳、正常菌群发生移位或因病长期使用抗生素、免疫抑制剂及激素时，即可发生自身感染，如肝硬化个体易发生原发性腹膜炎。

二、感染的形成

医院感染的形成必须具备三个要素，即感染源、传播途径和易感宿主，三者相互关联。当同时存在并相互作用构成了感染链时便可导致感染的发生。

（一）感染源

感染源即感染的来源，是指病原微生物自然生存、繁殖及排出的场所或宿主，是院内感染的主要因素（人或动物）。在医院感染中，主要包括以下感染源。

1. 已感染的个体及病原携带者

因为感染个体体内可排出数量较多且具有较强毒力的微生物，所以这是主要的感染源，病原体可来自个体的特定部位，如胃肠道、呼吸道、皮肤等。更为严重的是，感染的个体大都接受过抗生素治疗，因而排出的微生物可能更具有耐药性，而且容易在其他易感宿主体内定植。

2. 个体自身携带的正常菌群

正常情况下，个体的肠道、上呼吸道、皮肤、泌尿生殖道及口腔和黏膜等处寄居有人体的正常菌群，或来自环境并定植在这些部位的微生物，在一定条件下可能引起人体自身感染或传播感染。

3. 医务人员

医务人员在治疗和护理个体时，通过手或工作服等可将致病性微生物携带并传播给个体，造成交叉感染。

4. 环境

设备、食品、垃圾等都有可能成为感染源。如洗手池常有革兰阴性杆菌繁殖，可污染洗手者，再进一步传播他人引起感染。

5. 其他

（1）个体家属和探视者。个体家属和探视者均可视为感染源。如呼吸道感染、病毒性感冒在病房的流行，其感染源可能来自社会上的感染人群。

（2）器械消毒不彻底。此种感染源存在于非生物环境，一般来说，受污染的仪器、设备（如手术器械内镜、呼吸机湿化管道及牙钻等）消毒不彻底，都有可能成为感染源。

（3）不合格的血液制品、药物，均可成为严重的感染源。

（4）动物感染源。如鼠类、蟑螂、蚊子等可造成传染病的流行，其中，鼠类在动物感染源中感染性最大，因为鼠类在医院的密度较高，不仅是沙门菌的宿主，而且是鼠疫、流行性出血热等传染病的感染源。

（二）传播途径

传播途径是指病原体从感染源排出后传给易感宿主的途径和方式。医院感染的传播途径主要包括以下四种。

1. 接触传播

接触传播是外源性感染的主要传播途径。

（1）直接接触传播。病原体由已感染的个体不经任何媒介直接传给易感宿主，如母婴之间疱疹病毒的传播感染。

（2）间接接触传播。病原体经过媒介传递给易感宿主。医护人员的手是最常见的传播媒介，其他包括共同媒介（水、食物、医疗器械等）及生物媒介（昆虫）等。

2. 空气传播

空气传播是以空气为媒介，空气中带有病原微生物的微粒随气流流动而造成感染传播，也称为微生物气溶胶传播。

（1）飞沫传播。在咳嗽、打喷嚏、交谈时，会有许多液滴状飞沫从鼻腔、口腔喷出。其中含有呼吸道黏膜的分泌物及病原体，由于液滴较大，在空气中悬浮时间短，只有当易感者和感染源较近距离接触时才可能发生感染。其本质是一种特殊形式的接触传播。

（2）飞沫核传播。从感染源排出的直径较大的飞沫粒（>100 μm）可很快降落，而较小的飞沫粒下降较慢，在其降落前表层水分就可以完全蒸发，形成含有病原体的飞沫核，能在空气中长时间浮游，随气流流动长距离传播。

（3）菌尘传播。物体表面上的感染性物质干燥后形成带菌尘埃，可以通过菌尘降落于伤口，引起感染；或菌尘降落于室内物体表面，引起间接传播。

3. 生物媒介传播

动物或昆虫携带病原微生物可作为人类疾病传播的中间宿主，如蚊子可以传播疟疾、乙型脑炎等，若蚊子叮咬了受感染的个体再去叮咬健康人，则易致病。

4. 共同媒介传播

也称为共同途径传播，常可导致医院感染的暴发流行，主要有以下几类。

（1）经水源传播。医院自身供水系统的水源受到粪便或污水的污染后，未经严格净化消毒即供给饮用或洗涤食物等。

（2）饮食传播。除了可引起细菌性食物中毒外，食品中常带有各种条件致病菌，当个体免疫功能低下时可在其肠道定植，增加自身感染机会，以铜绿假单胞菌和大肠杆菌常见。

（3）注射、输液、输血传播。可通过污染的血液或血液制品、污染的药液、污染的输液注射用具等造成疾病传播。

（三）易感宿主

易感宿主是指对感染性疾病缺乏免疫力而易感染的人。主要包括：

（1）患免疫系统疾病的个体，严重影响或损伤了机体的免疫功能，如白血病个体。

（2）侵入性诊断治疗的个体。

（3）接受各种免疫抑制疗法的个体。

（4）长期大量应用抗生素治疗的个体。

（5）老年人、婴幼儿和营养不良者。

三、感染防护照护技术

（一）感染防护相关概念

1. 清洁（cleaning）

清洁是指用物理方法清除物体表面的污垢、尘埃和有机物，其目的是去除和减少微生物，并非杀灭微生物。适用于医院地面、墙壁、家具、餐具、杂物等物体表面的处理和物品消毒灭菌前的处理。若是物品不能有效地清洁，则很难保证随后消毒、灭菌的成功。常用的清洁方法有水洗、机械去污及去污剂去污等。

2. 消毒（disinfection）

消毒是指用物理或化学方法清除或杀灭除芽孢以外的所有病原微生物，使其数量减少到无害程度的过程。

3. 灭菌（sterilization）

灭菌是指用物理或化学方法杀灭全部微生物，包括致病的和非致病的微生物，以及细菌芽孢的过程。

（二）消毒灭菌方法

1. 物理消毒灭菌法

物理消毒灭菌法是指利用物理因素作用于病原微生物，将之清除或杀灭。常用方法有自然净化、机械除菌、热力（如燃烧、干烤、煮沸、流通蒸汽、低温蒸汽、高压蒸汽等）消毒灭菌、光照消毒等。

（1）自然净化是利用大自然本身的净化作用，达到消毒的目的。如日晒、风吹、干燥、温度、湿度、空气中的化合物、水的稀释、pH 的变化、水中微生物的拮抗作用等，都可以起到自然净化的作用。

（2）机械除菌是用机械的方法除掉物体表面、水、空气、人畜体表面污染的有害微生物。常用的方法有冲洗、刷、擦、扫、抹、铲除、通风和过滤等。

（3）热力消毒灭菌法是利用热力作用破坏微生物的蛋白质、核酸细胞壁和细胞膜，从而促使其死亡，可以分为干热法和湿热法。

①干热法：是由热源通过空气传导、辐射对物体进行加热，在有氧而无水的条件下作用于微生物，因此所需温度高，作用时间长，包括燃烧法和干烤法。

a. 燃烧法：是一种简单、迅速、彻底的灭菌方法，包括焚烧法和烧灼法。焚烧法是将污染的物品直接放在焚烧炉内焚烧，如某些特殊感染（如破伤风、气性坏疽等感染）的敷料处理；烧灼法是直接用火焰加热灭菌，常用于某些不怕热的金属器材和搪瓷类物品。

注意事项：烧灼过程中应不停转动容器，使火焰分布均匀，以确保灭菌效果；远离易燃易爆物品，如氧气、乙醇、汽油等。

b. 干烤法：将物品放入特定的密闭干烤箱内进行灭菌，其热力传播与穿透主要靠热空气的对流与介质传导，灭菌效果可靠。适用于高温下不变质、不损坏、不蒸发的物品，如油剂、粉剂、玻璃器具、金属和陶瓷等。一般常用的灭菌条件为 160 ℃持续 2 h，或 170 ℃持续 1 h，或 180 ℃持续 30 min。

②湿热法：湿热消毒灭菌法是通过水和水蒸气对物体进行加热。其灭菌效果较干热法更可靠。

a. 煮沸消毒法：煮沸消毒法是应用最早的消毒方法之一，适用于耐湿耐高温的物品，如金属、搪瓷、玻璃和橡胶类物品。

方法：将刷洗干净的物品全部浸没在水中，加热煮沸，从水沸开始计时，经 5~10 min 可杀灭繁殖体，达到消毒效果。多数细菌芽孢和真菌污染的物品，煮沸时间应延长 15 min 至数小时，方可将其杀灭。

注意事项：煮沸消毒前，必须先将物品刷洗干净，空腔导管内预先灌水，水面至少高于物品最高处 3 cm，煮锅加盖煮沸；玻璃类物品用纱布包好，应在冷水或温水时放入，水沸后计时 10~15 min；橡胶类物品须用纱布包好，水沸后再放入，消毒时间为 5 min；如煮沸过程中加入物品，则应在再次水沸后重新计时。

b. 高压蒸汽灭菌法：是热力消毒灭菌中效果最为可靠、最有效、最方便和临床使用最广的一种方法。高压蒸汽灭菌时，蒸汽处于高压下，其温度更高、更具有穿透力。当压力为 103~137 kPa 时，蒸汽温度可达 121~126 ℃，经 15~30 min，可杀灭芽孢在内的一切微生物，达到灭菌目的。主要用于耐高温、耐高压、耐潮湿物品的灭菌，如各类手术器械、敷料、搪瓷、橡胶、玻璃制品及溶液、细菌培养基等。

注意事项：器械或物品灭菌前须洗净并晾干或擦干；灭菌包的体积不可过大，用下排气式压力蒸汽灭菌的物品包不大于 30 cm × 30 cm × 25 cm，用预真空压力蒸汽灭菌器的物品包不得超过 30 cm × 30 cm × 50 cm；盛装物品的容器如有孔，消毒前将容器孔打开，以利于蒸汽进入，消毒完毕，关上容器孔；被灭菌物品待干燥后才能取出；随时观察压力及温度情况；定期监测灭菌效果。

灭菌效果的监测：可用化学指示卡或化学指示胶带在 121 ℃ 20 min 或 135 ℃ 4min 灭菌后，观察性状或颜色的改变来判断灭菌效果。

（4）光照消毒法（又称辐射消毒法）主要是利用紫外线的杀菌作用，使菌体蛋白光解、变性而导致细菌死亡。

①日光暴晒法：常用于床垫、毛毯、衣服、书本等物品的消毒。将物品放在直射阳光下暴晒 6 h 并定时翻动，可达到消毒的目的。

②紫外线灯管消毒法：紫外线波长范围在 210~328 nm，根据波长可分为 A 波、B 波、C 波和真空紫外线。C 波紫外线波长范围在 200~275 nm，是消毒最常使用的紫外线，250~270 nm 波段杀菌作用最强。由于紫外线消毒方法安全、经济、方便，所以被广泛用于物体表面、空气等消毒处理。

空气消毒：首选紫外线空气消毒器，也可用紫外线灯管消毒法。即每 10 ㎡装 30W 紫外线灯管一支。有效距离不超过 2 m，照射时间为 30~60 min。

物品消毒：消毒时，有效距离为 25~60 cm，照射时间为 20~30 min。

注意事项：经常保持灯管清洁、无污垢，灯管表面至少每周用无水乙醇擦拭一次；紫外线对眼睛和皮肤有刺激作用，直接照射 30 s，可导致眼炎或皮炎的发生，照射过程中产生的臭氧对人体不利，所以照射消毒时人需要离开房间，必要时给个体戴防护镜，肢体用被单遮盖；由于紫外线的穿透力差，消毒物品时应将物品摊开或挂起，并定时翻动，使其表面受到直接照射。紫外线消毒时间须从灯亮 5~7 min 后开始计时，照射后病房应通风换气。关灯后如须再开启，应间歇 3~4 min 以保证消毒效果。此外，应每隔 6 个月定时检测灯管照射强度，如灯管强度低于 70 μW/cm 或时间超过 1000 h 者应予以更换，定期进行空气培养，以监测消毒效果。

2. 化学消毒灭菌法

化学消毒灭菌法是使用液体或气体的化学药物抑制微生物的生长繁殖或杀灭微生物的方法。常用于个体皮肤、黏膜、排泄物及周围环境、金属锐器和某些塑料制品的消毒。

（1）化学消毒剂的分类。

各种化学消毒剂按其作用分为灭菌剂和高、中、低效消毒剂。灭菌剂和高效消毒剂主要应用于受到结核杆菌、真菌、病毒、细菌芽孢等各类微生物严重污染的物品或进入人体后对人体健康可能构成严重危害的物品的消毒处理。

（2）化学消毒剂的使用原则。

①根据物品的性能及微生物的特性合理选用消毒剂。

②严格掌握消毒剂的有效浓度、作用时间及使用方法。

③消毒剂应定期更换，易挥发的要加盖保存，并定期检测，保持在有效浓度内。

④待消毒的物品必须洗净、擦干。

⑤消毒液中不能置吸附性强的物品如纱布、棉花等，因为这类物品可吸附消毒剂，降低消毒效力。

⑥消毒后的物品须用无菌生理盐水冲洗后方可使用，以免消毒液对组织产生刺激。

（3）化学消毒剂的使用方法。

化学消毒剂常用的方法包括擦拭法、浸泡法、喷雾法、熏蒸法。具体见表 2-4-1 和表 2-4-2。

表 2-4-1　化学消毒剂常用的方法

名称	方法	用途	注意事项
擦拭法	用标准浓度的消毒剂擦拭物品表面，起到消毒作用	用于桌椅、墙壁、地面、人体皮肤黏膜等消毒	宜选用易溶于水、穿透力强、无显著刺激的消毒剂
浸泡法	先将物品洗净、擦干后，完全浸泡在标准浓度消毒剂里，达到有效浸泡时间可起到消毒作用	用于耐湿不耐热物品的消毒，如锐器、精密器材等消毒	—
喷雾法	采用喷雾器将标准浓度的消毒剂均匀喷洒在空气中或物体表面，达到规定时间可起到消毒作用	用于墙壁、地面、空气、物品表面的消毒	—
熏蒸法	将消毒剂加热或加入氧化剂，从而产生气体，要求达到标准浓度和时间，方可起到消毒作用	常用于室内空气以及不耐湿、不耐高温物品的消毒	—

表 2-4-2　熏蒸法常选用的消毒剂及其方法

名称	浓度	用途	时间
过氧乙酸	2%过氧乙酸 8 mL/m^3	空气消毒	30 ~ 120 min
食醋	食醋 5 ~ 10 mL/m^3，加入 1 ~ 2 倍热水		
纯乳酸	纯乳酸 0.12 mL/m^3，加等量水		

（4）常用的化学消毒剂。

常用于终末消毒的化学消毒剂包括环氧乙烷、含氯消毒剂、乙醇、氯已定。具体见表 2-4-3。

表 2-4-3　常用的化学消毒剂

名称	效力	适用范围	方法	浓度	时间	注意事项
环氧乙烷	灭菌剂	适用于不耐高热和湿热的物品，如书籍文件等	熏蒸法：环氧乙烷灭菌器	（1）大型灭菌器: 0.8 ~ 1.2 kg/m^3。 （2）中型灭菌器: 800 ~ 1000 mg/L。 （3）小型灭菌器: 450 ~ 1200 mg/L。	（1）6 h。 （2）6 h。 （3）1~6h	（1）环氧乙烷易燃易爆，对人体有害，严格按操作程序执行。 （2）应存放于阴凉、远离火源、远离明火处，室温低于 40 ℃。 （3）灭菌后需清除物品残留的环氧乙烷。 （4）环氧乙烷遇水形成有毒的乙二醇，不可用于饮用水及食物的灭菌

（续上表）

名称	效力	适用范围	方法	浓度	时间	注意事项
含氯消毒剂（常用液氯、漂白粉、漂白粉精、酸性氧化电位水）	高、中效	餐具、便器、水、环境、疫源地等	（1）浸泡法。 （2）喷雾。 （3）干粉消毒剂	（1）细菌繁殖体：200 mg/L。 （2）肝炎病毒、结核杆菌、细菌芽胞：200 ~ 500 mg/L。 （3）有效氯的含量及时间均加倍。 （4）排泄物与含氯消毒剂的比例为 5 : 1，加入后搅拌	（1）10 min 以上。 （2）30 min 以上。 （3）60 min 以上。 （4）2~6h	（1）消毒剂保存在密闭容器内，置于阴凉、干燥、避光处。 （2）溶液不稳定，应现配现用；易褪色和有腐蚀性，不宜用于金属制品、有色衣物的消毒。 （3）用于含有大量有机物物品的消毒，应延长时间或提高消毒剂浓度。 （4）消毒后及时用清水冲洗干净
乙醇	中效	皮肤消毒、物品消毒	（1）擦拭。 （2）浸泡	（1）70% ~ 75%。 （2）70% ~ 75%	（1）自然待干。 （2）30 min 以上	（1）易挥发，需加盖保存。 （2）有刺激性，不宜用于黏膜、创面消毒。 （3）易燃，存放于阴凉、通风、避火处
氯已定（洗必泰）	低效	手消毒、黏膜消毒	（1）浸泡。 （2）冲洗	（1）0.5%。 （2）0.05% ~ 0.1%	2 min	对阴离子表面活性剂有拮抗作用，不能与洗衣粉、肥皂等混用

（三）无菌技术

无菌技术（aseptic technique）是指在医疗、护理操作过程中，防止一切微生物侵入人体和防止无菌物品、无菌区域被污染的操作技术。无菌技术是根据相关科学原则制定的，也是每个照护员必须遵守的操作原则，以保证个体及工作人员的自身安全。

1. 基本概念

无菌区（aseptic area）指经过物理或化学方法灭菌处理而未被污染的区域。非无菌区（non-aseptic area）指未经灭菌处理，或经灭菌处理后又被污染的区域。无菌物品（aseptic supplies）指经过物理或化学方法灭菌后，保持无菌状态的物品。

2. 无菌技术操作原则

（1）保持环境清洁，操作区域定期消毒，操作前 30 min 停止扫地、更换床单等工作，减少走动，避免不必要的人群流动，防止尘埃飞扬。

（2）工作人员进行无菌操作前，着装符合无菌操作要求，衣帽整洁、洗手，佩戴一次性口罩须盖住口鼻，一般情况下，口罩应每 4~8 h 更换一次，因口罩一经潮湿，细菌易于穿透，故应及时更换。必要时穿无菌衣，戴无菌手套。

（3）物品管理有序。

①无菌物品必须与非无菌物品分开放置，且有明显标志。

②无菌物品不可暴露于空气中，应存放于无菌包或无菌容器中。

③无菌包外须标明物品名称、灭菌日期，无菌包应放在清洁、干燥、固定的地方。按临期先后顺序摆放。有效期为 7~14 d，过期或受潮，均应重新灭菌。

④取用无菌物品时应使用无菌持物钳。

⑤无菌物品一经取出，即使未使用，也不得放回原处。

⑥物品疑有或已被污染，即不可使用，应予重换并重新灭菌。

（4）明确无菌区与非无菌区。

①操作者身体应与无菌区保持一定距离。

②取放无菌物品时，应面向无菌区。

③手臂应保持在腰部或操作台面以上，手不可接触无菌物品，不可跨越无菌区。

④避免面对无菌区谈笑、咳嗽、打喷嚏。

⑤未经消毒的物品不可触及无菌物品或跨越无菌区域。

（5）防止交叉感染。一套无菌物品只供一个个体使用一次，防止交叉感染。

3. 无菌技术基本操作法

（1）无菌持物钳。专门用于夹取或传递无菌物品的钳子或镊子称为无菌持物钳（无菌镊）。必须使用无菌持物钳或无菌镊子取用无菌物品。

①常见种类。

a. 卵圆钳：有直头和弯头两种，钳的持物端有两个卵圆形的小环。可用于夹取刀、钳、剪、镊及治疗碗、弯盘等无菌物品。但由于卵圆钳的下端较细，而且两环平行紧贴，故不能持重，也不能夹取较大物品。

b. 三叉钳：结构和卵圆钳相似，不同之处是其下端为三叉形，呈弧形向内弯曲。可用于夹取盒、盆、罐等较重物品。

c. 镊子：镊子的尖端细小，使用时灵巧方便，适用于夹取针头、缝针、棉球等小物品。

②存放方法。无菌持物钳通常采用消毒液浸泡保存法，持物钳经压力蒸汽灭菌后浸泡在盛有消毒液的广口有盖的容器内，消毒液应浸过无菌持物钳轴节以上 2~3 cm（或持物镊的 1/2）处，每个容器只能存放一把无菌持物钳或镊子。

③注意事项。

a. 无菌持物钳只能用于夹取无菌物品，不能用于夹取油纱布或换药。

b. 使用无菌持物钳时，钳端不可高举，手不可触及无菌持物钳的浸泡部分。

c. 无菌持物钳使用后应立即放回容器内，不得在空气中暴露过久。

d. 如到远处夹取物品，应将持物钳放入容器内一同搬移。

e. 无菌持物钳一经污染或疑有污染时，不得再放回容器内，应重新消毒。

f. 无菌持物钳和存放容器要定期消毒。浸泡保存时，一般病房可 7 d 更换一次，使用频率高的要缩短更换周期，甚至每日更换一次，干燥保存可持续使用 4~6 h。

（2）无菌容器。无菌容器是指经灭菌处理的盛放无菌物品并保持其无菌状态的容器。常用的无菌容器有无菌盒、罐、盘及储槽等，无菌容器内盛治疗碗、棉球、纱布等，其注意事项如下：

①夹取无菌容器内物品时，无菌持物钳及无菌物品不可触及容器的边缘。

②移动无菌容器时应托住底部，手不可碰及无菌容器口及内壁边缘。

③从无菌容器内取出的无菌物品，即使未使用，也不得再放回无菌容器内。

④无菌容器应定期灭菌，一般有效期为 7 d。

（3）无菌包。无菌包是指用无菌包布包裹无菌物品，使无菌包内物品保持无菌状态。无菌包包布通常选择质厚、致密、未脱脂的双层棉布制成，其注意事项如下：

①如需要一次将包内物品全部取出，可将无菌包托在手上打开，另一手抓住包布四角，稳妥地将包布内物品放入事先准备好的无菌区域内，将包布折叠放好。

②如包布内用物一次用不完，则按原折痕包起扎好，并标注开包日期及时间，有效时间为 24 h。

（4）无菌溶液。无菌溶液是指经灭菌处理后的溶液，一般用无菌玻璃或塑料瓶盛装。其注意事项如下：

①瓶口不能触及手或其他物品。

②检查溶液质量时要倒转瓶体，应对光检查。

③盖瓶塞时，手不可触及瓶塞盖住瓶口的部分。

④倒溶液时，瓶口不可触及无菌容器，亦不能将无菌敷料堵塞瓶口或伸入瓶内蘸取溶液。

⑤倒出的溶液，即使未使用也不得倒回瓶内。

⑥剩余溶液如继续使用，有效时间为 24 h。

（5）无菌盘。通过铺无菌治疗巾，形成一无菌区域，放置无菌物品，供治疗照护用，其注意事项如下：

①操作时，非无菌物品及身体应与无菌盘保持适当的距离，身体部位不可跨越无菌区。

②无菌盘应保持干燥，避免潮湿污染。

③已铺好的无菌盘应尽早使用，保留时间不得超过 4 h。

（6）无菌手套。由于人体某些部位存在常居菌，用一些消毒方法很难使手达到绝对无菌，因此，需要佩戴无菌手套后使手达到无菌状态，其注意事项如下：

①未佩戴手套的手不可接触无菌手套的外面，已戴手套的手不可触及未戴手套的手及手套的内面。

②戴手套后如果发现手套破损或不慎污染，应立即更换。

③戴手套后，手臂不可下垂，应保持在腰以上、肩以下范围内活动。

④脱手套时，应将手套口翻转脱下，不可用力强拉手套边缘或手指部分，以免损坏。

（四）隔离技术

隔离（isolation）是通过控制感染源、切断感染途径、保护易感人群的措施，达到防止微生物在个体、工作人员及媒介物中播散的目的。隔离可分为传染病隔离和保护性隔离。

1. 隔离区的管理

（1）传染区隔离单位的设置应远离食堂、水源和其他公共场所。相邻区楼房相隔大约 30 m，侧面防护距离为 10 m，以防空气对流传播；设多个出入口，以便工作人员与个体分门进出；区内配置必要的卫生、消毒设备。

①以个体为隔离单位，每个个体均配有单独的环境与用具，与其他个体及不同病种个体之间进行隔离。

②以居室为隔离单位，同一病种个体安排在同一居室内，但不同病原体感染者应分房收治。

③凡未确诊，或发生混合感染，或有强烈传染性及危重个体应住单独隔离室。

（2）工作区域的划分及隔离原则。

①清洁区：指凡未和个体直接接触、未被病原微生物污染的区域，如医护办公室、更衣室、治疗室、配餐室、值班室等工作人员使用的场所。其隔离要求：患者及个体接触过的物品不得进入清洁区；工作人员接触个体后必须消毒手，脱去隔离衣及鞋方可进入清洁区。

②非污染区：凡有可能被病原微生物污染的区域，如病区的走廊、化验室等。其隔离要求：个体经过走廊时，不得接触墙壁、家具等物；各类检验标本应有存放盘和架，检查完的标本及玻璃管、玻璃片等严格按要求分别处理。

③污染区：指被病原微生物污染、个体直接或间接接触的区域，如病房、厕所、浴室、病区外走廊等。其隔离要求：污染区的物品未经消毒处理，不得带到他处；工作人员进入污染区时，务必穿隔离衣，戴口罩、帽子，必要时穿隔离鞋；离开该区前脱隔离衣、鞋，消毒双手。

（3）隔离原则。

①根据隔离种类，病房门前或病床前均应悬挂隔离标志，并采取相应的隔离措施，如门口的消毒脚垫（用消毒液浇湿，供出入时消毒鞋底之用）、门外的洗手池、消毒泡手用具及隔离衣悬挂架等。

②工作人员进入隔离室应按规定戴口罩、帽子，穿着隔离衣，且只能在规定范围内活动。一切操作要严格遵守隔离规程，接触个体或污染物品后必须消毒双手。护士进入隔离室做治疗照护前，应备齐用物并周密计划，集中照护，以减少穿、脱隔离衣和洗手次数。

③凡个体接触过的物品或落地的物品应视为污染，消毒后方可给他人使用；个体

的衣物、信件、钱币等经消毒后方能交家属带回；个体的排泄物、分泌物、呕吐物须经消毒处理方可排放。病房每日进行空气消毒，送出病区处理的物品，应有专门的污物袋放置，袋外有明显的标记。

④在严格执行隔离要求的同时，要对个体热情关心，减轻个体的恐惧感或因被隔离而产生的孤独、自卑等不良心理。

⑤向个体及家属解释隔离的重要性及暂时性，以取得其信任与合作，严格执行陪伴和探视制度，并尽量减少陪伴，若必须陪伴或探视时，应事先向家属及探视者进行相关隔离防护知识的教育解释，使之严格遵守各项制度。

⑥传染性分泌物三次培养结果均为阴性或已度过隔离期，经医生开出医嘱后方可解除隔离。

⑦进行终末消毒，即对出院、转科或死亡个体及其用物、所住病房和医疗器械进行消毒处理。详见本书 P281，终末消毒照护技术。

2. 隔离的种类和措施

按传播途径的不同将隔离分为以下几类，并以切断传播途径为制定措施的依据。

（1）严密隔离。严密隔离（strict isolation）适用于经飞沫、分泌物、排泄物直接或间接传播的烈性传染病的隔离，如霍乱、鼠疫等。凡传染性强、感染后死亡率高的传染病均须采取严密隔离。主要隔离措施有以下几种。

①个体应住单间病房，通向走廊的门、窗必须关闭。病房内用具力求简单、耐消毒。室外挂有醒目的隔离标志，禁止个体出病房，并禁止探视与陪护。

②接触个体时，消毒措施必须严格，必须佩戴口罩和帽子，穿着隔离衣和隔离鞋，必要时戴手套。

③个体的分泌物、呕吐物和排泄物应严格消毒处理后，方可排放。

④污染敷料装袋标记后集中焚烧处理。

⑤室内空气和地面用消毒液喷洒或紫外线照射消毒，每天一次。

（2）呼吸道隔离。呼吸道隔离（respiratory tract isolation）主要用于防止通过空气中的短距离飞沫传播的感染性疾病，如流感、麻疹、肺结核、流脑、脑膜炎等。主要隔离措施有以下几种。

①同一病原体感染者可同住一室。有条件时尽量使隔离病房远离其他病房。

②通向走廊的门窗必须关闭，以防病原体通过走廊的门窗随空气向外传播。个体离开病房须戴口罩。

③工作人员进入病房须戴口罩，并保持口罩干燥，必要时穿隔离衣。

④为个体准备专用痰杯，口鼻分泌物必须经消毒处理后方可排放。

⑤室内空气用紫外线照射或过氧乙酸消毒液喷洒，每天一次。

（3）肠道隔离。肠道隔离（digestive tract isolation）适用于由个体的消化道分泌物及排泄物直接或间接污染了食物或水源而引起传播的疾病，如伤寒、菌痢。通过隔离可切断粪—口传播途径。主要措施有以下几种。

①不同病种的个体最好能分室居住，如同一病房，须做好床边隔离，床间距 1 m

以上，每一病床应加醒目的隔离标记，个体不得互相交换物品及报刊书籍等。

②接触不同病种的肠道隔离个体时，须分别穿着隔离衣，消毒双手并更换手套。

③病房应有防蝇设备，并做到无蟑螂、无鼠。

④个体的食具、便器各自专用，严格消毒，剩余的食物或排泄物均应消毒后方可排放。

⑤被个体粪便污染的物品要随时装袋，做好标记后集中消毒或焚烧处理。

（4）接触隔离。接触隔离（contact isolation）适用于经体表或伤口直接或间接接触而感染的疾病，如破伤风、气性坏疽等。主要隔离措施包括。

①个体住单间病房，不允许接触他人。

②接触个体或进行医护操作时须戴口罩、帽子、手套，穿着隔离衣；工作人员的手或皮肤有破损者应尽量避免接触此类个体。

③凡与个体接触过的一切物品，如被单、衣物、换药器械等均应先灭菌，然后再进行清洁、消毒或灭菌。

④被个体污染的敷料应装袋标记后集中焚烧处理。

（5）血液—体液隔离。血液—体液隔离（blood-body liquid isolation）主要用于预防直接或间接接触血液或体液的传染性疾病，如乙型肝炎、艾滋病、梅毒等。主要的隔离措施包括以下几种。

①同种病原体感染者可同住一室进行隔离，但在个体自理能力低下或出血不能控制、易造成环境污染的情况下应单人隔离。

②为防止血液、体液飞溅而引发感染，医护人员应戴口罩及护目镜。

③若血液或体液可能污染工作服时须穿着隔离衣。

④接触血液或体液时应戴手套。

⑤注意消毒洗手，严防被注射针头等利器刺破，若手被血液、体液污染或可能污染时，应立即用消毒液洗手，照护另一个体前也应消毒洗手。

⑥被血液或体液污染的物品，应装袋标记后集中消毒或焚烧；个体用过的针头应放入防水、防刺破并有标记的容器内集中焚烧处理。

⑦被血液或体液污染的室内表面物品，应立即用消毒液擦拭或喷洒。

⑧探陪人员应采取相应的隔离措施。

（6）昆虫隔离。昆虫隔离（insect isolation）适用于以昆虫为媒介传播的疾病，如乙型脑炎、疟疾、流行性出血热、斑疹伤寒等。应根据昆虫种类采取隔离措施，如挂蚊帐、灭鼠、灭虱等。

（7）保护性隔离。保护性隔离（protective isolation）也称反向隔离，适用于抵抗力低或极易感染的个体，如严重烧伤、白血病、脏器移植及免疫缺陷个体等。主要的隔离措施包括以下几种。

①设单间隔离室，个体住单间病房。

②工作人员进入病房应戴帽子、口罩、手套，穿着隔离衣及隔离拖鞋。

③接触个体前后均应消毒洗手。

④凡患呼吸道疾病者或咽部带菌者，包括工作人员均应避免接触个体。

⑤未经消毒处理的物品不可带入隔离室。

⑥室内空气、地面、家具等均应严格消毒并通风换气。

⑦探视者应采取相应的隔离措施。

3. 隔离技术的实施

（1）口罩、帽子的使用。

①各种类型的口罩、面罩和护目镜可单独使用或组合使用。以提供屏幕保护，防止感染性血液、体液溅入医护人员眼睛、口腔及鼻腔黏膜。帽子可以防止头发上灰尘及病原微生物落下而造成污染，也可以防止病原微生物附着在头发上面造成污染。照护传染病个体时，也要保护自己。工作帽应大小适宜，要将头发全部塞入帽内，不得外露。每周更换两次，手术室或严密隔离单位，应每次更换并保持清洁。

②操作要点：洗手并擦干以除去手上的污垢；取出清洁口罩；拿起口罩上方的两根带子，将口和鼻部罩住并在头顶打活结，松紧度要合适。

③注意事项：不可用污染的手接触口罩；口罩潮湿时，立即更换；须先洗手，再取下口罩；不可将口罩挂在胸前；不用时，解开口罩带子，取下口罩，将已污染的口罩丢入污物桶内，后消毒洗手；一般情况下，口罩使用 4~8 h 后更换；每次接触严密隔离个体后，应立即更换；使用一次性口罩时间不得超过 4 h。

（2）手的清洁与消毒。洗手是将手涂满肥皂，并对其所有表面进行强有力的短暂摩擦，产生大量泡沫，然后用流动水冲洗的过程，包括使用单纯的肥皂或清洁剂洗手和用含有消毒剂的洗涤剂洗手两种方法。前者为机械去污过程，能使皮肤脂肪乳化和微生物悬浮于表面，再用水将其冲洗干净；后者为化学去污过程，能杀死或抑制微生物的生长繁殖，达到消毒灭菌的目的。

洗手是重要的隔离预防技术之一，为保护个体、保护照护员自己，必须坚持认真洗手。有效的洗手可清除手上 99% 以上的各种暂住菌，切断通过手传播感染的途径。

照护员在执行各种操作前，应用皂液、流动水冲洗双手。在进行各种操作后，应进行手的卫生消毒。

①手的清洁。

a. 取下手上饰物，卷袖过肘，调节水流及水温，流水浸湿双手，水流不可过大以防溅湿工作服。

b. 以清洁肥皂或无菌皂液涂抹双手，按“七步洗手法”搓洗双手。“内”：掌心对掌心，手指并拢相互揉搓（图 2-4-1）；“外”：手指交叉，掌心对手背揉搓（图 2-4-2）；“夹”：夹手指交叉，沿指缝相互揉搓（图 2-4-3）；“弓”：双手互握，相互揉搓指背（图 2-4-4）；“大”：一手握另一手大拇指旋转揉搓，双手交换进行（图 2-4-5）；“立”：把指尖合拢立在另一手掌心旋转揉搓，双手交换进行（图 2-4-6）；“腕”：揉搓手腕、手臂，双手交换进行（图 2-4-7）。在此过程中，保证洗手彻底进行，每处至少揉搓 15 s，整个过程持续约 30 s。范围为双手、手腕及腕上 5~10 cm。

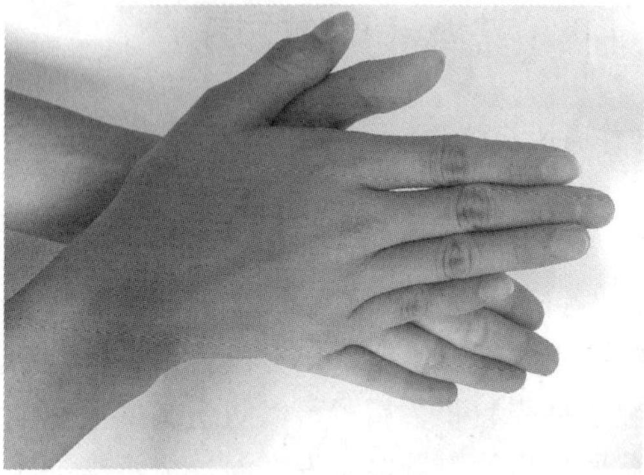

图 2-4-1　内

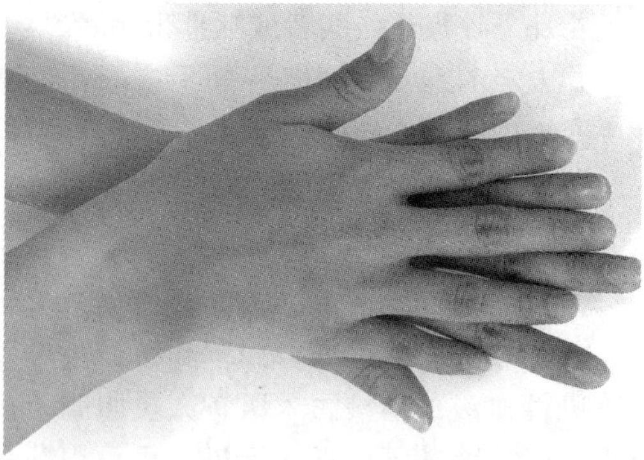

图 2-4-2　外

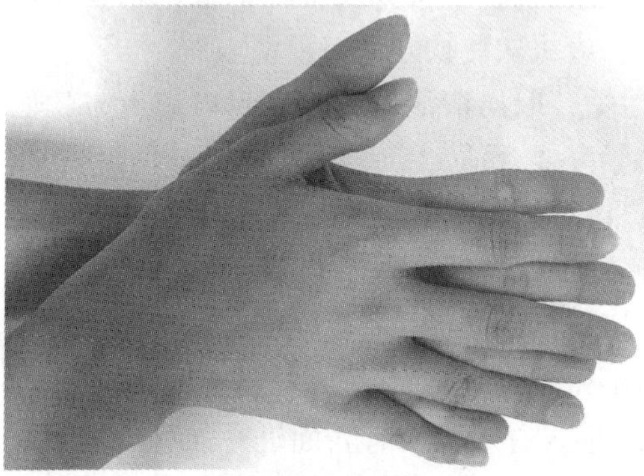

图 2-4-3　夹

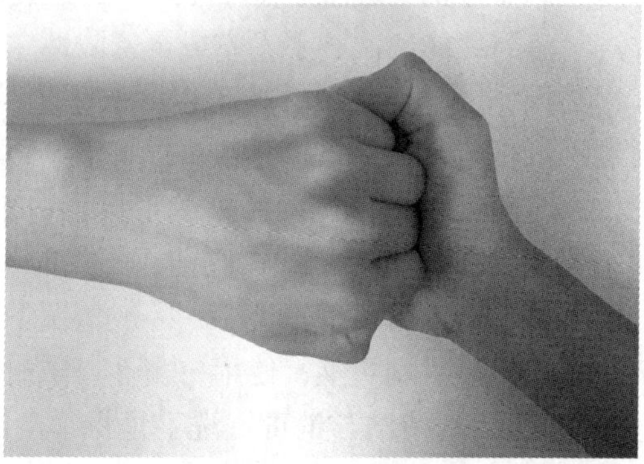

图 2-4-4　弓

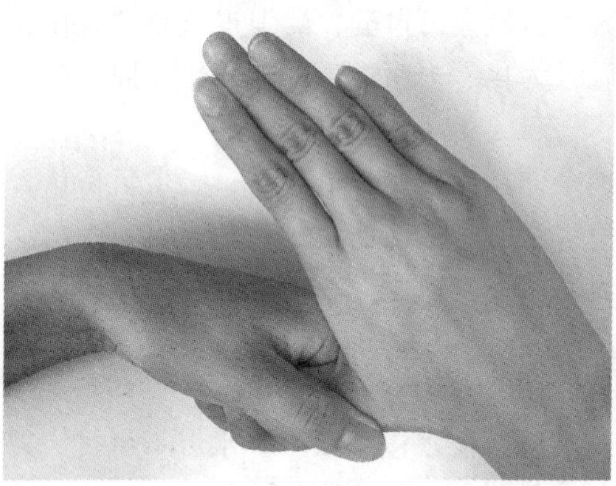

图 2-4-5　大

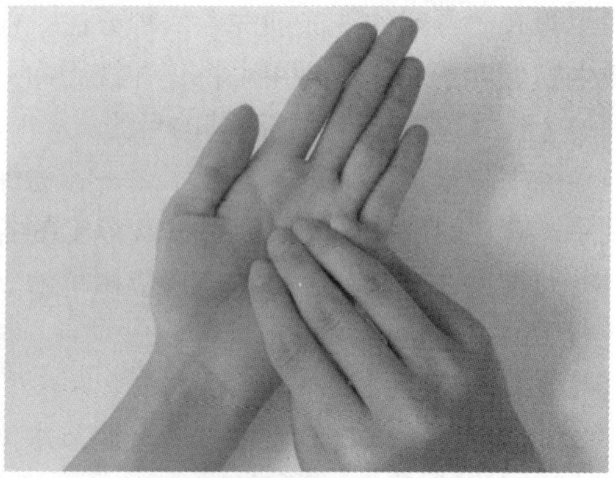

图 2-4-6　立

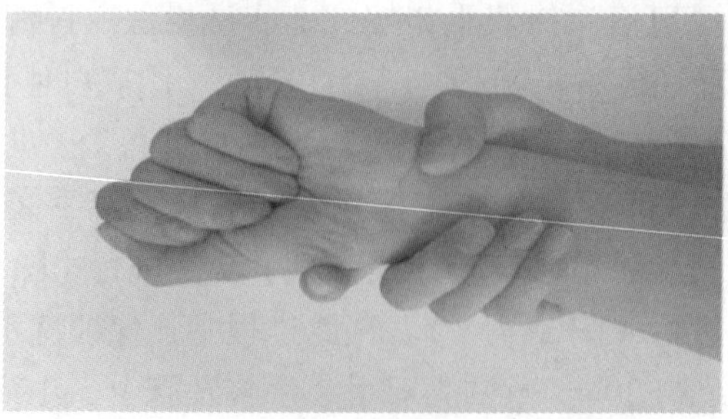

图 2-4-7　腕

c. 用脚踏开关或肘部开关开启水源，从上到下彻底冲洗双手、擦干，让污水从前臂流向指尖，以防水溅到工作服或地上。

②手的消毒。手的消毒可以去除和破坏暂居微生物，预防感染与交叉感染。在下列情境下应进行手的消毒：实施侵入性操作之前；照护免疫功能低下的个体之前；接触每例传染个体和多重耐药菌株定植或感染者之后；接触感染伤口和体液、血液之后；接触致病微生物污染物品之后。

a. 消毒手（涂擦法）。

· 先进行卫生洗手并擦干，以提高消毒效果。

· 用消毒剂依次涂擦双手，方法为手掌对手掌，手背对手背，指尖对手掌，两手指缝相对互搓，重复 3 遍，涂擦约 2~3 min，使消毒剂充分发挥作用，任其自干；也可将双手完全浸入消毒液的液面下，并在消毒液中互相揉搓约 2 min，顺序同涂擦法，任其自干或用小毛巾擦干。过程中，手不可触及消毒剂瓶口。常用的泡手消毒液有 0.2% 过氯乙酸、碘酒、氯己定等。

b. 刷手法（用于穿、脱隔离衣前）。

· 将隔离衣袖挽至肘关节以上。

· 用刷子沾洗手液，按前臂、腕部、手背、手指、指缝、指甲处的顺序刷洗 30 s，用流水冲净泡沫，换刷另一只手，反复两次（共刷 2 min）。

· 用清水洗净双手。

· 用小毛巾自上而下擦干双手，或用烘干机烘干。

（3）使用避污纸。避污纸是备用的清洁纸片，做简单隔离操作时，可使用避污纸保持双手或物品不被污染，以省略消毒步骤。取避污纸时从页面抓取，不可掀开撕取；避污纸用后随即丢入污物桶，集中焚烧处理。使用过程中注意保持避污纸清洁以防交叉感染。

（4）穿、脱隔离衣。穿、脱隔离衣的是保护个体和照护员的人身安全，防止个体和照护员的交叉感染，避免个体的血液、体液、分泌物、排泄物等的污染。

任务实施

表 2-4-4　无菌操作

项目	操作步骤	操作程序	注意事项
操作前	评估与准备	（1）环境准备：宽敞、清洁、桌面干燥。 （2）照护员准备：修剪指甲、洗手、戴口罩。 （3）物品准备：齐全，符合无菌要求，摆放合理	照护员严格执行七步洗手法，去除手上污垢

（续上表）

项目	操作步骤	操作程序	注意事项
操作中	1. 无菌包和无菌镊的使用	（1）查看无菌治疗巾名称、灭菌日期、化学指示胶带、无菌包有无潮湿。 （2）打开无菌包放于清洁、干燥处。 （3）照护员手在无菌镊上 1/3 部分，闭合无菌镊前端，并将镊移至容器中央取出无菌镊至消毒液面上，滴尽消毒液后取出。 （4）夹取治疗巾放于治疗盘内，用无菌镊将包内剩余物品折好。 （5）闭合无菌镊，放回容器内，再打开。 （6）注明开包日期及时间。	（1）查看无菌包是否过期，如超过有效期、破损或潮湿等均不可使用。 （2）保持前端向下取出，以免消毒液倒流至镊柄后再流下污染无菌部分。 （3）无菌镊保持在胸、腹部水平移动，不可过高或过低。 （4）保持无菌镊与消毒液充分接触，以保持无菌。 （5）防止污染盖内面，如需将容器盖放于桌面上，应放于稳妥处并使盖的内面朝下。 （6）确定无菌溶液质量可靠方可使用。 （7）手不可触及瓶塞盖住瓶口的部分，防止污染
	2. 无菌容器的使用及铺无菌盘	（7）将取出的治疗巾双折铺于治疗盘内，上层向远端呈扇形折叠，开口边向外。 （8）查看无菌治疗碗包的名称、灭菌日期、化学指示胶带、无菌包有无潮湿。 （9）打开外层包布将治疗碗放于无菌治疗盘内。 （10）查看无菌储物罐灭菌日期、化学指示胶带、侧孔底孔有无关闭。 （11）取无菌持物钳，夹取治疗碗放于无菌治疗盘内。 （12）检查无菌容器盛放物品名称、灭菌日期、化学指示胶带。 （13）打开无菌容器取出物品于无菌治疗盘内。	
	3. 无菌溶液的取用	（14）查对无菌溶液名称、浓度、剂量、有效期，检查瓶盖有无松动，瓶身有无裂缝；手握标签对光检查溶液有无变质。 （15）倒少量溶液于弯盘冲洗瓶口。 （16）倒所需液量于无菌治疗碗内。 （17）盖瓶盖，记录开瓶日期、时间。	
	4. 盖无菌盘	（18）用无菌巾上层盖好物品，边缘对齐，向上反折两次，两侧边缘向下翻折一次。 （19）注明铺盘名称、日期、时间。	
	5. 无菌手套的使用	（20）核对手套灭菌日期、包装、号码。 （21）双手掀开手套袋开口处，手捏住手套反折处向前向上一次性取出手套并戴好手套。 （22）检查手套是否破损。 （23）戴手套的手保持在腰部以上。 （24）戴手套的手捏住腕部外面，翻转脱下。 （25）已脱手套的手插入手套内口，向外翻转脱下弃于医疗垃圾桶后洗手。	

（续上表）

项目	操作步骤	操作程序	注意事项
操作中		（26）脱口罩弃于医疗垃圾桶后洗手	
操作后	1. 用物整理 2. 洗手，记录	（1）用物整理。 （2）洗手并记录	—

评分标准

表 2-4-5　隔离操作

项目	操作步骤	操作程序	注意事项
操作前	评估与准备	（1）用物评估：隔离衣大小是否合适，有无破洞、潮湿，挂放是否得当。 （2）环境评估：环境是否宽敞、清洁、明亮。 （3）照护员准备：着装整洁，取下手表，卷袖过肘，洗手，戴口罩	穿隔离衣前应准备好操作中所需物品
操作中	1. 穿隔离衣 2. 操作完毕，脱隔离衣 3. 推平车至目的地	（1）手持衣领取下隔离衣，双手持衣领的两端向外折，清洁面朝自己，露出衣袖内口。 （2）右手持衣领，左手伸入袖筒内。右手上拉衣领，使左手露出袖口。 （3）左手持衣领，同上方法穿好右袖。 （4）双手顺衣领边缘向后将领口（带）系好。 （5）系好左右两袖口，手不可触及清洁面。 （6）系腰带：自一侧衣领顺腰带下移约 5 cm 处将隔离衣后身向前拉，见到衣边提住外侧，再用相同方法将另一边提住，两手在背后将隔离衣的后开口边对齐。一边向另一边折叠，将腰带在背后左右交换，然后到前面系一活结。 （7）解开袖口，将衣袖轻轻上拉，在肘部将衣袖向内塞入工作服袖内。 （8）消毒清洗双手，擦干。 （9）右手伸入左侧衣袖内拉下袖口过手，用遮盖的左手捏住右袖外面，将右袖拉下过手，双手在袖管内解开腰带，在前面打一活结。 （10）右手自袖管内退出，右侧衣服搭于左侧手臂上，用右手解开领带。左手自袖管内退出后，双手提起衣领，将隔离衣边缘对齐折好。	（1）隔离衣应长短合适，要求能完全遮盖内穿的工作服。 （2）系领口时，勿使衣袖触及面部、衣领及工作帽。 （3）注意此时手已污染。 （4）避免袖口污染隔离衣的清洁面。 （5）隔离衣只能在隔离区域内使用，不同种类的隔离不能共穿一件隔离衣，穿隔离衣后不得进入清洁区。 （6）洗手时，隔离衣不得污染洗手设备，注意保持双手手臂的清洁。 （7）挂隔离衣时，若在半污染区和污染区，不得露出污染面

（续上表）

项目	操作步骤	操作程序	注意事项
操作中		（11）双手持衣领将隔离衣挂在衣钩上，如隔离衣不再穿用，则将清洁面向外折叠放入污衣袋内	
操作后	1. 用物整理 2. 洗手，记录	（1）用物整理。 （2）洗手并记录	隔离衣应每天更换；如有潮湿或污染，应立即更换

知识链接

关于医院感染控制人员的称呼

关于医院感染控制人员的称呼，在国外，新西兰、澳大利亚称为感染控制专业人员（Infection Control Professionals，ICPs）；美国称为感染预防学家（Infection Preventionists，IPs）；英国称为感染预防和控制从业人员（Infection Prevention and Control Practioners，IPCs）。

在国内，《医院感染管理专业人员培训指南》指出，医院感染控制人员是在医疗机构中专门从事医院感染管理工作的医务人员和负责配合医院感染管理部门开展感染控制工作的兼职人员，由多专业领域技术人员构成，大多从护理、临床医学、检验学等技术岗位转岗而来。全国科学技术名词审定委员会审定公布的《感染病学名词》指出，医院感染管理专职人员必须经过省级及以上卫生行政部门指定的医院感染管理培训单位的培训，取得省级及以上卫生行政部门颁发的“医院感染管理专业岗位培训证书”，并考核合格才能上岗。

同步练习

1. 对呼吸道黏膜和眼睛没有刺激性的消毒剂是（　　）。
A. 碘酒
B. 过氧乙酸
C. 甲醛
D. 漂白粉
E. 乙醇
2. 照护员使用无菌持物钳的正确方法是（　　）。
A. 换药时，用于夹取无菌物品、油纱布
B. 取放无菌持物钳时，钳端应闭合

C．手术室、换药室的无菌钳，每周须消毒 1 次

D．从无菌容器内夹取的无菌物品，未使用时应立即放回无菌容器内

E．使用持物钳时钳端向上，不可跨越无菌区

3．照护员小李正在穿隔离衣进入病房，她在穿隔离衣的时候要注意避免污染（　　）。

A．衣领

B．胸前

C．背部

D．袖子的后面

E．腰带以下部分

4．照护员小李在为个体张某行导尿术时，发现手套破裂，她应该（　　）。

A．用无菌纱布将破裂处包裹好

B．用无菌治疗巾包裹手指操作

C．立即更换无菌手套

D．再套上一双新的无菌手套

E．用酒精棉球擦拭破裂处

5．照护员小王护理过一位传染病个体之后刷洗双手，她刷手时的正确顺序是（　　）。

A．前臂，腕部，指甲，指缝，手指，手背，手掌

B．手掌，腕部，手指，前臂，指甲，指缝，手背

C．前臂，腕部，手掌，手背，手指，指甲，指缝

D．手指，指甲，指缝，手背，手掌，腕部，前臂

E．腕部，前臂，手掌，手背，手指，指甲，指缝

任务五　压力性损伤照护技术

任务情境

周奶奶，75 岁。因脑出血致肢体偏瘫，经医院治疗后出院，转入某养老机构。入住机构 6 d 后，照护员发现其左侧骶尾部皮肤发红，并伴有红、肿、热、痛，皮肤未破损。

任务：做好周奶奶左侧骶尾部的照护并进行健康指导。

任务目标

1. 能正确认知压力性损伤的分期。
2. 能根据具体情况进行压力性损伤评定。
3. 能对压力性损伤进行照护处理。
4. 能关爱老年人的情绪变化并及时处理。

任务描述

压力性损伤（pressure injury，PI），也称压疮（pressure ulcer，PU），指皮肤和（或）皮下组织的局限性损伤，通常发生在骨隆突部位、与医疗器械或其他器械接触的部位。可表现为完整的皮肤或开放性溃疡，可能伴有明显疼痛和（或）长期的压力或压力合并剪切力导致压疮发生，微环境、营养、组织灌注及合并证等因素也会影响局部组织对压力和剪切力的耐受能力进而增加压疮发生风险。

一、压力性损伤发生的原因

（一）外源性因素

造成压力性损伤的外源性因素主要有压力、摩擦力和剪切力。

1. 压力（pressure）

压力是引起压力性损伤的最重要因素。正常皮肤的毛细血管存在一定的压力，如超过 2.13 kPa（16 mmHg）即可阻断毛细血管对组织的灌流，造成组织缺血和缺氧。压力越大，持续时间越长，发生压力性损伤的概率就越高，若外界施加局部的压力超过 4~4.6 kPa（30~35 mmHg），持续 2~4 h，即可引起压力性损伤。常见于局部组织承受超过正常毛细血管压的压迫时间过长的个体，如卧床、坐轮椅等长时间不改变体位者。

2. 摩擦力（friction）

摩擦力是指两个物体接触，当向不同方向移动或相对移动时所形成的力。摩擦力作用于皮肤，容易损害皮肤的角质层。当个体在床上活动或坐轮椅时，皮肤随时都可能受到床单和轮椅垫表面的逆行阻力摩擦，导致局部皮肤升温，加快组织代谢，增加耗氧量，在组织受压缺血、缺氧的情况下，增加了压力性损伤的易发性。皮肤擦伤后，受潮湿、感染而发生压力性损伤。

3. 剪切力（shearing force）

剪切力是因两层组织相邻表面间的滑行，产生进行性的相对移位所引起，与体位关系甚为密切。如个体半坐卧位而使身体下滑时，皮肤与床铺会出现平行的摩擦力，加上皮肤垂直方向的压力，从而导致剪切力的产生，引起皮肤的供血障碍而发生压力性损伤。

一般情况下，压力性损伤的发生都是由上述 2~3 种力的共同作用而引起的，其严重程度与力的大小和受力时间长短有关。

（二）内源性因素

行动和行为受限（如近期发生的下肢骨折、脊髓损伤）、感觉障碍、高龄、营养不良、皮肤潮湿（如大、小便失禁）等。

（1）全身营养障碍时，机体摄入营养不足，蛋白质合成减少，导致负氮平衡，皮下脂肪减少，肌肉萎缩，机体受压时缺乏肌肉和脂肪组织的保护而易出现压力性损伤。水肿的患者皮肤弹性和顺应性下降，抵抗力减弱，受压后缺血、缺氧情况更为严重，很容易导致皮肤破损。

（2）由于出汗、大小便失禁等原因，皮肤变得潮湿，加上尿液和粪便中化学物质的刺激，皮肤抵抗力下降，影响皮肤的防御功能，从而改变了皮肤酸碱度，致使表皮角质层的保护能力下降，皮肤易发生破损及压力性损伤，甚至出现继发性感染。

（三）医源性因素

如应用镇静药、麻醉药等药物，使用石膏、呼吸机面罩、气管插管及固定支架等医疗器械。使用石膏绷带、夹板或牵引时，如：松紧度不适宜，衬垫放置不当，局部血液循环不良，可导致组织缺血坏死。

对于长期卧床的老年人来说，虽然容易发生压力性损伤，但良好的照护可降低损伤发生的可能性或减轻其症状。因此，照护员应准确地评估个体发生压力性损伤的危险因素，及时采取相应的照护措施。

二、压力性损伤的好发部位

压力性损伤多发于受压和缺少脂肪组织保护、无肌肉包裹或肌肉较薄的骨骼隆突处。压力性损伤发生的部位与体位关系密切，体位不同，受压点不同，压力性损伤的好发部位也有所不同，见表 2-5-1。

表 2-5-1　不同体位压力性损伤的好发部位

体位	好发部位
仰卧位	枕骨粗隆、肩胛骨、肘部、骶尾部及足跟处，尤其好发于骶尾部
侧卧位	耳郭、肩峰、肋骨、髋部、膝关节的内外侧及内外踝处
俯卧位	面颊、耳郭、肩峰、女性的乳房、肋缘突出部、男性的生殖器、髂前上棘、膝部、脚趾处
坐位	坐骨结节处、肩胛骨、足跟等处

三、压力性损伤的分期及临床表现

压力性损伤的发生是一个渐进的过程。2016 年，美国国家压疮咨询委员会（National Pressure Ulcer Advisory Panel，NPUAP）将压力性损伤分为 1 ~ 4 期压疮、不可分期压疮、深部组织压力性损伤，但医疗器械导致的黏膜压疮无法进行分期。

（一）1 期压力性损伤

1 期压力性损伤表现为皮肤完整，局部出现指压不变白的红斑，在深色皮肤表现可能不同。指压变白的红斑或者感觉、温度、硬度改变可能早于皮肤可视性变化。其中，皮肤颜色变化不包括紫色或栗色改变，它们可能提示深部组织压力性损伤。

（二）2 期压力性损伤

2 期压力性损伤是指部分皮层缺损伴真皮层外露。创面是有活性的、呈粉色或红色、湿润的，也可表现为完整或破损的浆液性水疱。脂肪及深部组织没有外露，也没有肉芽组织、腐肉或焦痂。此期损伤通常是由于局部不良的微环境、骨盆和足跟部位皮肤受到剪切力所致。此期压力性损伤不能用于描述失禁性皮炎、皮肤皱褶处皮炎等潮湿环境相关性皮肤损伤、医用胶黏剂相关性皮肤损伤或皮肤裂伤、烧伤、擦伤等创伤性创面。

（三）3 期压力性损伤

3 期压力性损伤是指皮肤全层缺损，脂肪组织外露，通常可见肉芽组织或创缘内卷，局部也可有腐肉和（或）焦痂。组织损伤的深度因解剖部位而异，脂肪组织丰富的部位可能创面会更深。可能会出现潜行腔隙和窦道，没有筋膜、肌肉、肌腱、韧带、软骨和（或）骨的外露。如果腐肉和（或）焦痂掩盖了组织缺损程度，就是不可分期的压力性损伤。

（四）4 期压力性损伤

4 期压力性损伤是指全层皮肤和组织缺损形成的溃疡，伴有可见或可触及的筋膜、肌肉、肌腱、韧带、软骨或骨外露，局部也可有腐肉和（或）焦痂。通常伴有创缘内卷、潜行腔隙和（或）窦道。溃疡深度因解剖部位而异。如果腐肉和（或）焦痂掩盖了组织缺损程度，就是不可分期的压力性损伤。

（五）不可分期压力性损伤

不可分期的压力性损伤是指虽然有全层皮肤和组织缺损，但是由于局部有腐肉和（或）焦痂覆盖，缺损程度难以确定，如果去除了腐肉和（或）焦痂，就能明确是 3 期或是 4 期压力性损伤。足跟或缺血肢体的稳定焦痂（干燥、黏附紧密、完整、无红斑或波动感）不需要软化或去除。

（六）深部组织压力性损伤

深部组织压力性损伤是指皮肤完整或不完整，局部呈现持续指压不变白的深红色、栗色、紫色，或表皮分离后可见黑色创基或充血的水疱。疼痛和温度改变往往早于皮肤颜色变化。深色皮肤的颜色改变可能会有所不同。此种损伤是由于骨骼、肌肉交界面受到强烈和（或）持续的压力和剪切力所致，其可迅速进展并暴露组织损伤的实际程度，也可能溶解吸收而不出现组织缺损。如果可见坏死组织、皮下组织、肉芽组织、筋膜、肌肉或其他深层组织，那么就是皮肤全层的压力性损伤（不可分期、3 期或 4 期）。此种损伤不能用于描述血管性、创伤性、神经性或皮肤病相关性的创面。

四、压力性损伤的预防与照护

（一）风险评估

目前已有 Braden 量表、Norton 量表、Waterlow 量表等多种成熟的压疮风险评估工具，可协助判断患者发生压疮的风险，建议结合量表特点选择使用。其中，Braden 量表应用较广泛。

（二）皮肤管理

1. 评估皮肤情况

对于新入院的卧床个体，应及时评估整体皮肤情况；若患者病情发生变化或使用了石膏、呼吸机面罩等医疗器械，应密切关注皮肤或黏膜受压情况，尤其是骨隆突处皮肤、医疗器械接触部位及周围的皮肤或黏膜。

2. 保持皮肤清洁、干燥

在易受浸渍或过于干燥的皮肤部位使用皮肤保护产品，注意不可用力擦洗骨隆突处皮肤。

（三）体位安置与变换

1. 妥善安置体位

可把软枕等减压工具沿小腿全长垫起，确保足跟不与床面直接接触。除病情或治疗需要外，避免患者长时间处于床头抬高超过 30° 体位；侧卧位时保持背部与水平床面成 30° ~ 40° 夹角。安置体位时应避免皮肤与医疗器械直接接触。

2. 及时变换体位

根据患者病情、皮肤情况、床垫材质等调整体位变换的频率和减压部位。患者病情允许时，使用普通床垫应至少每 2 h 变换一次体位；使用高规格泡沫床垫可延长至每 3 ~ 4 h 变换一次体位。应掌握正确移动患者的技巧，操作过程中避免拖、拉、推、拽等动作。

3. 减压工具的使用

（1）全身性减压工具。建议使用泡沫床垫，也可使用交替充气床垫等减压床垫。

（2）局部减压工具。软枕、预防性敷料等均为广泛使用的局部减压工具。

① 预防性敷料：泡沫敷料是最常用的减压敷料类型。使用预防性敷料时，若敷料出现破损、错位、松动或潮湿，应立即更换；去除黏胶类敷料时，可使用黏胶去除剂或沿顺毛发、平行0° 方向移除敷料，以免导致皮肤损伤。

② 足跟减压工具：可使用软枕或其他足跟托起用具，但不建议使用纸板、气垫圈等。

（四）伤口照护

1. 伤口的评估

发生压疮后，应全面、系统、动态地评估并记录伤口情况。评估内容包括：

（1）部位。

（2）面积和深度（有无窦道、潜行腔隙）。

（3）分期。

（4）气味。

（5）渗液量、颜色、性质。

（6）创面及创面周围皮肤情况。

（7）疼痛。

2. 常规伤口的清洁

（1）每次更换敷料时，须清洁压疮伤口及伤口周围皮肤。

（2）常规选择无菌生理盐水进行清洁。

（3）建议采用擦拭或冲洗等方式，避免伤口组织损伤。

（4）不建议对稳定的干燥焦痂进行湿润处理。

（5）谨慎清洗带有窦道、潜行腔隙的压疮，避免冲洗液残留。

3. 感染伤口的处理

对于伴有微生物重度定植或局部感染的压力性损伤伤口，应根据伤口细菌培养结果，选择外用杀菌剂或消毒剂。若伤口周边出现明显的红、肿、热、痛，且局部有波动感，怀疑形成脓肿，确诊后应配合医生行脓肿切开引流；若出现伤口感染扩散或全身感染症状，应遵医嘱应用抗生素。若伤口存在坏死组织，建议实施清创。

4. 伤口敷料的选择

伤口敷料可达到预防或治疗伤口感染、吸收伤口渗液、填塞伤口腔隙、减轻伤口水肿、溶解坏死组织等目的。每种敷料都有其优、缺点和适用的伤口类型，须根据敷料特性和伤口情况选择使用。

5. 其他治疗措施

对于存在大量渗液、深度 3 期或 4 期、发生感染的压疮伤口，可配合医生采取物理治疗、伤口负压治疗、外科手术治疗等措施。

（五）疼痛的控制

（1）保持伤口处于覆盖、湿润的状态。

（2）建议使用更换频率较低、非黏性伤口敷料。

（3）可使用调整体位等非药物止痛手段。

（4）遵医嘱规范应用止痛药。

（六）营养支持

1. 评估营养状态

对于存在压力性损伤风险或已发生压力性损伤的个体，建议采用 Nutritional Risk Screening 2002（NRS-2002) 等营养风险筛查工具评估营养不良风险。另外应关注个体皮肤弹性、食欲、咀嚼功能、体质量变化、血清白蛋白等各项反映营养状态的评估指标。

2. 进行营养支持

对于存在营养不良风险或营养不良的个体，由医生、营养师、照护员共同制订营养干预计划。对个体及其照顾者进行饮食指导，鼓励患者摄入充足的热量、蛋白质、水分、富含维生素与矿物质的平衡膳食。若通过调整饮食仍无法纠正营养不良情况，应遵医嘱为个体提供肠内、肠外营养支持。

任务实施

表 2-5-2 压力性损伤照护操作

项目	操作步骤	操作程序	注意事项
操作前	评估与准备	（1）照护员准备：着装整齐、洗净双手、修剪指甲。 （2）老年人准备：意识、情绪稳定，愿意配合操作。 （3）环境准备：清洁、安全、温湿度适宜，关闭门窗或用屏风遮挡。 （4）用物准备：尺子、记录单、笔、体位垫	评估老人情况时勿采取大喊大叫等错误的不文明、不礼貌的方式
操作中	1. 核对与解释	（1）核对老年人基本信息。 （2）向老年人解释操作目的、过程及注意事项，取得配合。 （3）从上至下，依次检查老年人双侧耳郭、枕后、两侧肩峰、双侧肘关节、髋部、髂前上棘、膝关节内外侧、踝关节内外侧、足跟、脚趾处皮肤的完整性。	

（续上表）

项目	操作步骤	操作程序	注意事项
操作中	2. 仰卧位检查受压部位皮肤完整性 3. 协助老年人翻身至侧卧位	（4）调整姿势，将老人移至近侧。 （5）嘱老年人双手环抱于腹部，健手握患手，健腿勾患腿，照护员双手分别放于老年人肩和髋部，指导老年人翻身至侧卧位，面向对侧。 （6）协助将老年人臀部移到近侧。 （7）双手环抱老年人的臀部移至床中线位置。 （8）在老年人胸前放置软枕，上侧手臂搭于软枕上。小腿中部垫软枕，保持体位稳定舒适。 （9）将老年人衣服向上卷起至肩部，依次检查肩部、脊柱、臀部、骶尾处皮肤的情况。 （10）根据皮肤情况进行处理。 ①无压力性损伤者，进行防压疮照。 a. 将浴巾垫在床上并轻盖于后背。 b. 将盛有温水的脸盆放于床旁椅上。 c. 将老年人裤头下拉，暴露骶尾部及臀部皮肤。 d. 用温水擦洗背部 2 遍。 e. 照护员双手大、小鱼际蘸取少量润肤乳，涂擦均匀，从骶尾部开始，沿着脊柱两旁向上螺旋式按摩至肩部，按摩至肩胛时用力稍轻，按摩肩峰、上背两侧，环形向下按摩背部、髂嵴、骶尾部，有节奏地按摩 2 次。 f. 照护员用拇指指腹蘸取润肤乳由骶尾部开始，沿脊柱旁按摩至第 7 颈椎处 2 次。 g. 整理老年人衣服。 h. 分别在老年人背部垫直角枕头（患侧卧位）健侧卧位放软枕，胸前、两膝之间、踝关节处放置软枕。 ② 1 期压力性损伤识别及处理。 a. 如发现皮肤发红（非暗红色、非褐色或紫色），皮肤完整无破损，则可用手指按压红斑，观察有无变白，如没有变白，则为 1 期压力性损伤。 b. 使用尺子测量压力性损伤皮肤面积。 c. 在记录单中记录查看时间，皮肤异常部位、表现及面积。 d. 保证床单平整、无渣屑。 e. 使用合适的体位垫，使压疮部位悬空，必要时使用减压的泡沫辅助。	（1）冬天注意保暖、防受凉。 （2）对有头发遮挡的枕骨粗隆、耳郭背面，应特别注意扒开头发认真检查。 （3）卧床老年人，一般情况下 2 h 翻身一次，必要时减短翻身的间隔时间。 （4）翻身动作应轻柔、缓慢，防止弄伤老年人皮肤。 （5）擦背时掀开被子，洗毛巾时盖上被子，防止着凉。 （6）每次擦背前要在手腕试温。

（续上表）

项目	操作步骤	操作程序	注意事项
操作中	4. 检查背部和臀部皮肤完整性 5. 观察并评估压疮分期及处理	③ 2 期压力性损伤识别及处理。 a. 若为小水疱（直径小于 2 cm），清洁后可采用透明薄膜、水胶体、泡敷料覆盖。 b. 若为大水疱（直径大于 2 cm），局部消毒后用无菌注射器从水疱的最下端抽出疱内液体。 c. 若为表面覆盖透明薄膜、薄水胶体，若水疱内再次出现较多液体，可在薄膜外消毒后直接穿刺抽液。 d. 为老年人使用充气床垫，或采取局部减压的保护措施，使用合适的体位垫，使压疮部位悬空。 ④ 3 期压力性损伤识别及处理。 a. 协助老年人取合适的体位，暴露压疮部位。 b. 戴手套，揭开伤口外层敷料，用止血钳取下内层敷料，若敷料粘连创面，用生理盐水沾湿片刻再取下。 c. 观察发生压疮处的颜色、深度、组织形态、渗出液、周围的皮肤状况。 d. 用消毒棉球清洗创面，拭净分泌物、脓液等。用器械剪除坏死组织、痂皮等，以促进肉芽组织生长。选择敷料并固定（敷料大于伤口边缘 2~3 cm 为宜），避免创面受压。 e. 根据渗出液多少决定换药间隔时间。 f. 增加翻身次数，避免局部过度受压。为老年人使用体位垫或采取局部减压的保护措施。 （11）观察和询问老年人是否舒适	（7）按摩时力度适中，注意观察老年人面色、呼吸，如有异常，立刻停止操作。 （8）鼓励老年人尽量做力所能及的活动，如下床、关节自主运动等，以促进静脉回流，起到预防压疮的作用
操作后	整理，记录	（1）协助老年人穿好衣裤，避免褶皱，发现潮湿时及时更换。 （2）垃圾分类处理，洗净双手，记录	

知识链接

关于压力性损伤的两部最新指南

第一部是由美国压力性损伤咨询小组（National Pressure Injury Advisory Panel，NPIAP）、欧洲压疮咨询小组（European Pressure Ulcer Advisory Panel，EPUAP）和泛太平洋压力性损伤联合会（Pan Pacific Pressure Injury Alliance，PPPIA）2019 年更新的《压力性损伤的预防和治疗：临床实践指南》（*Prevention and Treatment of*

Pressure Ulcers/Injuries: Clinical Practice Guideline)，为全世界卫生专业人员对有形成压力性损伤风险人群或已有压力性损伤人群制定有效的预防和治疗措施提供建议。

第二部是加拿大安大略注册护士协会（Registered Nurses' Association of Ontario，RNAO）2016 年颁布的《跨专业团队的评估和管理压力性损伤指南（第 3 版）》（*Assessment and Management of Pressure Injuries for the Interprofessional Team*），为 18 岁及以上患有压力性损伤人群跨专业团队服务提供最佳评估和管理建议。

两部指南对压力性损伤的治疗均有一定的指导意义。

同步练习

1. 压疮发生的原因不包括（　　）。

A. 局部组织长期受压

B. 使用石膏绷带衬垫不当

C. 全身营养缺乏

D. 局部皮肤经常受排泄物刺激

E. 肌肉软弱萎缩

2. 属于俯卧位时压疮好发部位的是（　　）。

A. 坐骨结节处

B. 髂前上棘

C. 耳郭

D. 肩胛

E. 内外踝

3. 李奶奶，60 岁。两周前因高血压性脑出血导致肢体瘫痪。老年人神志清楚，说话口齿不清，大小便失禁。照护员协助老年人翻身后，在身体空隙处垫软枕，其作用是（　　）。

A. 促进局部血液循环

B. 降低局部组织所承受的压力

C. 降低空隙处所受压强

D. 减少皮肤的摩擦刺激

E. 防止排泄物对局部的直接刺激

4. 照护员对 75 岁的老年人进行皮肤状况的评估，下列信息中表明老年人皮肤存在潜在问题的是（　　）。

A. 皮肤表面干枯粗糙

B. 皮肤存在硬结

C. 皮肤色素沉着增多
D. 皮肤弹性减弱
E. 皮肤皱纹增多
5. 关于压疮炎性浸润期的护理措施，错误的是（　　）。
A. 增加翻身次数
B. 保护皮肤，避免感染
C. 未破的小水疱可用无菌纱布包扎
D. 大水疱直接用注射器抽出水疱内液体
E. 破溃的水疱应消毒创面及其周围皮肤，然后用无菌敷料包扎

任务六 引流管照护技术

任务情境

王爷爷，70 岁。因张力性气胸入院，行胸腔闭式引流第 3 天，需更换引流瓶。

任务：给王爷爷做引流瓶的更换并告知相关注意事项。

任务描述

引流是通过引流管将体内积聚的血液、脓液、消化液、分泌物、渗出物、尿液等排出体外的过程。

一、引流管的分类

老年人常用的引流管有伤口负压引流管、胸腔闭式引流管等，其目的是防止术后感染，促进伤口愈合。照护过程中，应加强引流管的管理，做到妥善固定；变换体位时防脱出和逆流；必要时，对于烦躁不安者应用约束带约束，防止将引流管挣脱或拔出。

（一）伤口负压引流管

伤口负压引流管是外科手术患者常用的引流方法之一，广泛应用于体腔、脊柱、关节等部位创面大、切口较深、剥离面广的手术，以及术后伤口渗血多者。伤口负压

引流管可使渗出液及积血排出体外，减少死腔形成，减少术后感染发生，加速切口愈合。

（二）胸腔闭式引流管

胸腔闭式引流是利用重力作用，将胸腔内气体、液体，通过负压吸引的原理吸至体外。减轻胸腔内压力，从而减轻气体和液体对心肺的压迫，以利于恢复肺的换气和通气功能，满足机体对氧的需求。

胸腔闭式引流作为一种治疗手段，操作性强，可有效减轻患者痛苦，临床效果好，广泛应用于血胸、气胸、脓胸的引流及开胸术后。气胸引流一般在胸壁锁骨中线第 2 肋间隙，积液在腋中线与腋后线第 6 或 7 肋间隙插管引流，脓胸引流选择脓液积聚最低位置。

二、引流管的照护

（一）引流装置的选择

引流管的材料一般选用硅胶或 PVC，因其引起的组织排斥反应小、弹性好，软硬合适。引流容器分为袋式、瓶式、手雷式、弹簧式。

（二）引流管的固定

引流管应妥善固定，防止其脱落，将引流瓶平放或固定于床旁，尽量不要让引流瓶悬空，固定的高度均要低于引流口 20~30 cm，防止逆行感染。在搬运或翻身过程中，不应予别针固定，可在床边两侧固定一段绷带再将引流管固定在绷带上，这样可增加患者的活动度。向患者及家属说明放置引流管的目的及重要性，强化安全意识，防止高龄老年人或意识不清醒者将引流管拔除；若发现引流管脱落，及时告知照护员处理。

（三）保持引流管通畅

负压引流管应保持负压状态，维持有效引流，负压大小根据病情和引流装置调节。负压太大易引起引流管吸附周围组织，造成软组织损伤或引流不畅，从而引起切口内积血，增加感染发生可能性。患者术后或外出活动回病房时，应检查引流管的数量及位置，防止引流管脱落、受压、扭曲。为避免引流管堵塞，一般伤口负压引流管可每 30~60 min 挤压一次，若发生堵塞可用手挤压胶管或用注射器冲洗；若引流管漏气，应及时处理，预防并发症的发生。

（四）预防感染

照护过程中，保持管道的密闭和无菌，及时倾倒引流液，进行操作时遵守无菌原则，伤口渗液多时及时更换敷料；倾倒引流液时应先夹闭引流管，以防逆行感染。

（五）观察及记录

引流管应按照管道安全标识，规范做好标记，标明管道名称、安置部位、置管时间；观察引流液的量、颜色和性质。认真记录并做好交接班工作。一般情况下，术后 24 h 四肢骨折引流量为 50~200 mL，全膝、全髋关节置换或脊柱术后引流量为 300~500 mL，引流液为浓稠的血性液体，24 h 后引流液一般在 50 mL 以下，引流液为稀薄的淡红色液体。若引流量过多、颜色鲜红，提示可能有活动性出血；若引流液过少，可能是管道堵塞或有受压、扭曲、漏气发生，应仔细观察并及时处理。脊柱手术引流液若呈淡黄色、清亮，患者出现头痛时提示可能有脑脊液漏，应立即报告医生及时处理；若确定有脑脊液漏，应予头低足高位卧床休息，并加强观察。

（六）拔管

拔管时间视不同部位以及引流性质不同各异，若引流量过多应根据具体情况延长留管时间，最长不超过 1 周。拔管时应严格按照无菌操作规程，防止逆行感染，引流管拔出后适当按压引流管周围皮肤，以排出皮下积血。

胸腔闭式引流拔管指征：留置引流管 48~72 h 后，引流瓶无气体溢出且引流液颜色变浅，24 h 引流液量小于 50 mL，或脓液少于 10 mL，个体无呼吸困难，听诊呼吸音恢复，胸部 X 线示肺复张良好，可考虑拔管。

任务实施

表 2-6-1　引流管照护操作

项目	操作步骤	操作程序	注意事项
操作前	评估与准备	（1）老年人：向老年人及家属介绍实施胸腔闭式引流的重要性、目的、步骤及注意事项，做好解释工作，取得配合。 （2）用物齐全，符合要求。 （3）环境：宽敞清洁，室温适宜，符合操作要求。 （4）操作人员：衣帽整齐，戴口罩，操作前修剪指甲，清洁双手	（1）关爱老年人，评估细致，动作轻巧。 （2）取得老年人及其家属配合
操作中	1. 安置体位 2. 检查引流装置	（1）老年人取半坐位，暴露伤口及胸腔闭式引流侧胸壁。 （2）检查引流管水柱波动，以及连接是否准确、紧密。	（1）注意保暖，保护隐私。

（续上表）

项目	操作步骤	操作程序	注意事项
操作中	3. 更换引流瓶 4. 连接引流管 5. 固定引流管 6. 安置引流瓶 7. 拔管	（3）打开无菌胸腔引流瓶，倒入适量的无菌生理盐水，长玻璃管浸没入水下 3~4 cm，在引流瓶外液平面水平粘贴标记并注明日期和液平面。 （4）铺治疗巾在引流管下方，放弯盘，戴手套。 （5）用两把血管钳双向夹闭引流管连接处近端管。 （6）断开引流管连接，撤除远端连接管及水封瓶。 （7）消毒引流管对接处，将其紧密连接，检查装置是否正确密封。 （8）松开血管钳，嘱老年人咳嗽并挤压引流管，观察水封瓶长管内水柱波动情况。 （9）消毒置管区域的皮肤并更换敷料。 （10）将远端连接管用别针固定在床边，观察引流是否通畅及老年人的反应。 （11）水封瓶放置妥当，引流瓶应低于胸壁引流口平面 60~100 cm。 （12）夹闭引流管，嘱老年人深吸气后屏气，迅速拔出引流管。 （13）凡士林纱布和敷料覆盖引流处伤口并包扎固定	（2）检查引流管有无移位和脱落，有无皮下气肿，引流是否通畅，引流液的颜色、性质、量。 （3）确保引流装置连接紧密。 （4）一般水柱上下波动 4~6 cm，波动幅度过大，提示肺不张或胸膜腔内残腔大；深呼吸或咳嗽时水封瓶出现气泡，提示胸膜腔内有积气；水柱静止不动，提示引流管不通畅或肺已复张。 （5）老年人达到拔管指征。 （6）拔管后观察老年人呼吸及局部情况
操作后	1. 用物整理 2. 洗手，记录	（1）整理：用物分类处理。 （2）洗手、脱口罩。 （3）记录引流液颜色、性质和量	操作方法正确、无菌意识强

同步练习

1. 下列不是伤口负压引流需观察的要点的是（　　）。

A. 观察引流液的颜色

B. 观察引流是否通畅

C. 观察老年人是否出现高热

D. 观察引流液的性质和量

E. 观察伤口敷料处有无渗液

2．以下关于负压引流说法错误的是（　　）。
A．伤口负压引流时，保持引流瓶低于伤口位置
B．伤口负压引流时，保持局部正压封闭状态
C．伤口负压引流时，防止引流管扭曲、脱出
D．伤口负压引流时，注意肢体保暖
E．倾倒引流液时应先夹闭引流管，以防逆行感染
3．胸腔闭式引流管排气的位置是（　　）。
A．锁骨中线第 1 肋间
B．锁骨中线第 2 肋间
C．锁骨中线第 3 肋间
D．锁骨中线第 6 肋间
E．锁骨中线第 8 肋间
4．胸腔闭式引流，引流瓶的高度为（　　）。
A．低于伤口位置
B．低于胸壁引流口平面 60 ~ 70 cm
C．低于胸壁引流口平面 70 ~ 80 cm
D．低于胸壁引流口平面 60 ~ 100 cm
E．高于伤口位置
5．胸腔闭式引流管的照护不正确的是（　　）。
A．放置胸腔闭式引流管后，患者应取半坐卧位
B．更换引流瓶时，应双钳夹闭引流管，防止空气进入胸膜腔
C．患者放置胸腔闭式引流管后应减少活动
D．如果发生非计划拔管，应立即封闭引流口
E．鼓励患者咳嗽和深呼吸，促进胸膜腔内液体和气体排出

任务七　伤口照护技术

任务情境

李爷爷，75 岁。因急性胃穿孔手术后 3 d，术后恢复尚可，照护员小孙会定时观察李爷爷的手术伤口情况，拟行手术伤口更换敷料。

任务：应该如何为李爷爷更换敷料并告知相关注意事项？

任务目标

1. 能说出伤口的分类。
2. 能熟知伤口愈合的过程及影响因素。
3. 能正确进行更换敷料操作。
4. 能在伤口照护操作中关心爱护老年人。

任务描述

伤口是指当机体正常组织在受到各种致伤因素或致病因素作用下造成的皮肤及其他组织发生不同程度的损伤或其完整性遭到破坏。

一、伤口分类

按照伤口的皮肤完整性是否良好，分为闭合性伤口和开放性伤口。

按照伤口的清洁程度，分为清洁伤口、污染伤口和感染伤口。

1. 清洁伤口

指伤口未受到细菌污染，可达Ⅰ期愈合，常见于无菌手术切口。有以下特征：无感染现象；未进入消化道、生殖道、泌尿道；完全缝合的伤口，若有引流，则采取密闭引流；非穿刺性的伤口。

2. 污染伤口

指伤口沾染了异物或细菌但尚未发生感染的伤口，早期处理得当，可达Ⅰ期愈合。如开放性的、新的伤口，胃肠道内容物有明显溢出、手术过程有明显污染的伤口，有急性发炎但未化脓的伤口。

3. 感染伤口

指损伤时间较长已发生感染化脓的伤口，包括继发性感染的手术切口。此类伤口需行外科处理、去除坏死组织、加强换药、充分引流等，减轻感染，促进伤口肉芽组织生长，属Ⅱ期愈合。

二、伤口愈合

按照伤口愈合时间分类，分为急性伤口和慢性伤口。

1. 急性伤口

指突然形成、时间较短、愈合较快的伤口，通常可达到Ⅰ期愈合，常见于清洁手术切口、浅表皮肤外伤、Ⅱ期压伤等。

2. 慢性伤口

指各种原因所致的皮肤组织损伤，经过治疗、愈合时间超过两周的伤口。常见于Ⅲ期和Ⅳ期压伤、动静脉性下肢溃疡、糖尿病足、开放性伤口、脓肿切开引流伤口等。

（一）伤口愈合过程

伤口愈合过程是指机体遭受外力作用后组织对创伤的反应和修复过程。包括以下三期。

1. 炎症期（渗出期或清创期）

此期从受伤即开始，在生理条件下持续 3~6 d。急性伤口持续时间一般为 2~3 d，慢性伤口的持续时间较长，在清创完成之前伤口均处于炎症期。急性伤口表现为红、肿、热、痛，慢性伤口可表现为伤口床覆盖黑色或黄色坏死组织。此期包括止血、炎症反应、吞噬作用和免疫应答过程。

2. 纤维组织增生期（增生期或肉芽期）

此期一般开始于创伤后的第 1 周内，持续 2~3 周，慢性伤口的时间可延长。此期的特征是血管形成和肉芽形成并开始上皮化。

3. 瘢痕形成修复期（修复期或上皮形成期）

伤口修复开始于伤后 2~3 周，一般出现在伤口形成的第 21 d 至数月，可持续两年左右。此期包括伤口收缩和上皮形成。伤口收缩开始于伤后两周，伤口面积逐渐收缩变小。上皮形成是伤口愈合过程结束的标志。

（二）伤口愈合的形式

不同类型伤口的愈合类型存在差异。伤口愈合可分以下几类。

1. Ⅰ期愈合

见于组织损伤小、创缘整齐、经黏合或缝合后创面对合严密、无感染和异物留存的伤口，一般在 4~14 d 内愈合，愈合后形成细窄的线性瘢痕。主要见于外科手术切口、浅表外伤、Ⅰ度晒伤的愈合。

2. Ⅱ期愈合

见于缺损较大、边缘不齐、无法整齐对合或伴有感染的伤口。这类伤口比Ⅰ期愈合时间较长，形成的瘢痕较大。主要见于严重创伤、感染伤口、外科手术切口裂开等。

3. 延时愈合

此期是介于Ⅰ期和Ⅱ期之间的过渡期或称中间期，是大多数污染伤口的愈合方式。当预计伤口将会发生感染时，伤口不能缝合或闭合，应用敷料松松地充填并保持开放，以观察感染发生的情况。如无感染，伤口于 4~7 d 做缝合或闭合，能达到Ⅰ期愈合的效果；如有明显的感染，则要开放伤口引流并定期更换敷料，进入Ⅱ期愈合。

（三）影响伤口愈合的因素

伤口的愈合类型、时间以及修复程度与创面大小、受伤原因、患者自身健康状况等多种因素有关。一般来说，可以将影响伤口愈合的因素分为全身因素（年龄、营养状况、血管功能、新陈代谢疾病、药物使用、免疫力等）和局部因素（伤口大小、损伤程度、感染情况、伤口是否处理得当等）两大类。这两种因素相辅相成，决定伤口的愈合速度。

三、更换伤口敷料

更换伤口敷料又称换药术，进行伤口换药前一定要对患者病情、意识、配合程度、伤口部位、颜色（有无结痂或腐肉）、气味、有无触痛、渗液量，伤口周围皮肤有无感染、是否需要进行细菌培养等进行评估，仔细记录，判断伤口的严重性及影响愈合的因素，根据不同伤口制订伤口处理计划。

（一）换药顺序

有多处伤口需换药时，应先换清洁伤口，后换感染伤口。清洁伤口换药时，应从伤口中间向外消毒；感染伤口换药时，应从伤口外向中间消毒；有引流管时，先清洁伤口，再清洁引流管。换药过程中，应密切观察病情，出现异常情况应及时处理。

（二）换药方法

1. 清洁伤口

常规使用生理盐水清洁伤口，创面用无菌纱布或水胶体敷料覆盖。根据情况 2~3 d 更换敷料一次。

2. 污染伤口

常规使用生理盐水彻底清洗后用碘酒消毒，再用生理盐水清洗，用无菌纱布覆盖或可预防性使用抗菌敷料 1~2 d，再使用水胶体敷料，2~3 d 后更换一次。

3. 感染伤口

常规使用生理盐水清洗伤口，创面分泌物做细菌培养。清创后再次消毒包扎，也可使用水凝胶敷料行自溶性清创，同时使用抗菌敷料，外层敷料使用吸收性强的半密闭式敷料，待感染情况控制后，根据创面情况再使用水胶体敷料及泡沫类敷料，视伤口渗出情况更换敷料。另可根据感染情况酌情全身使用抗生素。

（三）换药频率

一般伤口首次换药时间是 24 h 以内，以后每 2~3 d 更换一次；肉芽期 2~3 d 更换一次；上皮形成期 5~7 d 更换一次。特殊伤口根据渗液情况更换，原则上敷料浸湿应立即换药。

任务实施

表 2–7–1　伤口照护操作

项目	操作步骤	操作程序	注意事项
操作前	评估与准备	（1）老年人：全身情况、原伤口敷料情况（注意渗出液的性质、量、气味、颜色，伤口有无感染等）及伤口周围皮肤的情况、自理能力、心理状况、配合程度。 （2）用物齐全：一次性换药包、胶布，用料应符合要求。 （3）环境：宽敞清洁，室温适宜，符合操作要求。 （4）照护员：着装符合要求，做好标准防护	（1）评估老年人伤口情况时要动作轻柔，要有预防受伤意识。 （2）老年人若需协助时，应及时予以帮助
操作中	1. 安置体位 2. 暴露换药部位 3. 打开换药包 4. 揭除沾污敷料	（1）关闭门窗，安置合适安全体位。 （2）暴露换药部位，注意肢体保暖。 （3）七步洗手法洗净双手，打开换药包（图 2–7–1），戴好手套，取出用物。 （4）揭去胶布，先用手取下外层敷料，将沾污敷料内面向上放在弯盘中，再用镊子沿着伤口纵轴取下内层敷料放在污物盘内，沾有脓血一面应向下。如有分泌物干结，可用 0.9% 氯化钠溶液湿润后再揭下。 （5）用双手执镊法操作。首先用 75% 酒精棉球或聚维酮碘消毒伤口周围皮肤，清洁伤口由内向外，感染伤口则由外向内消毒，再用生理盐水棉球清除伤口内分泌物及脓液，由中央到边缘，必要时用剪刀去除伤口内异物、坏死组织等。 （6）消毒后，用无菌干纱布覆盖，用胶布沿着与肢体长轴的垂直方向固定	（1）保护老年人隐私，必要时以屏风遮挡。 （2）换药过程中严格执行无菌操作规程。 （3）老年人换药伤口周边皮肤消毒范围应达到 5 cm。 （4）外敷料覆盖伤口应超过 3~5 cm。 （5）伤口包扎不可固定太紧，影响局部血液循环
操作后	1. 用物整理 2. 洗手，记录	（1）整理：将使用过的用物放进污物桶内。 （2）洗手、脱口罩。 （3）记录	对于高度传染性伤口，严格进行隔离制度，应由专人负责，单独灭菌，焚烧处理

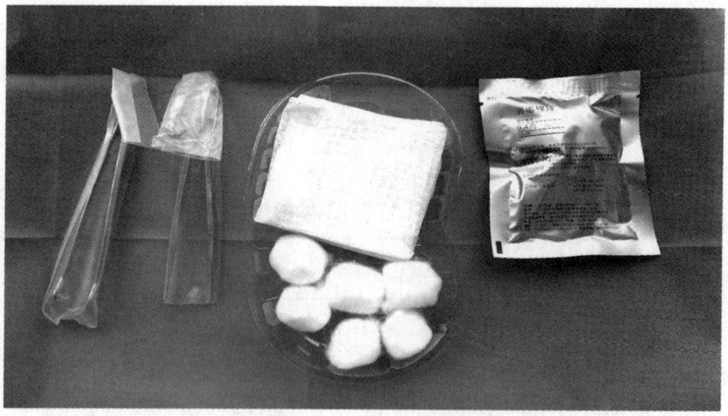

图 2-7-1 打开换药包

知识链接

生物敷料的应用

近年来，新型生物敷料常运用于临床，如胶体生物敷料、水凝胶敷料、羊膜敷料、纳米敷料等。新型生物敷料具有以下特点：良好的组织相容性；可以在创面上形成良好的透水、透气功能；能为创面提供一个微湿、微酸、低氧的环境。

同步练习

1．刘奶奶，75 岁，既往糖尿病。左足底被玻璃瓶刺伤 6 d，见一 6 cm 长裂口，脓性分泌物较多，影响刘奶奶伤口愈合的全身性因素不包括（　　）。

A．年龄

B．糖尿病

C．营养状态

D．局部感染

E．免疫力

2．揭开内层敷料的方法正确的是（　　）。

A．向上揭开

B．顺伤口长轴揭开

C．垂直伤口长轴揭开

D．任意方向都可揭开

E．从下往上揭开

3．更换敷料时关于皮肤消毒的描述正确的是（　　）。

A．消毒范围至少应包括切口周围 5 cm

B．消毒应围绕伤口周围呈螺旋形涂擦

C. 皮肤消毒只需用一个棉球

D. 伤口内也可用乙醇棉球消毒，只要是清洁棉球

E. 感染伤口消毒顺序从内到外

4. 李爷爷，右前臂骨折切开复位内固定术后 2 d，更换敷料时伤口周边皮肤消毒范围应达到（　　）。

A. 1 cm

B. 2 cm

C. 4 cm

D. 5 cm

E. 6 cm

5. 如有多处伤口需更换敷料，下列叙述错误的是（　　）。

A. 先换清洁伤口，后换感染伤口

B. 清洁伤口更换敷料时，应从伤口中间向外消毒

C. 感染伤口更换敷料时，应从伤口中间向外消毒

D. 有引流管时，先清洁伤口，再清洁引流管

E. 更换敷料过程中，应密切观察病情，出现异常情况及时处理

任务八 造口照护技术

任务情境

唐爷爷，65 岁。因大便带血 1 个月，症状加重 5 d 后入院，在医院进行了直肠癌根治术（Miles 手术）治疗，术后左侧腹壁留置有结肠造口，恢复尚可。出院后，为了方便照护，唐爷爷入住养老机构，除生活照料外，照护员小李需经常观察唐爷爷的造口及造口袋情况，给予适当的处理。

任务：给唐爷爷更换造口袋并告知相关注意事项。

任务目标

1. 能说出造口袋的分类。
2. 能及时观察造口情况。
3. 能正确进行造口袋更换。
4. 能在造口照护操作中关心爱护老年人。

任务描述

肠造口是指外科医生为了治疗某些肠道疾病（如直肠癌、溃疡性结肠炎等），在腹壁上进行人为开口，并将一段肠管从开口处拉出腹壁，翻转缝于左侧腹壁形成的。其作用就是代替肛门行使排便功能，又称人工肛门。

一、肠造口

肠造口是通过手术将病变的肠段切除，将一段肠管拉出腹壁，翻转缝于左侧腹壁，用于排泄粪便的人为开口。正常的肠造口是红色的，与口腔黏膜一样，柔软光滑，一般为圆形。

二、肠造口的观察要点

（1）注意观察造口有无回缩、出血及坏死。一般造口高出皮肤表面 1~2 cm；若肠管变黑，提示肠管缺血坏死。

（2）注意观察造口周围皮肤有无皮肤发红、肿痛，甚至溃烂等情况。

（3）注意观察老年人的排便情况，如发现排便困难、造口坏死等情况（图 2–8–1），应及时报告医护人员进行处理。

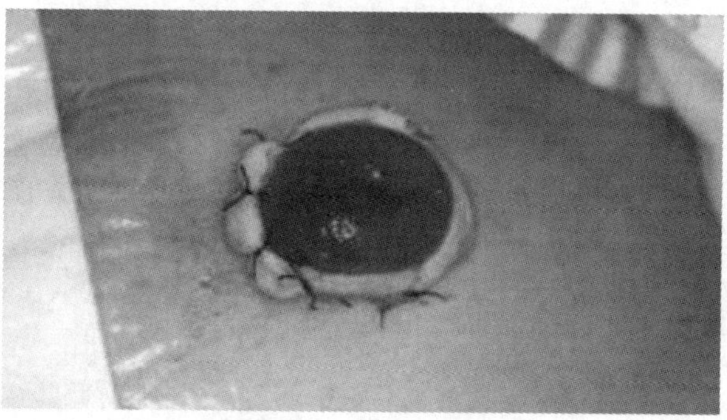

图 2–8–1　造口坏死

三、造口袋分类

造口袋主要用于收集粪便。根据造口袋的设计可分为一件式（图 2–8–2）和二件式（图 2–8–3）。一件式造口袋通常是一次性的，可有剪定的开口，简单易用。二件式造口袋的袋子与底盘可分开，不用撕开底盘更换袋子，使用方便，可以更好地保护造口周围皮肤；底盘可按造口形状大小剪切，原则上底盘开口直径大于造口直径 1~2 mm。

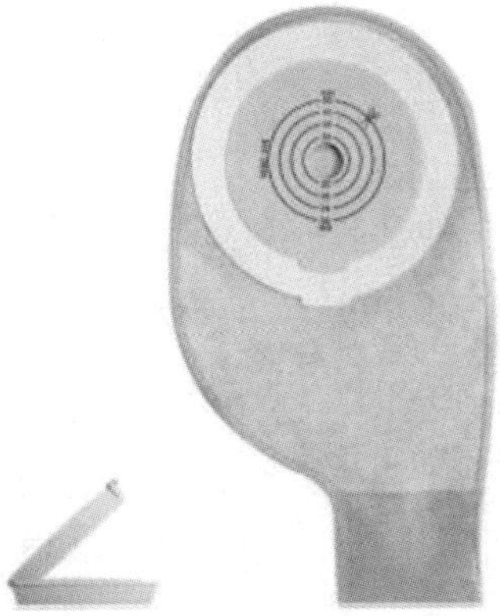

图 2-8-2　一件式造口袋

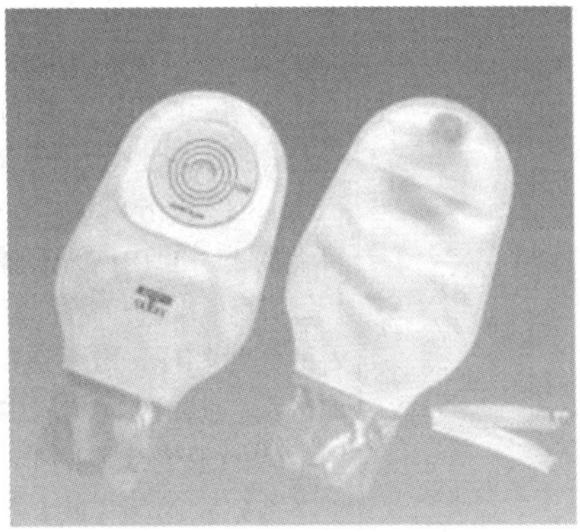

图 2-8-3　二件式造口袋

四、肠造口照护措施

（1）保持造口清洁、干燥，做到及时更换造口袋。

（2）做好造口周围皮肤管理，可选用保护皮肤的药物，如氧化锌软膏等。

（3）老年人应选择宽松、舒适、柔软的衣裤，以免衣裤过紧使得造口受摩擦出血。

（4）保持床单位清洁、干燥，随时更换污染的衣物、被服。

（5）老年人应进食易消化的食物，少食粗纤维多、易产气或刺激性强的食物，如洋葱、大蒜、豆类、山芋等，注意加强营养，增强机体抵抗力，促进机体康复。

任务实施

表 2-8-1　造口照护操作

项目	操作步骤	操作程序	注意事项
操作前	评估与准备	（1）评估环境：清洁、安静、舒适、安全，光线适中。 （2）评估老年人：照护员应评估造口袋情况，内容物超过 1/3 时应将造口袋取下更换。 （3）照护员准备：着装整齐，洗净双手，戴好口罩。 （4）用物准备：清洁造口袋 1 个、温水（35 ~ 37 ℃）、脸盆、毛巾、卫生纸、便盆	询问老年人时，应态度和蔼，向老年人解释操作目的及配合要点，尊重老年人，以取得其配合

（续上表）

项目	操作步骤	操作程序	注意事项
操作中	1. 暴露造口部位 2. 揭除造口袋 3. 清洁造口及周围皮肤 4. 测量造口大小 5. 连接造口袋	（1）协助老年人取舒适体位，暴露造口的部位，将一次性治疗巾垫于人工肛门处下方。 ① 一件式造口袋：一手固定皮肤，另一手自上而下、自内向外轻柔揭除造口袋。 ② 二件式造口袋：打开造口袋与造口连接处的底盘扣环，取下造口袋放于便盆上。 （2）查看造口及周围的皮肤，如无异常可用柔软的卫生纸擦拭干净，再用温热毛巾清洗干净造口及局部皮肤并擦干。 （3）更换造口袋底盘时，应先用造口尺测量造口大小并在底盘标注，然后再用造口剪刀进行裁剪。 （4）先将造口袋下口封闭。 ①一件式造口袋：将造口袋下口封闭，除去底盘黏胶，底盘口置于造口由下向上、由外向内紧密粘贴。 ②二件式造口袋：将清洁的造口袋与腹部造口底盘扣环连接，扣紧扣环后用手向下牵拉造口袋。确认造口袋固定牢固	（1）注意保暖和保护老年人隐私。 （2）清洁造口周围的皮肤，一般用生理盐水或温水等无刺激性液体。 （3）如造口周围皮肤发红发痒，提示皮肤对造口粘贴部分或整个造口袋敏感，可在清洁皮肤后涂氧化锌软膏保护皮肤。 （4）开口过大污染皮肤，过小易损伤黏膜
操作后	1. 用物整理 2. 洗手，记录	（1）整理：用物分类处理。 （2）洗手、脱口罩。 （3）记录	可反复使用的造口袋，更换后可用中性清洁剂清洗或用洗必泰浸泡 30 min，再用清水清洗，然后晾干备用

同步练习

1. 造口袋底盘与造口黏膜之间保持（　　）。

A. 1~2 mm

B. 3~4 mm

C. 0.1~0.2 mm

D. 2.5~3.5 mm

E. 1~2 cm

2. 结肠造口开放早期宜取（　　）。
A. 半坐卧位
B. 平卧位
C. 左侧卧位
D. 右侧卧位
E. 平卧位与左侧卧位交替
3. 肠造口老年人一般忌食易产气食物，以下（　　）是易产气食物。
A. 葡萄、苹果、香蕉
B. 洋葱、大蒜、豆类、山芋
C. 茄子、西红柿、土豆
D. 辣椒、苦瓜
E. 白菜、青菜
4. 老年人肠造口术后，造口周围皮肤出现湿疹并伴有红、痒症状的原因，可能是（　　）。
A. 撕脱造口袋方法不当
B. 皮肤受细菌感染
C. 皮肤对造口粘贴部分或整个造口袋敏感
D. 造口流出物刺激
E. 撕脱造口袋时过急或过分用力，导致皮肤表层损伤
5. 关于肠造口的照护措施，以下说法不正确的是（　　）。
A. 保持造口清洁、干燥
B. 可以涂氧化锌软膏来保护造口周围的皮肤
C. 及时更换污染的衣物、被服
D. 宜进粗纤维食物以防便秘
E. 选择宽松、舒适、柔软的衣裤

任务九 用药照护技术

随着年龄的增长，老年人记忆力减退，学习新鲜事物能力下降，对治疗药物的治疗目的、服药时间、服药方法及服药剂量不能正确理解，影响用药安全和药物治疗效果。因此，指导老年人正确使用药物是老年照护员一项重要服务。

子任务一 口服用药照护技术

任务情境

李某，女，87 岁，诊断：高血压。入院时，老年人血压 178/92 mmHg，呼吸 28 次 /min，脉搏 95 次 /min，体温 36.4 ℃，现需要指导老年人口服降压药。

任务：正确执行口服降压药照护技术。

任务目标

1. 能描述口服用药的概念。
2. 能正确完成口服用药的操作流程。
3. 能熟悉操作口服用药的注意事项。
4. 能在用药照护操作中关心爱护老年人。

任务描述

口服用药指药物经口服后被胃肠道吸收进入血液循环，从而达到局部或全身的疗效。

一、口服用药的要点

（1）严格执行发药的查对制度，仔细查对医嘱和药物质量，服药的剂量要准确。

（2）服药要用温开水送服，不要用茶水、咖啡、牛奶或酒送服药，服用磺胺类药、解热药要注意多饮水。止咳糖浆对呼吸道有安抚作用，服用后不要饮水。

（3）增加或停用某种药物时，应及时告知老年人，嘱老年人不能自行增减药物。

（4）注意药物之间的配伍禁忌。

二、口服用药的健康教育

（1）解释用药的目的和注意事项，根据药物的特性进行正确的用药指导。

（2）服药时机：健胃药饭前服、助消化药及对胃黏膜有刺激的药物饭后服、催眠药睡前服用、驱虫药空腹或半空腹服等。

（3）服用对牙齿有腐蚀的药物，应使用吸管吸服。

（4）服药后出现异常情况及时告知医生。

任务实施

表 2-9-1　口服用药照护操作

项目	操作步骤	操作程序	注意事项
操作前	评估与准备	（1）评估：老年人病情、合作能力、用药史、家族史、不良反应史等。 （2）解释：向老年人及家属解释药物的作用、方法、副作用及注意事项等。 （3）老年人准备：了解用药目的和方法，掌握配合的方法。 （4）环境准备：清洁、舒适、光线充足。 （5）照护员准备：衣帽整齐，修剪指甲，洗手，戴口罩。 （6）用物准备：药物、温开水、小毛巾或纸巾	（1）注意检查药品质量，不得给老年人服用变质或失效的药物。 （2）口服降糖药、降血压药前要评估血糖、血压情况
操作中	1. 核对 2. 摆体位 3. 实施	（1）携用物至老年人床旁，核对医嘱、药物、老年人信息等。 （2）协助老年人取坐位或站位，卧床老年人需扶其坐起，背后垫软枕，保持舒适体位。 （3）倒温开水或使用吸管，让老年人先喝一口水，再将药物递给老年人，协助其将药放入口中后喝水约 100 mL。待老年人完全将药咽下后放下水杯，用小毛巾或纸巾擦干净口周围。 （4）服用片剂时，若老年人吞咽功能差或片剂过大难咽下时可将药片掰开或研成粉状（图 2-9-1、图 2-9-2），并加水搅拌成糊状再咽下。 （5）服用水剂时先将药液摇匀（图 2-9-3），一手拿量杯上举使其刻度与视线平衡（图 2-9-4），另一手持药瓶（将瓶签面放于掌心），倒药液至所需刻度处，计量准确后倒入药杯再服用。 （6）服用中药冲剂时将药粉用温开水冲调后再服用	（1）服药姿势要正确，一般服药的姿势取用站位、坐位或半坐位；对卧床老年人尽可能协助坐起服药，服药后 15~20 min 再躺下，对不能坐起的老年人，服药后尽量多饮水，确保服药到位，服药后取头偏向一侧卧位。 （2）确保口服药服下。 （3）鼻饲老年人须将碾碎的药物溶解后注入胃管内，再用少量温开水冲净胃管。 （4）呕吐者应在呕吐间隙期间给药，剧烈呕吐者不宜口服给药

（续上表）

项目	操作步骤	操作程序	注意事项
操作后	1. 用物整理 2. 洗手，记录	（1）服药后再次核对所服的药物，正确无误后取舒适体位。 （2）清理用物。 （3）洗手，观察和记录	观察药物疗效与不良反应，发现异常应及时汇报医生，及时处理

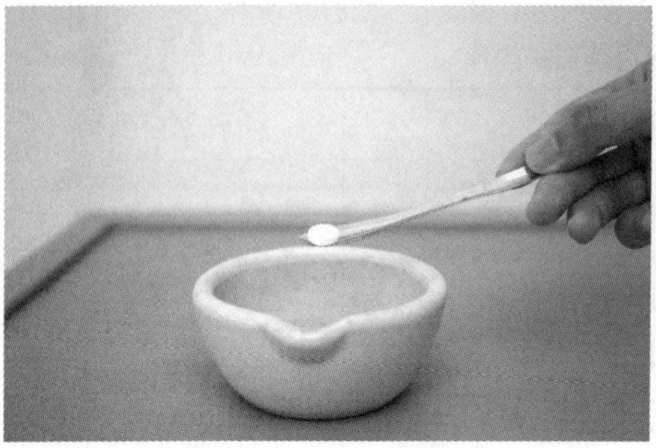

图 2-9-1　放入固定药片

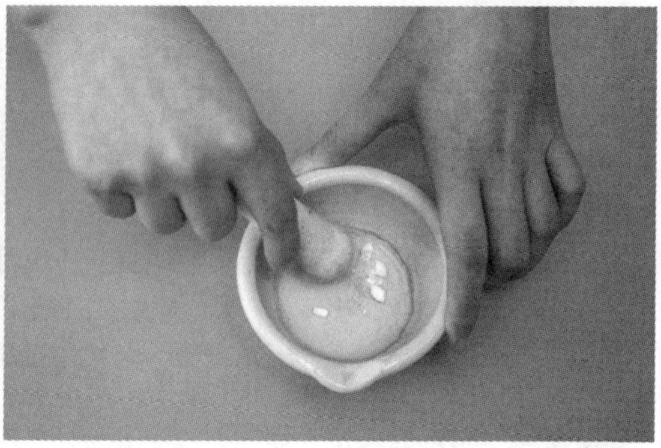

图 2-9-2　将药片研碎

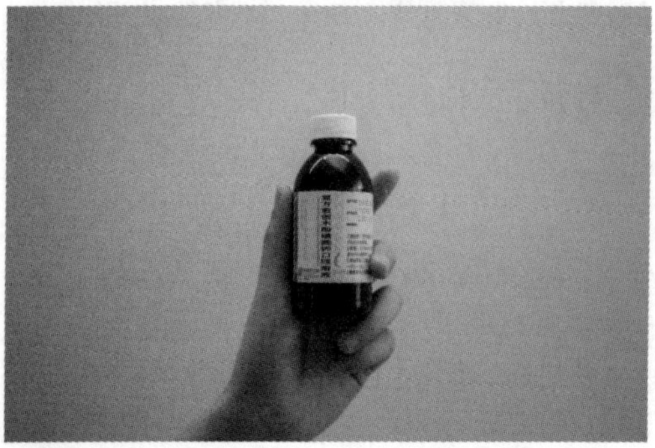

图 2-9-3　将液体药摇匀

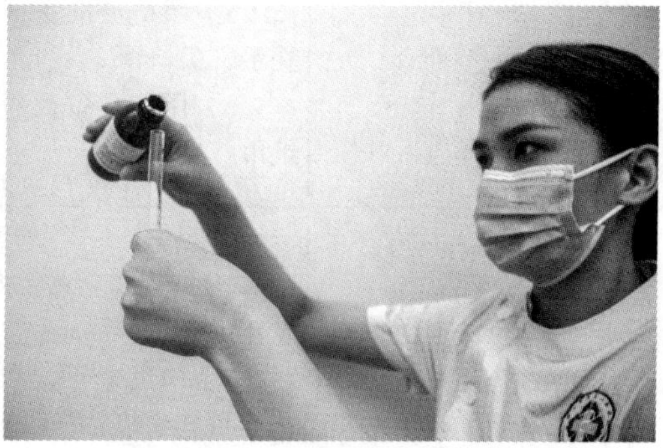

图 2-9-4　视线与量杯同一水平

知识链接

药物的联合用药

联合用药是为了达到治疗的目的而采取的两种或两种以上药物同时或先后应用方式。联合用药可发生药物之间或机体与药物之间的相互作用，导致药物的吸收、分布、生物转化、排泄及作用效应等各方面的相互干扰，从而改变药物的效应和毒性。合理的联合用药可以增强疗效，减少毒性作用。不合理的联合用药会降低疗效，增加毒性，应予以注意。因此，药物的相互作用已成为合理用药内容的组成部分，照护员应根据用药情况，从药效学、药动学及机体情况等方面分析，判断联合用药是否合理，并指导老年人安全用药。

子任务二 雾化吸入照护技术

任务情境

黄某，男，74岁，诊断为慢性阻塞性肺疾病，因咳嗽、咳痰、气促、心悸入院，入院时老年人呼吸道内痰多且黏稠，医嘱给予雾化吸入。

任务：如何进行雾化吸入？老年人应如何配合雾化吸入？

任务目标

1. 能描述雾化吸入的概念。
2. 能正确完成雾化吸入的操作流程。
3. 能熟悉操作雾化吸入中的注意事项。
4. 能在雾化吸入照护操作中关心爱护老年人。

任务描述

一、超声雾化吸入法

超声雾化吸入法是应用超声波声音能，把药液变成细小气雾，随着吸气而进入呼吸道达到局部或全身治疗和预防疾病的给药方法。雾化吸入用药具有奏效较快、药物用量较小、不良反应较轻等优点，临床应用广泛。

（一）目的

（1）消炎、镇咳（湿润气道，减少刺激）、祛痰（稀化痰液，以利排痰）。

（2）解除支气管痉挛，药物可吸入呼吸道深部，使气道通畅，改善通气功能。

（3）在胸部手术前后，预防呼吸道感染。

（4）应用抗癌药物治疗肺癌。

（二）技术要点

（1）使用前，先检查机器各部件有无松动、脱落等异常情况，确保连接正确。

（2）水槽底部的电晶片和雾化罐底部的透明膜薄而质脆，动作要轻柔，防损坏。

（3）需连续使用时，中间应间歇 30 min。

（4）螺纹管及口含嘴专人专用，用后按规定消毒后清洗晾干待用，一疗程结束后丢弃到感染性医疗垃圾桶处理。

（5）雾化期间观察老年人痰液排出是否困难，若因黏稠的分泌物经湿化后膨胀致痰液不易咳出时，应予拍背协助痰液排出，必要时吸痰。

（6）治疗过程需加入药液时，不必关闭雾化机，药液直接从盖上小孔内添加即可；若要加水入水槽，必须关机操作。

（三）健康教育

（1）向老年人及家属介绍超声雾化吸入器的作用原理并教会其正确的使用方法。

（2）教会老年人深呼吸的方法及运用深呼吸配合雾化的方法。

二、氧气雾化吸入法

氧气雾化吸入是利用高速的氧气气流，使药液形成雾状，吸入呼吸道达到治疗目的的方法。

（一）目的

（1）治疗呼吸道感染，消除炎症和水肿。

（2）解痉。

（3）稀释痰液，帮助祛痰。

（二）技术要点

（1）正确使用供氧装置，注意用氧安全，注意做到防火、防热、防油、防震。

（2）吸入过程中，口含嘴应放到舌根部，尽可能深长吸气，吸气后屏气 1~2 s 效果更好。

（3）操作时，严禁烟火和易燃品。

（4）射流式雾化器及口含嘴专人专用，用后按规定消毒后清洗晾干待用，治疗结束后丢弃到感染性医疗垃圾桶处理。

（5）雾化期间观察老年人排痰情况及协助排痰。注意观察老年人痰液排出情况，如痰液仍未咳出，可予以拍背、吸痰等方法协助排痰。

（三）健康教育

（1）向老年人及家属介绍氧气雾化吸入法的作用原理并教会其正确的使用方法。

（2）教会老年人深呼吸的方法及运用深呼吸配合雾化的方法。

任务实施

观看视频

表 2-9-2 超声雾化吸入照护

项目	操作步骤	操作程序	注意事项
操作前	评估与准备	（1）评估：老年人病情、治疗情况、用药史、过敏史、意识状态、配合情况，呼吸道是否通畅，面部及口腔黏膜有无感染、溃疡等。 （2）解释：向老年人及家属解释超声雾化吸入法的目的、方法、注意事项及配合要点。 （3）老年人准备：了解超声雾化吸入法的目的、方法、注意事项及配合要点。 （4）环境准备：清洁、舒适、光线充足。 （5）照护员准备：衣帽整齐、修剪指甲、洗手、戴口罩。 （6）用物准备：超声雾化吸入器一套、药物、蒸馏水、治疗巾、弯盘、水温计	对不能自行排痰者必要时备好吸痰机
操作中	1. 核对 2. 摆体位 3. 实施	（1）携用物至老年人床旁，核对医嘱、药物、老年人信息等。 （2）协助老年人取舒适的体位，坐位、半坐位、卧位时摇高床头 30°，颌下垫治疗巾。 （3）检查并安装各部件衔接导管。 （4）水槽内加蒸馏水 250 mL，或到浮标所需位置。 （5）按医嘱将药液倒入雾化罐内。 （6）打开电源开关，预热 3~5 min，调节定时开关再调节雾量大小。 （7）将面罩放于老年人口鼻部或将口含嘴放于老年人口中，指导老年人深吸气，然后用鼻呼气，嘱老年人做深而慢的呼吸。 （8）治疗结束，取下面罩或口含嘴，关闭雾化开关，再关电源开关	（1）水槽内加冷蒸馏水，液面高度约 3 cm，要浸没雾化罐底的透明膜。 （2）水槽和雾化罐中切忌加热水，水温控制在 50 ℃以下。水温高于 50 ℃或水量不足，应先关机，再更换或加入冷蒸馏水。 （3）水槽无水时不可开机。 （4）一般雾化时间为 15~20 min
操作后	1. 用物整理 2. 洗手，记录	（1）协助老年人擦干面部，清洁口腔，取舒适卧位，整理床单位。 （2）清理用物，将水槽的水倒掉及螺纹管浸泡消毒。 （3）洗手，记录	注意记录雾化开始与持续时间，老年人的反应及效果

观看视频　　评分标准

表 2-9-3　氧气雾化吸入照护

项目	操作步骤	操作程序	注意事项
操作前	评估与准备	（1）评估：老年人病情、治疗情况、用药史、过敏史、意识状态、合作情况，呼吸道是否通畅，面部及口腔黏膜有无感染、溃疡等。 （2）解释：向老年人及家属解释氧气雾化吸入法的目的、方法、注意事项及配合要点。 （3）老年人准备：了解氧气雾化吸入法的目的、方法、注意事项及配合要点。 （4）环境准备：清洁、舒适、光线充足、无火险隐患及易燃易爆物品。 （5）照护员准备：衣帽整齐、修剪指甲、洗手、戴口罩。 （6）用物准备：氧气雾化吸入器、氧气装置一套（湿化瓶勿放水）、药物、弯盘	对不能自行排痰者必要时备好吸痰机
操作中	1. 核对 2. 摆体位 3. 实施	（1）携用物至老年人床旁，核对医嘱、药物、老年人信息等。 （2）协助老年人取舒适的体位，坐位、半坐位。 （3）检查射流式雾化器，遵医嘱将药物注入雾化罐内。 （4）射流式雾化器接气口连接于氧气筒或中心吸氧装置的输氧管上，调节氧流量 6~8 L/min，观察出雾情况。嘱老年人手持雾化器，将口含嘴放入口中，紧闭口唇深吸气，用鼻呼气，反复进行直至药液吸完。 （5）观察老年人有无不良反应及检查雾化装置是否漏气。 （6）雾化结束，取出口含嘴，关闭氧气开关	（1）保持氧气湿化瓶内干燥，不可加水，以防瓶内液体进入雾化器内稀释药液影响疗效。 （2）深吸气，使药液充分到达细支气管和肺内，可提高治疗效果
操作后	1. 用物整理 2. 洗手，记录	（1）协助老年人擦干面部，清洁口腔，取舒适卧位，整理床单位。 （2）清理用物。 （3）洗手，记录	注意记录雾化开始与持续时间，老年人的反应及效果

知识链接

深呼吸和有效咳嗽的方法

深呼吸是指胸腹式呼吸联合进行，以排出肺内残气及其代谢产物、增加有效通气的一种呼吸方式。有效咳嗽是在咳嗽时通过加大呼气压力，增强呼气流速以提高咳嗽的效率，适用于神志清醒、一般状况良好、能够配合的患者。

方法：患者尽可能采用坐位，先进行深而慢的腹式呼吸 5~6 次，然后深吸气至膈肌完全下降，屏气 3~5 s，继而缩唇，缓慢地经口将肺内气体呼出，再深吸一口气屏气 3~5 s，身体前倾，从胸腔进行 2~3 次短促有力的咳嗽，咳嗽的同时收缩腹肌，或用手按压上腹部，帮助痰液咳出。也可让患者取俯卧屈膝位，借助膈肌、腹肌收缩，增加腹压，咳出痰液。

子任务三 皮肤用药照护技术

任务情境

张某，女，68 岁，诊断为皮炎，因皮肤瘙痒、红斑伴有小水疱而入院，医嘱给予药物外涂。

任务：如何正确对该老年人进行皮肤用药？皮肤用药有哪些剂型？

任务目标

1. 能描述皮肤用药的概念。
2. 能正确完成皮肤用药的操作流程。
3. 能根据药物剂型的不同，采用相应的用药方法。
4. 能在皮肤用药照护操作中关心爱护老年人。

任务描述

皮肤用药指将药物直接涂于皮肤，以起到局部治疗的作用。皮肤用药主要有溶液剂、糊剂、软膏、乳膏剂、酊剂和醑剂、粉剂等多种剂型。

一、皮肤用药的分类

（一）溶液剂

溶液剂一般为非挥发性药物的水溶液，如 3% 硼酸溶液、依沙吖啶溶液，具有清洁、收敛、消炎等作用，主要用于急性皮炎伴有大量渗液或脓液者。

（二）糊剂

糊剂为含有大量粉末的半固体制剂，如氧化锌糊、甲紫糊等，具有保护受损皮肤、吸收渗液和消炎等作用。适用于亚急性皮炎，有少量渗液或轻度糜烂者。

（三）软膏

软膏为药物与适宜基质制成有适当稠度的膏状制剂，如硼酸软膏、硫酸软膏等。具有保护、润滑和软化痂皮等作用。一般适用于慢性增厚性皮损。

（四）乳膏剂

乳膏剂为药物与乳剂型基质制成的软膏。分霜剂（如樟脑霜）和脂剂（如尿素脂）两种，具有止痒、保护、消除轻度炎症的作用。不适用于渗出较多的急性皮炎。

（五）酊剂和醑剂

酊剂为非挥发性药物的酒精溶液；醑剂为挥发性药物的酒精溶液。两者均具有杀菌、消毒、止痒等作用。适用于慢性皮炎苔藓样变。

（六）粉剂

粉剂为一种或数种药物的极细粉均匀混合制成的干燥粉末样制剂，如滑石粉、痱子粉等，有干燥、保护皮肤的作用。适用于急性或亚急性皮炎且无糜烂渗液的受损皮肤。

二、皮肤用药的要点

（1）药物要涂抹均匀，观察用药后局部皮肤反应情况，尤其注意对老年人的观察。

（2）了解老年人对局部用药处的主观感觉，并有针对性地做好解释工作。

（3）动态地评价用药效果，并采取提高用药效果的措施。

（4）如局部出现红肿及过敏反应，立即停止给药，并去除皮肤上的残留药物。

（5）与其他药物分开放置，并用红色标签标记药物，防止误服。

三、皮肤用药的健康教育

向老年人说明用药的目的，在了解老年人对用药顾虑的基础上进行有针对性的解释，教会居家老年人及家属皮肤给药的方法，强调相应剂型的注意点。

任务实施

表 2-9-4 皮肤用药照护操作

项目	操作步骤	操作程序	注意事项
操作前	评估与准备	（1）评估：老年人的病情、自理能力、局部皮肤情况、对局部用药计划的了解、认识和配合程度。 （2）解释：向老年人及家属解释用药目的和相应剂型用药的注意点。 （3）老年人准备：了解用药目的和注意事项，清洁局部皮肤。 （4）环境准备：需要时用屏风或围帘遮挡老年人。 （5）照护员准备：衣帽整齐、修剪指甲、洗手、戴口罩。 （6）用物准备：皮肤用药、棉签、弯盘，需要时备清洁皮肤用物	—
操作中	1. 核对 2. 摆体位 3. 清洁局部皮肤	（1）携用物至老年人床旁，核对医嘱、药物、老年人信息等。 （2）协助取合适体位，充分暴露用药部位。 （3）涂搽药物前清洁局部皮肤，用温水与中性肥皂清除原有药液、血迹、体液及分泌物，如有皮炎或破损则用生理盐水清洁。 （4）根据药物剂型的不同，采用相应的照护方法。 ① 溶液剂：用塑料布或橡胶单垫于患处下面，用钳子夹持沾湿药液的棉球洗抹患处，至清洁后用干棉球抹干，亦可用湿敷法给药。 ② 糊剂：用棉签将药糊直接涂于患处，药糊不宜涂得太厚，亦可将糊剂涂在纱布上，然后贴在受损皮肤处，外加包扎。	（1）注意根据皮肤受损面积确定药量。

（续上表）

项目	操作步骤	操作程序	注意事项
操作中	4. 根据药物实施	③ 软膏：用搽药棒或棉签将软膏涂于患处，不需厚涂，如为角化过度的皮损，应略加摩擦，除用于溃疡或大片糜烂受损皮肤外，一般不需包扎。 ④ 乳膏剂：用棉签将乳膏剂涂于患处，禁用于渗出较多的急性皮炎。 ⑤ 酊剂和醑剂：用棉签沾药涂于患处，注意因药物有刺激性，不宜用于有糜烂面的急性皮炎，黏膜以及眼、口的周围。 ⑥ 粉剂：将药粉均匀地撒在受损皮肤处。注意粉剂多次应用后常有粉块形成，可用生理盐水湿润后除去	（2）将药物涂于皮肤表面，沿毛发方向涂擦，湿敷药物时，将湿敷垫与皮肤紧密接触
操作后	1. 用物整理 2. 洗手，记录	（1）注意观察用药后局部皮肤反应并了解老年人主观感觉（如痒感是否减轻或消除），动态地评价用药效果。 （2）洗净双手、记录	—

知识链接

皮肤的主要功能

屏障功能：皮肤具有保护体内器官和组织免受物理性损伤、化学性刺激及微生物等外界有害因素损伤的功能，还能防止体内水分、电解质及营养物质的丢失。

吸收功能：角质层是皮肤吸收的主要途径，其次是毛囊、皮脂腺和汗腺。皮肤的吸收功能受皮肤结构和部位、角质层的水合程度、被吸收物质的理化性质、外界环境因素以及病理情况等影响。

分泌和排泄功能：主要通过皮脂腺和汗腺完成。皮肤小汗腺的分泌受体内外温度、精神因素和饮食的影响，对人体维持体内电解质平衡和适应高温环境极为重要。

免疫功能：主动参与启动和调节皮肤相关免疫反应的作用，其防御功能、自稳功能和免疫监视功能构成了皮肤免疫系统。

子任务四 舌下用药照护技术

任务情境

李某，男，76岁，诊断为冠心病、心绞痛，突发心前区疼痛，医嘱给予药物舌下含服。

任务：如何执行舌下用药照护技术？

任务目标

1. 能描述舌下用药的概念。
2. 能正确完成舌下用药的操作流程。
3. 能熟悉操作中的注意事项。
4. 能在执行舌下用药照护操作中关心爱护老年人。

任务描述

舌下用药是将药物放于舌底下含服。通过口腔黏膜吸收药物，一般疗效较迅速，2~3 min可达疗效。适用于一些剂量少、对口腔黏膜无刺激性、无异味的药物。如硝酸甘油、硝苯地平（心痛定）等。

一、舌下用药的要点

（1）老年人采取舌下含服药时不宜取站位，否则可能因血管扩张、血压下降，导致脑供血不足而发生跌倒等意外。

（2）如果采取二次正确舌下含服药物效果不明显时，应通知医生采取进一步的治疗措施，防止延误病情。

二、舌下用药的健康教育

解释舌下用药的目的和注意事项，根据药物的特性进行正确的用药指导。

任务实施

表 2-9-5 舌下用药照护操作

项目	操作步骤	操作程序	注意事项
操作前	评估与准备	(1)评估：老年人病情、用药史、家族病史、不良反应史、配合能力等。 (2)解释：向老年人及家属解释药物的作用、方法、副作用及注意事项等。 (3)老年人准备：了解用药目的，掌握放松和配合的方法。 (4)环境准备：清洁、舒适、光线充足。 (5)照护员准备：衣帽整齐、修剪指甲、洗手、戴口罩。 (6)用物准备：药物、温开水、小毛巾或纸巾	(1)注意检查药品质量，不得给予老年人服用过期变质或失效的药物
操作中	1. 核对 2. 摆体位 3. 将药物放入老年人舌下 4. 再次核对信息	(1)携用物至老年人床旁，核对医嘱、老年人信息、药物（如果药物在老年人处，取出药物与老年人二次核对药物名称，检查药物的有效期和质量），按医嘱取出药物放于药杯内。 (2)协助老年人取坐位或半坐卧位（卧床老年人需扶其坐起，背后垫软枕）。 (3)告知老年人将药片放于舌下（如老年人上肢活动失能，嘱老年人卷起舌头，协助其将药片放于舌下），勿含在口腔中。口腔干燥时，可少量饮水，以利于药物吸收。 (4)服药后再次核对老年人信息、药物名称、剂量、服药方法及时间等	(1)药物要放于舌下，不要吞咽或嚼碎，也不要饮水。 (2)口腔干燥时，可少量饮水，以利于药物吸收
操作后	1. 用物整理 2. 洗手，记录	(1)协助老年人取舒适体位，整理床单位，并将物品放回原处，清洁药杯备用。 (2)洗净双手、记录	—

知识链接

常见舌下含服的药物

硝酸甘油：用于防治各种类型的心绞痛，口服无效，发作时舌下含服1片，约2～5 min即发挥作用；心绞痛发作频繁的患者在大便前含服可预防发作。

硝酸异山梨醇（消心痛）：作用与硝酸甘油相似，舌下含服后约2～3 min见效，药效持续 2 h; 口服 30 min 见效，药效持续 4 h; 患者用于急救时应舌下含服，用于长效时应口服。

硝苯地平（心痛定）：用于高血压和变异型心绞痛，舌下含服降血压效果较口服迅速。

复方丹参滴丸和速效救心丸：用于胸中憋闷、心绞痛，舌下含服。

异丙肾上腺素（喘息定）：用于支气管哮喘，口服无效，舌下含服宜将药片嚼碎含于舌下，否则达不到速效。

子任务五 吸入用药照护技术

任务情境

陈某，男，65 岁，诊断为支气管哮喘，因胸闷、喘息、咳嗽伴少量白黏痰而入院，医嘱给予吸入用药。

任务：如何执行吸入用药照护技术？吸入用药一般适用于什么情况下的老年人？

任务目标

1. 能描述吸入用药的概念。
2. 能正确完成吸入用药的操作流程。
3. 能熟悉操作中的注意事项。
4. 能在吸入用药照护操作中关心爱护老年人。

任务描述

手压式雾化吸入器是将药液置于由适当的抛射剂制成的送雾器，送雾器内腔为高压，将其倒置，用拇指按压顶部时，其内阀门即打开，药液便从喷嘴喷出。雾滴的平均直径为 2.8 ~ 4.3 μm，由于其出速极快，故 80% 的雾滴会直接喷到口腔及咽部黏膜，临床多用于哮喘老年人，以减轻支气管痉挛。

一、吸入用药的目的

主要通过吸入拟肾上腺素类药、氨茶碱或沙丁胺醇等支气管解痉药，改善通气功能，适用于支气管哮喘、喘息性支气管炎的对症治疗。

二、吸入用药的要点

（1）观察、记录疗效和不良反应。如拟肾上腺素类药物使用后，在短时间内应见呼吸困难有所缓解，常见的不良反应有心动过速、头痛、头晕等。

（2）如疗效不满意时，切勿随意增加药量，可遵医嘱适当增加用量或缩短用药间隔时间。

（3）喷嘴及塑料壳应用温水清洁，待完全干燥后再将气雾剂铝瓶收入。

三、吸入用药的健康教育

（1）指导老年人或家属正确使用手压式雾化吸入器给药。

（2）教会老年人及家属评价疗效，当疗效不满意时，不随意增加、减少用量或缩短用药间隔时间，以免加重不良反应。

（3）帮助老年人分析并解释引起呼吸道痉挛的原因和诱因，指导其选择适宜的运动，预防呼吸道感染。

任务实施

表 2-9-6　吸入用药照护操作

项目	操作步骤	操作程序	注意事项
操作前	评估与准备	（1）评估：老年人病情、治疗情况、用药史、过敏史、意识状态、配合情况，呼吸道是否通畅，面部及口腔黏膜有无感染、溃疡等。 （2）解释：向老年人及家属解释手压式雾化吸入器的目的、方法、注意事项及配合要点。 （3）老年人准备：了解手压式雾化吸入器的目的、方法、注意事项及配合要点。 （4）环境准备：清洁、舒适、光线充足。 （5）照护员准备：衣帽整齐、修剪指甲、洗手、戴口罩。 （6）用物准备：手压式雾化吸入器（内含药物）	—

（续上表）

项目	操作步骤	操作程序	注意事项
操作中	1. 核对 2. 安置体位 3. 操作实施	（1）携用物至老年人床旁，核对医嘱、药物、老年人信息等。 （2）协助老年人取舒适的体位，坐位、半坐位。 （3）取下药瓶保护盖，充分摇匀药液，倒置药瓶。 （4）将喷嘴放入口中，先平静呼气。 （5）深吸气，在吸气开始时，按压气雾瓶顶部，使药喷出，随着深吸气的动作，药物经口缓慢地吸入，吸气末尽可延长屏气时间，再呼气，反复 1~2 次。 （6）尽可能屏住呼吸（约 10 s）。 （7）取出吸入器	深吸气、屏气，使药液充分到达细支气管和肺内可提高治疗效果
操作后	1. 用物整理 2. 洗手，记录	（1）协助老年人清洁口腔，取舒适卧位，整理床单位。 （2）将喷嘴及塑料壳用温水清洁，待完全干燥后再将气雾剂铝瓶收入。 （3）洗手，记录	注意观察老年人的反应及效果

知识链接

哮喘的自我管理

为哮喘患者制订长期防治计划，指导其进行自我管理，包括了解哮喘的激发因素及避免诱因的方法，熟悉哮喘发作先兆表现及相应处理方法，学会在家中自行监测病情变化并进行评定、重点掌握峰流速仪的使用方法、坚持写哮喘日记，学会哮喘发作时进行简单的紧急自我处理方法，掌握正确的吸入技术，了解什么情况下应去医院就诊，与医生及护士一起制定防止哮喘复发、保持长期稳定的方案。

成功的哮喘管理目标是：①达到并维持症状的控制；②维持正常活动，包括运动能力；③维持肺功能水平尽量接近正常；④预防哮喘急性加重；⑤避免因哮喘药物治疗导致的不良反应；⑥预防哮喘导致的死亡。

子任务六 滴入用药照护技术

任务情境

王某，男，60岁，诊断：右眼角膜炎，因两周前在收割稻谷时右眼不慎被谷粒弹伤，致右眼红痛、视物不清而入院，医嘱给予滴眼液滴入用药。

任务：如何执行眼药水滴入用药照护技术？操作中应注意什么？

任务目标

1. 能描述滴入用药的概念。
2. 能正确操作滴入用药的流程。
3. 能熟悉操作流程中的注意事项。
4. 能在滴入用药照护操作中关心和爱护老年人。

任务描述

滴入法包括滴眼药法、滴耳药法和滴鼻药法三种局部用药法。

一、滴眼药法

（一）滴眼药法的目的

滴眼药法是指将药液滴入眼内的一种给药方法，通过眼部给药达到治疗眼部疾病的目的。

（二）滴眼药法的要点

（1）注意操作规范，确保给药安全准确，并将操作中的不适感降到最低限度。

（2）注意操作期间勿倒置滴管，以免药液倒流而受污染。

（3）应在滴前充分摇匀易沉淀的混悬液后再用药。

（4）滴用多种药液时，先滴刺激性弱的药物，再滴刺激性强的药物，前、后用药应间隔10 min，以免降低药效。

（5）特殊药物应粘贴特殊标志以提高警惕，特别注意散瞳剂与缩瞳剂、腐蚀性药物，切记不可滴错，以免造成严重后果。

（6）滴眼药液时会有少许不适，需嘱老年人切勿用手揉眼。

（三）滴眼药法的健康教育

向老年人及家属说明用药的目的及操作流程，让其对所做解释工作表示理解，能复述注意事项、配合滴药；对于门诊老年人，照护员应教会老年人或家属掌握滴药方法，以便能在家中自行滴药。

二、滴耳药法

（一）滴耳药法的目的

滴耳药法是指通过外耳道滴入药物，达到软化耵聍或治疗外耳道及中耳疾病的目的。

（二）滴耳药法的要点

（1）注意操作规范，确保给药安全准确，操作时动作要轻柔。

（2）避免滴管接触外耳道，防止交叉感染。

（3）急性外耳道炎、外耳道疖肿、大疱性鼓膜炎、急性中耳炎鼓膜未穿孔前牵拉耳郭或按压耳屏会增加疼痛，动作须轻柔，与患者做好沟通。

（4）滴入药液不宜过热或过冷，以免刺激内耳迷路，引起眩晕、恶心、呕吐等不适。

（5）注意观察老年人用药后反应，如是否有眩晕、恶心呕吐等不适。

（6）如有昆虫类进入耳道，可先用油剂药液，滴药后 2~3 min 便可取出异物。

（三）滴耳药法的健康教育

向老年人及家属说明用药的目的及操作流程，让其对所做解释工作表示理解，能复述注意事项、配合滴药；对于门诊的老年人，照护员应教会老年人或家属掌握滴药方法，以便能在家中自行滴药。

三、滴鼻药法

（一）滴鼻药法的目的

滴鼻药法是将含各种药物的滴鼻液滴入鼻腔，起到收缩鼻腔黏膜、消炎、抗过敏或润滑等作用，以达到不同的治疗效果。适用于急、慢性鼻炎，鼻窦炎，过敏性鼻炎，萎缩性鼻炎，鼻咽炎和鼻腔填塞物抽取之前。

（二）滴鼻药法的要点

（1）注意操作规范，确保给药安全准确，操作时动作要轻柔。

（2）混悬剂在使用前应充分摇匀。

（3）如需滴入含抗生素药液，一般先滴收缩鼻黏膜的药液，5~10 min 后再滴抗生素药液。

（4）仰卧头低位适用于后组鼻窦炎；侧卧头低位适用于前组鼻窦炎。

（5）操作后嘱老年人不要用力，以防药液外溢。

（6）血管收缩剂使用时间不可过长（3 d 以上）。

三、滴鼻药法的健康教育

向老年人及家属说明用药的目的及操作流程，让其对所做解释工作表示理解，能复述注意事项、配合滴药；对于门诊老年人，照护员应教会老年人或家属掌握滴药方法，以便能在家中自行滴药。

任务实施

表 2–9–7　滴眼药照护操作

项目	操作步骤	操作程序	注意事项
操作前	评估与准备	（1）评估：老年人的身体状况、有无药物过敏史、眼部情况、视力有无障碍。 （2）解释：向老年人及家属解释药物的使用方法、药物副作用及配合技巧。 （3）老年人准备：了解用药目的，掌握放松和配合的方法。 （4）环境准备：清洁、舒适、光线充足。 （5）照护员准备：衣帽整齐、修剪指甲、洗手、戴口罩。 （6）用物准备：滴管、眼药水或眼药膏并检查药物的有效期、质量，棉签、弯盘	（1）滴眼前必须洗净双手，防止交叉感染。 （2）滴眼前检查药水有无变色、沉淀，注意玻璃滴管有无破损
操作中	1. 核对	（1）携用物至老年人床旁，核对老年人床号、姓名、手腕带。	（1）眼部涂有眼膏或有分泌物时，应先用消毒棉签拭去，再滴眼药水。
	2. 安置体位	（2）仰卧位或坐位，头略后仰。 （3）嘱老年人眼向上注视。 （4）左手用棉签拉开下眼睑。	

（续上表）

项目	操作步骤	操作程序	注意事项
操作中	3. 实施	（5）右手持眼药液或滴管，右手掌根部轻轻放于老年人前额使滴管距离眼睑1~2 cm，将药液向结膜囊内滴入1~2滴。 （6）轻提上眼睑数次使药液充分弥散。 （7）嘱老年人闭合双眼1~2 min。 （8）用干棉球按压内囊部，防止药液注入内囊和鼻腔。 （9）用无菌棉签拭去溢出的眼药水	（2）正常结膜囊容量为0.02 mL，每次一般滴入1~2滴即够或遵医嘱用药，不宜过多，以免药液外溢。 （3）滴药时，滴管或瓶口距眼部1~2 cm，避免接触眼睑或睫毛，以免污染或划伤角膜。 （4）角膜感觉灵敏，药液避免直接滴于角膜上。 （5）双眼滴眼时，先滴健眼
操作后	1. 用物整理 2. 洗手，记录	（1）取舒适体位，整理床单位和用物。 （2）洗手，记录	观察老年人滴眼药水后的反应，做好记录

表 2-9-8　滴耳药照护操作

项目	操作步骤	操作程序	注意事项
操作前	评估与准备	（1）评估：老年人的病情、意识状态、过敏史、合作程度、耳部分泌物情况和药物性质等。 （2）解释：向老年人及家属解释滴耳药的用药原因、药物副作用、注意事项及配合技巧等。 （3）老年人准备：了解用药目的，掌握放松和配合的方法。 （4）环境准备：清洁、舒适、光线充足。 （5）照护员准备：衣帽整齐、修剪指甲、洗手、戴口罩。 （6）用物准备：1~2个棉球、耳科专用棉签、弯盘、治疗盘、滴耳液、3%过氧化氢液和0.9%氯化液适量，必要时血液吸引器等	做好解释工作，若滴入耵聍软化液，应事先告知老年人滴药后可能出现耳塞、闷胀感等情况，消除老年人的不安情绪
操作中	1. 核对 2. 安置体位 3. 清洁外耳道	（1）携用物至老年人床旁，核对老年人床号、姓名、手腕带。 （2）取舒适侧卧位或坐位，患耳向上，清洁外耳道。外耳道有脓液或分泌物时，分别用3%过氧化氢液和0.9%氯化钠溶液清洁外耳道，并用棉签拭干。 （3）捂：将滴耳药用手捂热，使其接近体温。	（1）滴药前需将外耳道脓液洗净。 （2）检查时向后上方牵拉耳郭，使外耳道拉直，操作时动作要轻柔。

（续上表）

项目	操作步骤	操作程序	注意事项
操作中	4. 将药液捂热 5. 滴药	（4）滴药：拉直外耳道，将药液沿耳道后壁缓慢滴入 3~5 滴，如滴入耵聍软化液，滴入药液量要适当增多。 （5）用手指轻拉耳郭或反复轻按耳屏数次，使药液流入耳腔。 （6）保持原体位 5~10 min。 （7）外耳道口塞入棉球，用无菌干棉签拭去外流药液	（3）滴药液要盖过鼓膜。 （4）药液温度应接近体温，不宜过冷或过热
操作后	1. 用物整理 2. 洗手，记录	（1）取舒适体位，整理床单位和用物。 （2）洗手，记录	观察老年人滴耳后的反应，做好记录。如老年人出现不适，应就地休息，密切观察

表 2-9-9　滴鼻药照护操作

项目	操作步骤	操作程序	注意事项
操作前	评估与准备	（1）评估：老年人的病情、意识状态、自理能力、合作程度、药物性质、鼻部情况等。 （2）解释：向老年人及家属解释鼻腔滴药的目的、药物副作用、注意事项及操作过程配合等。 （3）老年人准备：了解用药目的，掌握放松和配合的方法。 （4）环境准备：清洁、舒适、光线充足。 （5）照护员准备：衣帽整齐、修剪指甲、洗手、戴口罩。 （6）用物准备：弯盘、小方纱，按医嘱备滴鼻药物并检查药物的有效期、质量	操作前，操作者必须洗净双手，滴鼻药老年人专用
操作中	1. 核对 2. 安置体位 3. 检查鼻部情况 4. 操作实施	（1）携用物至老年人床旁，核对老年人床号、姓名、手腕带。 （2）仰卧位或坐位，头略后仰。 （3）检查鼻部情况，若治疗上颌窦炎、额窦炎时取头后仰并向患侧倾斜位。 （4）滴药：左手轻推鼻尖暴露鼻腔，一侧鼻腔滴入药液 3~5 滴，轻轻捏鼻翼，使药液与鼻腔黏膜充分接触。 （5）嘱老年人保持体位 5~10 min，恢复体位后按相同方法滴入对侧。 （6）用小方纱擦干净鼻孔周围	（1）滴药时滴管勿接触鼻翼和鼻毛，以免污染药液。 （2）滴药后轻捏鼻翼以减少药液流入咽部，引起不适

（续上表）

项目	操作步骤	操作程序	注意事项
操作后	1. 用物整理 2. 洗手，记录	（1）取舒适体位，整理床单位和用物。 （2）洗手并记录	注意观察老年人鼻腔情况，有异常情况及时做好记录

知识链接

感冒与鼻炎症状的区别

感冒与鼻炎在临床上有非常相同的症状，都有鼻塞、流涕、鼻痒等症状。

感冒属于上呼吸道感染，一般患者主要出现的症状有鼻塞、打喷嚏、流涕、咽喉疼痛、干咳，甚至有的患者会出现不同程度的低热、肌肉酸痛、头痛等临床表现。它一般是属于自限性疾病，病情比较轻，病程短，多数患者预后良好，多无并发症发生，5~7 d 可痊愈。

在临床上，鼻炎患者主要是打喷嚏，且打喷嚏次数非常频繁，流涕以清水鼻涕或者黏涕为主，同时伴有明显鼻塞症状，一般情况下对于鼻炎的治疗，以实现症状的控制作为其治疗的主要目的。

子任务七 塞入用药照护技术

任务情境

董某，女，88 岁，有多年慢性便秘病史，平日进食偏少，5 d 未排大便，医嘱给予药物塞入治疗。

任务：请问直肠栓剂塞入法的目的是什么？如何进行直肠栓剂塞入？

任务目标

1. 能描述塞入用药的概念。
2. 能正确完成塞入用药的操作流程。
3. 能熟悉塞入用药照护操作中的注意事项。
4. 能在塞入用药照护操作中关心爱护老年人。

任务描述

常用药物为栓剂，包括直肠栓剂（*rectal suppository*）和阴道栓剂（*vaginal suppository*）。栓剂是药物与适宜基质制成的供腔道给药的固体制剂。其熔点为 37 ℃左右，塞入体腔内缓慢融化而产生药效。

一、直肠栓剂塞入法

（一）直肠栓剂塞入法的目的

（1）直肠插入甘油栓，软化粪便，以利排出。

（2）栓剂中有效成分被直肠黏膜吸收，而达到全身治疗作用，如解热镇痛栓剂。

（二）直肠栓剂塞入法的要点

（1）严格执行查对工作。

（2）注意保护老年人隐私部位。

（3）指导老年人放松及配合的方法，采取提高用药效果的措施。

（三）直肠栓剂塞入法的健康教育

教会老年人或家属执行操作的方法，说明在置入药物后至少平卧 15 min 的目的。

二、阴道栓剂塞入法

（一）阴道栓剂塞入法的目的

自阴道塞入栓剂，以起到局部治疗的作用，如塞入消炎、抗菌药物治疗阴道炎。适用于治疗各种阴道炎、慢性子宫颈炎等。

（二）阴道栓剂塞入法的要点

（1）严格执行查对工作。

（2）注意保护老年人隐私部位。

（3）准确判断阴道口，栓剂必须置入足够深度。

（4）月经期、阴道出血时，禁止上药。

（5）用药期间使用卫生巾或者纸尿裤，以保持衣裤清洁，上药期间禁止性生活及盆浴。

（三）阴道栓剂塞入法的健康教育

嘱老年人在置入药物后，至少平卧 15 min，并指导老年人在治疗期间避免性生活，同时教会老年人自行上药的操作方法。

任务实施

表 2-9-10 直肠栓剂塞入照护操作

项目	操作步骤	操作程序	注意事项
操作前	评估与准备	（1）评估：老年人的病情、用药的目的、自理能力，以及对用药计划的了解、认识和配合程度。 （2）解释：向老年人及家属解释用药目的和用药后需平卧的时间。 （3）老年人准备：了解用药目的，掌握放松和配合的方法。 （4）环境准备：需要时用屏风或围帘遮挡老年人。 （5）照护员准备：衣帽整齐、修剪指甲、洗手、戴口罩。 （6）用物准备：直肠栓剂、指套或手套、卫生纸	—
操作中	1. 核对 2. 安置体位 3. 操作实施	（1）携用物至老年人床旁，核对老年人床号、姓名、手腕带。 （2）协助老年人取侧卧位，膝部弯曲，暴露肛门。 （3）戴上指套或手套。 （4）操作中让老年人张口深呼吸，尽量放松。将栓剂插入肛门，并用食指将栓剂沿直肠壁朝脐部方向送入 6~7 cm。 （5）置入栓剂后，保持侧卧位 15 min，若栓剂滑脱出肛门外，应予重新插入	（1）注意栓剂塞至肛门内括约肌以上，并确认栓剂靠在直肠黏膜上，若塞入粪块中，则不起作用。 （2）注意防止栓剂滑脱或融化后渗出肛门外
操作后	1. 用物整理 2. 洗手，记录	（1）协助老年人穿裤子，取舒适体位，整理床单位和用物。 （2）洗手并记录	对于不能下床的老年人，应将便器、卫生纸、呼叫器放于其易取处

表 2-9-11　阴道栓剂塞入照护操作

项目	操作步骤	操作程序	注意事项
操作前	评估与准备	（1）评估：老年人的病情，对用药计划的了解，对隐私部位用药的接受程度和配合治疗情况，用药的自理能力。 （2）解释：向老年人及家属解释用药目的和用药后需平卧的时间。 （3）老年人准备：了解用药目的，掌握放松和配合的方法。 （4）环境准备：需要时用屏风或围帘遮挡老年人。 （5）照护员准备：衣帽整齐、修剪指甲、洗手、戴口罩。 （6）用物准备：阴道栓剂、栓剂置入器或手套、卫生棉垫、消毒用具	月经期、阴道出血时，禁止上药
操作中	1. 核对 2. 安置体位 3. 操作实施	（1）携用物至老年人床旁，核对老年人床号、姓名、手腕带。 （2）协助老年人取屈膝仰卧位，双腿分开，暴露会阴部。 （3）铺橡胶单及一次性治疗巾于会阴下方。 （4）消毒：用碘酒消毒会阴处。 （5）一手戴上指套或手套取出栓剂。 （6）嘱老年人张口深呼吸，尽量放松。 （7）利用置入器或戴上手套将栓剂沿阴道下后方轻轻送入 5 cm，达阴道穹隆。 （8）嘱咐老年人上药后至少平卧 15 min，以利药物扩散至整个阴道组织，利于药物吸收	（1）注意观察塞入位置，确定阴道口后才能置药，避免误入尿道。 （2）成年女性阴道长约 10 cm，故栓剂必须置入 5 cm 以上深度，以防滑出
操作后	1. 用物整理 2. 洗手，记录	（1）取出治疗巾及橡胶单，为避免药物或阴道渗出物弄污内裤，可使用卫生棉垫。 （2）协助老年人取舒适卧位，整理床单位及用物。 （3）洗手并记录	记录栓剂名称、剂量、塞入时间等，注意观察药物疗效

知识链接

便秘的常见因素

便秘指排便频率减少，一周内排便次数少于 2～3 次，排便困难，大便干结。引起便秘的常见因素有：①进食量过少或食物缺乏纤维素、水分，不足以刺激肠道的正常蠕动；②结肠平滑肌张力减低和蠕动减弱；③各种原因的肠梗阻；④排便反射减弱或消失，腹肌、膈肌及盆肌张力降低；⑤结肠痉挛缺乏驱动性蠕动；等等。便秘常见于全身性疾病、身体虚弱、不良排便习惯、功能性便秘等情况，以及结肠、直肠、肛门疾病。

同步练习

1. 错误的老年人用药原则是（　　）。

A. 应用最少药物治疗原则

B. 从最低有效剂量开始治疗原则

C. 选择最少不良反应药物治疗原则

D. 简化治疗方案原则

E. 最大剂量治疗原则

2. 药物代谢和解毒的主要场所是（　　）。

A. 心脏　B. 肝脏　C. 肾脏　D. 脾　E. 肺

3. 药物代谢和解毒的主要场所是（　　）。

A. 心脏　B. 肝脏　C. 肾脏　D. 脾　E. 肺

4. 下列关于影响老年人药物吸收的因素描述错误的是（　　）。

A. 胃液 pH 降低

B. 胃肠道血流量减少

C. 胃排空速度减慢

D. 肠蠕动减慢

E. 胃肠道参与吸收的细胞减少

5. 老年人用药后药理学特点包括（　　）。

A. 药物相互作用增加

B. 药物吸收、分布改变

C. 发生 ADR 机会增大

D. 以上都对

E. 药物转化、代谢下降

6. 老年人用药后药理学特点包括（　　）。

A. 药物相互作用增加

B. 药物吸收、分布改变

C. 发生 ADR 机会增大

D. 以上都对

E. 药物转化、代谢下降

7. 老年人常见的不良用药习惯包括（　　）。
A. 未就诊自行购药服用
B. 随意或混置摆放药物
C. 自行增减药物
D. 漏服、误服药物
E. 以上都是

拓展阅读

新型冠状病毒肺炎（Corona Virus Disease 2019，COVID-19），简称“新冠肺炎”，世界卫生组织命名为“2019 冠状病毒病”，是指 2019 新型冠状病毒感染导致的肺炎。2019 年 12 月以来，湖北省武汉市部分医院陆续发现了多例华南海鲜市场暴露史的不明原因肺炎病例，证实为 2019 新型冠状病毒感染引起的急性呼吸道传染病。

2020 年 2 月 11 日，世界卫生组织总干事谭德塞在瑞士日内瓦宣布，将新型冠状病毒感染的肺炎命名为“COVID-19”。2022 年 12 月 26 日，国家卫生健康委员会发布公告，将新型冠状病毒肺炎更名为新型冠状病毒感染。

面对来势汹汹的新冠疫情，老年服务工作者牢记党和人民的重托，义无反顾冲在疫情防控第一线，为保护人民的生命安全和身体健康做出了巨大贡献，彰显了养老服务工作者护佑人民健康的职责使命，也激励着养老服务工作者为建设健康中国、增进人民健康福祉做出新贡献。

项目三 老年人常用安全照护技术

项目概述

老年期是人生的特殊阶段。老年人因身体各系统和器官逐渐出现退行性问题，在日常生活环境中易受物理、化学因素影响，导致一些不良事件的发生，如跌倒、坠床、烫伤等，严重时可危及生命。

预防与处理不良事件是老年照护必须学习的内容。防止老年人意外事故，妥善应对处理突发伤害事故，能最大限度地降低事故发生。

本项目重点学习跌倒、坠床、烧烫伤、噎食、走失五个常见不良事件所致危害及预防、处理方法，共20学时。

学习目标

知识目标	1. 熟知发生跌倒、坠床、烧烫伤、噎食、走失时老年人的表现。 2. 说出跌倒、坠床、烧烫伤、噎食、走失的预防方法。 3. 叙述跌倒、坠床、烧烫伤、噎食、走失的处理方法
能力目标	1. 能正确完成跌倒老年人的急救处理及掌握预防跌倒方法。 2. 能正确完成坠床老年人的急救处理及掌握预防坠床方法。 3. 能正确完成烧烫伤老年人的急救处理及掌握预防烧烫伤方法。 4. 能正确完成噎食老年人的急救处理及掌握预防噎食方法。 5. 能正确完成走失老年人的急救处理及掌握预防走失方法
素养目标	1. 具有应变能力及关心、关怀老年人的职业素质。 2. 具有冷静、果断地发现问题和解决问题的能力。 3. 具有慎独修养和爱伤观念

任务一 跌倒照护技术

任务情境

李阿伯，70岁，中风后遗症，在外出买菜等公交车时，发生眩晕跌倒，左前臂发生擦伤，见少量鲜血流出。

任务：如何处理李阿伯的情况？针对晕眩跌倒，如何锻炼平衡功能？

任务目标

1. 能说出发生跌倒的常见原因。
2. 能快速评估发生跌倒后老年人的身体情况。
3. 能对跌倒老年人进行正确的处理。
4. 能在跌倒照护操作中关心爱护老年人。

任务描述

跌倒是指从稍高处或平地行走摔倒并造成身体伤害。文献资料显示，跌倒的发生率随年龄增加而增加。在我国，65岁及以上的老年人有接近1/3曾有跌倒情况。老年人发生跌倒，轻者发生软组织的损伤、关节脱位、骨折，重者导致颅脑损伤甚至死亡，并造成一定程度生活质量的下降，给家庭与社会造成负担。

一、跌倒的危险因素

（一）生理因素

随着年龄增长，老年人前庭感觉功能、本体觉、深度觉、视觉减退，导致神经系统的控制与协调能力下降，容易发生跌倒。

（二）病理因素

各种疾病均可能影响老年人的身体移动能力，增加跌倒风险。如帕金森病、脑血管疾病、骨关节病等。

（三）药物因素

降压药、抗心律失常药、利尿药都可能减少大脑的供血；阿片类止痛药会抑制中枢神经；吩噻嗪类药如氯丙嗪会导致锥体外系反应增多。

（四）环境因素

起居环境的家具或设施摆放不合理，室内光线暗，卫生间地面防滑不够，均容易导致老年人跌倒的发生。

二、跌倒的身体状况

老年人发生跌倒后可出现多种损伤：浅表组织挫伤、骨折、关节脱位等。若跌倒时向前扑倒，容易导致桡骨远端骨折、髌骨损伤；若跌倒时臀部着地，容易导致股骨颈骨折及脊柱压缩性骨折；若跌倒时头部着地，可能导致不同程度的颅脑损伤。因此，照护者发现老年人跌倒时，需要准确评估老年人身体情况，做出正确判断与处理。

三、发生跌倒的急救处理

发现老年人跌倒时，不要急于扶起，应准确评估并分情况处理。

（一）意识清楚的老年人的跌倒处理

关切询问老年人身体情况，有无发生记忆丧失或意识模糊情况。如果有上述情况，则应拨打急救电话或送老年人到附近医院进行检查治疗。如有外伤或出血，应进行简单包扎后及时送往医院诊治。如果发现有可能的骨折或关节脱位情况，则不应随意搬动老年人，应立即拨打急救电话。

（二）意识不清的老年人的跌倒处理

如遇意识不清的老年人跌倒，应立即拨打急救电话。若有外伤或出血，应立即就地取材进行包扎止血。若出现呕吐，则将其头部偏向一侧，并清理口、鼻呕吐物，保证呼吸通畅。若出现抽搐，应将老年人置于安全平地上，取掉其身上佩戴的眼镜或者假牙，确保周围环境安全。如老年人出现心跳、呼吸骤停，则立即对其进行心肺复苏等急救处理。

任务实施

表 3-1-1　跌倒照护操作

项目	操作步骤	操作程序	注意事项
操作前	评估与准备	（1）发现老年人跌倒，就地评估伤情，暂不移动老年人。 （2）呼叫老年人，判断意识。 （3）询问跌倒过程、损伤部位，检查伤情。 （4）准备弹力绷带、医用胶布	（1）老年人跌倒先不搬动，应检查其脊柱有无损伤、骨折，避免不当搬动造成二次损伤。 （2）如老年人出现意识不清、口角歪斜、偏瘫、大出血、肢体压痛、畸形及活动异常、脊柱压痛、疑有内脏损伤时，应立即拨打急救电话
操作中	1. 处理受伤部位（以右踝关节为例） 2. 进行踝关节“8”字包扎 3. 做好观察	（1）评估老年人踝关节部位情况，观察具体疼痛范围、程度、有无畸形等。 （2）确认环境安全、老年人无其他不适，可搀扶老年人于坐位。 （3）照护者一手拿弹力绷带，另一手拉出绷带，双手配合操作。将绷带从脚背到踝关节上端缠绕一圈，绕过足踝再绕到足背部，呈“8”字形缠绕，翻过足背，再绕到足踝部打结固定完成包扎。上一圈绷带压下一圈绷带的 1/2 或 1/3。 （4）做好病情观察。关心老年人及询问其感受	（1）确定老年人无其他不适后方可移动老年人。 （2）若无法判断老年人其他伤害，则在安全平地进行初步包扎，等待医疗人员救援。 （3）包扎时，要询问老年人包扎的松紧度，注意肢端血液循环
操作后	风险防范	在包扎后的健康教育中，对老年人进行后期健康教育	—

同步练习

1．跌倒的预防措施不包括（　　）。

A．平衡功能差的老年人应使用助步器

B．转换体位的速度要放慢

C．居室地面应平整、光滑

D．不过量饮酒

E．合理用药

2．对跌倒老年人进行护理时，以下不合适的是（　　）。

A．安慰老年人，减少老年人对跌倒的恐惧感

B．为避免老年人再跌倒，指导老年人尽量减少活动

C．必要时，鼓励老年人使用拐杖

D．协助医师确定损伤情况、积极治疗老年人颈椎病和类风湿性关节炎

E．指导其家属改善老年人的居住环境

3．王爷爷，84 岁。无高血压、心脏病、糖尿病病史。夜间在厕所排尿时发生晕厥而跌倒，随后自行爬起，无意识障碍和肢体活动障碍。其跌倒的原因可能是（　　）。

A．发生脑血管病

B．站立时血糖增高

C．膀胱排空发生排尿性晕厥

D．精力过于集中造成脑供血不足

E．精力过于集中造成呼吸加快

4．防止老年人跌倒的注意事项，不正确的是（　　）。

A．地面保持平整，无障碍物，避免潮湿

B．卫生间应设有坐便器，并配备扶手

C．变换姿势时起身不要太快

D．浴缸不宜过高，浴缸底应垫防滑胶毡

E．进入卧室应及时换上拖鞋

5．老年人跌倒后髋部疼痛，不能站立行走，应考虑（　　）。

A．股骨颈骨折

B．腓骨骨折

C．颈骨骨折

D．髌骨骨折

E．肱骨骨折

任务二　坠床照护技术

任务情境

王奶奶，72 岁，慢性心功能不全，近期出现明显气急、疲劳状况，夜间因阵发性呼吸困难而起床。一夜因呼吸困难起床时发生坠床，致左颞叶头皮损伤。

任务：如何防止老年人坠床发生？

任务目标

1. 能说出发生坠床的常见原因。
2. 能制定防止老年人坠床的具体措施。
3. 能对坠床老年人进行正确的处理。
4. 能在坠床照护操作中关心爱护老年人。

任务描述

坠床是指因各种原因致人从床位坠落地面并造成身体伤害。老年人因各种身体退化或疾病原因，是生活中容易发生坠床事件的人群之一。坠床是老年人在居家或医院中比较严重的一种不良事件，会引起全身的多处软组织受伤。若是独居老年人坠床，呼救不及时，没人前来帮忙会造成严重损伤、骨折甚至死亡。若住院老年人发生坠床，造成损伤，会延长住院时间，增加医疗费用。因此照顾行动不便的老年人时一定要确保其安全，避免发生坠床意外。

一、坠床的危险因素

（一）生理因素

老年人身体机能下降，小脑和前庭系统功能减退，会出现重心改变，反应时间变长，平衡能力随之减退的状况。

（二）病理因素

各种疾病均可能影响老年人的身体移动或协调能力，增加坠床风险。如心功能不全、脑血管疾病、癫痫、骨折术后等。

（三）药物因素

降糖药、降压药、精神类药物等都会影响老年人活动功能，引发坠床。

（四）环境因素

老年人的床无床栏或床栏功能缺失，床尺寸大小不合适等问题，都会增加坠床风险。

二、坠床的预防措施

（一）治疗导致坠床的原发疾病

如心功能不全、癫痫，减轻症状或减少发作次数，能有效降低坠床的风险。

（二）增加安全设备

选择合适的床垫，软硬度应适中，避免床垫过软造成翻身不便，易发生坠床的危险。应予老年人安装床栏或加装床栏，增加安全系数。根据老年人具体疾病情况，可适当使用约束带或约束工具。

（三）生活用品宜放置合理

生活用品应放置在老年人触手可及的地方，穿着的衣服大小松紧适当，病情许可时，可适当抬高床头，使老年人适当坐起休憩。

（四）教会老年人正确变换体位

教会老年人“平躺 30 s，坐起 30 s，站 30 s”后再行走，避免突然改变体位。尤其夜间下床时会有头晕、四肢无力、步态不稳的情况，一定要缓缓行动，必要时他人应及时帮忙。

（五）饮食照护

指导老年人应多吃钙丰富、低盐、适量蛋白质、富含维生素 C 的食物，每天进行自己力所能及的活动。多晒太阳，补充维生素 D，提高自我活动能力。

三、发生坠床的处理

如发现老年人坠床时，应快速检查伤情。有外伤或出血，应进行简单包扎。若居家老年人发生坠床时，伤情较重，则应立即拨打急救电话，及时救治老年人。若坠床老年人出现呕吐，则将其头部偏向一侧，并清理口、鼻呕吐物，保证呼吸通畅。若出现抽搐，应搬移老年人置于安全平地上，取掉其身上佩戴的眼镜或者假牙，确保周围环境安全。如老年人出现心跳、呼吸骤停，则立即进行心肺复苏等急救处理。

任务实施

表 3-2-1　坠床照护操作

项目	操作步骤	操作程序	注意事项
操作前	评估与准备	（1）评估老年人身体情况、疾病诊断。	—

（续上表）

项目	操作步骤	操作程序	注意事项
操作前	评估与准备	（2）评估老年人床单位状况，是否有床栏、床栏是否功能完好。 （3）根据老年人情况准备约束工具	
操作中	1. 给有坠床风险老年人安置床栏 2. 给意识模糊烦躁老年人绑上约束带	（1）再次评估床栏功能是否完好，向老年人说明床栏的作用与目的。 （2）上拉床栏，检查床栏牢固性。 （3）向家属说明情况与目的，取得其配合。 （4）老年人绑上约束带，松紧度适宜	（1）向各个方向床栏施加受力，检查床栏是否牢固。 （2）约束带松紧度以能容纳 1 竖指为宜
操作后	风险防范	在日常的健康教育中，向家属或老年人说明床栏使用注意事项，发现床有功能缺失应及时维修	—

同步练习

1．对有跌倒和坠床危险患者的评估不包括（　　）。

A．患者年龄、意识

B．生活自理能力及肌力

C．病区环境

D．家庭、社会支持情况

E．了解患者的治疗和用药

2．有跌倒和坠床危险的患者不包括（　　）。

A．肢体无力、行动不便、步态不稳者

B．身体虚弱、头晕、眩晕、贫血、血压不稳者

C．精神状态差、注意力无法集中、失眠、意识障碍者

D．使用毒性、麻醉精神类药物者

E．所有超过 60 岁的老年人

3．预防患者跌倒和坠床的措施不包括（　　）。

A．保持病区（室）过道通畅

B．拖地时设置“小心地滑”提示

C．浴室地面铺防滑垫

D．在病区通道、浴室及厕所安装扶手、座椅和坐厕

E．每日训练老年人防滑技术

4. 男性，65 岁，有高血压病史 22 年，突然出现头晕、头痛，躁动不安，测血压 170/100 mmHg，已通知医生，并给予了相应处理，此时从患者安全角度考虑，护理上应注意（　　）。

A. 活动受限

B. 瘫痪

C. 呕吐

D. 防坠床

E. 脑血管意外

任务三 烧烫伤照护技术

任务情境

陆爷爷，80 岁，独居，患有糖尿病，一日在家倒开水时，不慎被开水烫伤，见左前臂有 5 cm×4 cm 灼红烫伤面，陆爷爷自述疼痛明显。

任务：判断陆爷爷烫伤程度；遇到这样烫伤情况，应如何处理？

任务目标

1. 能说出老年人烧烫伤的常见原因。
2. 能初步判断老年人烧烫伤的危险程度。
3. 能正确处理老年人烧烫伤事件。
4. 制定老年人预防烧烫伤的措施。

任务描述

烫伤（烧伤）指人由于热源（热液、蒸气、火焰等）引起组织的损伤。烧伤主要引起皮肤或黏膜的损伤，严重者可灼伤气道、引起窒息，亦可伤及皮下或黏膜下组织，如肌肉、骨、内脏，进而引起严重体液失衡或休克，危及生命。老年人是生活特殊的人群，常因疾病或身体、心理状况的变化导致烧伤的发生。因此，在老年人住院或居家生活中，身边照护者应做好防范，降低烧烫伤事件的发生率。

一、老年人烧烫伤的因素

（一）生理因素

老年人因神经系统生理的老化、皮肤组织老化导致痛温感觉减退，在触碰热源时感觉疼痛或烧灼感时，实际上已经造成皮肤烫伤了。

（二）疾病因素

各类疾病如中风、骨折等，造成身体行动不便。糖尿病神经并发症，导致痛温感觉变差或缺失，容易引起烧烫伤的发生。

（三）环境因素

老年人居家热源设施摆放不合理，功能不完好，是导致老年人烧烫伤事件发生的原因之一。

二、烧烫伤的身体状况评估

烧烫伤的危险程度，常常使用烧烫伤面积、烧烫伤深度来进行评估。以下是我国常用的烧烫伤评估方法（见表 3-3-1）。

表 3-3-1　烧烫伤面积评估——中国新九分法

部位		占成人体表面积 /%	
头颈	头部	3	9×1
	面部	3	
	颈部	3	
双上肢	双手	5	9×2
	双前臂	6	
	双上臂	7	
躯干	躯干前	13	9×3
	躯干后	13	
	会阴	1	
双下肢	双臀	5（女性为 6）	9×5+1
	双足	7（女性为 6）	
	双小腿	13	
	双大腿	21	

注：中国新九分法口诀，依上表顺序依次背诵为——3，3，3；5，6，7；13，13，会阴 1；5，7，13，21。或用老年人五指并拢的手掌面积代表 1% 的体表面积对烧烫伤面积进行简易评估。

表 3-3-2 烧烫伤深度评估

烧烫伤深度	组织损伤	局部表现	局部感觉
Ⅰ度（红斑性）	表皮浅层	皮肤红斑，干燥、灼痛，无水疱	灼痛
Ⅱ度（水疱性）	浅Ⅱ度损伤为表皮全层、真皮浅层	水疱大，去除水疱后，创面基底潮红	疼痛剧烈
	深Ⅱ度损伤为真皮深层	水疱小，创面基底苍白	迟钝
Ⅲ度（焦痂性）	皮肤全层	无水疱，创面干燥蜡白或焦黄色甚至碳化	消失

三、烧烫伤的处理

及时用冷水处理烧烫伤部位。因为烧烫伤是持续进展的过程，即发生烧烫伤后，即使皮肤已经脱离热源，但是组织损伤还在进一步进展，及时用冷水冲洗的目的是进一步降低皮肤组织里的温度，减少组织进一步损伤。但需注意，用自来水、冷水冲洗即可，不建议用冰水冲洗，因为冰水冲洗若处理不好，可能会在烧烫伤基础上再造成冻伤，即二次损伤。若老年人烧烫伤以冷水冲洗后，仍然疼痛明显，可用冰块隔布进行冷疗，减轻疼痛。冲洗时间为 0.5 h 左右，手上疼痛感觉基本会消失，说明冲洗时间足够。观察局部皮肤情况，可以涂烫伤膏缓解。如果烧烫伤特别严重，出现水疱、大疱，甚至出现溃疡，则需要到医院进一步处理。

四、老年人烧烫伤的预防措施

（一）治疗原发疾病

治疗老年人原发疾病，根据老年人的自身情况及居家情况，进行合理布局。如饮水机或烧水器应放置平稳。

（二）做好用热疗照护

（1）使用热水袋时，一个部位接触时间不要超过 30 min，睡觉时最好不要使用，或是在热水袋外面加一层毛巾或保温套，以免直接接触皮肤，造成烫伤。勿让热水袋触碰尖锐物品，防止扎破漏液。注意热水袋的使用寿命，应定期更换。

（2）合并糖尿病和血液循环障碍的老年人，应尽量避免使用皮肤接触类取暖物品，如需使用取暖物品应随时注意皮肤情况，避免低温烫伤。

（3）使用电热毯时应睡前打开，睡时关闭，切勿在睡觉或意识不清的情况下使用取暖物，老年人应在家人的监护下使用取暖物，随时查看使用状况，发现异常及时停止使用。

（三）做好日常生活照护

（1）老年人在盆浴时，浴前要先倒入凉水，再放热水，调好温度后进行盆浴；如果使用淋浴，需先打开冷水开关，再打开热水开关进行调节，避免烫伤。

（2）老年人居住场所的厨房尽量使用带有熄火保护装置的燃气灶。对于年龄较大、行动不便的老年人，在经济条件允许的情况下，子女要尽量改善老年人的居住环境，减少老年人独居的情况。

任务实施

表 3–3–3　烫伤照护操作

项目	操作步骤	操作程序	注意事项
操作前	评估与准备	（1）发现老年人烧烫伤，了解烧烫伤原因，脱离致伤环境。 （2）评估老年人烧烫伤面积及深度，评估其严重性，安慰老年人，稳定其情绪	发现老年人烧烫伤后，及时脱离致伤环境，防止进一步加重病情
操作中	Ⅰ度烧烫伤处理	立即用流动水连续冲洗，或若有冰块，将伤肢浸泡于冰水中，冲洗或浸泡时间超过 30 min，后涂烫伤膏	（1）冰水温度为 5 ℃左右。 （2）烧烫伤时切勿使用牙膏、酱油等，科学处理烧烫伤患处，减少二次损伤或感染。 （3）在处理伤口时，注意安抚老年人情绪，充分解释，取得老年人的配合
	Ⅱ度烧烫伤处理	先以流动水或冰块冷却治疗，用无菌纱块适当保护水疱，冷敷烧烫伤处周围组织	
	Ⅲ度烧烫伤处理	立即用无菌纱块或清洁的衣物简单包扎，避免污染或二次损伤，创面不涂药物	
操作后	1. 风险防范 2. 观察，记录	（1）送老年人就医。 （2）观察并记录	（1）教导并确认老年人掌握热水袋、电热毯等取暖设备的使用方法，必要时增加陪护时间。 （2）指导老年人在洗澡时先开冷水再开热水，逐渐调好水温。热水瓶固定放好。在饮食方面，喝热汤或热水，充分放温凉再饮用，并向老年人做好解释说明工作

同步练习

1. 用中国新九分法评估老年人烧烫伤面积，不正确的是（　　）。

A. 双上臂为 6%

B. 双大腿为 21%

C. 躯干为 27%

D. 会阴部为 1%

E. 头、面、颈部各为 3%

2. 老年人烫伤后发生休克的最主要原因是（　　）。

A. 暴露疗法导致大量水分蒸发

B. 创面剧烈疼痛

C. 药物过敏

D. 创面严重感染

E. 大量血浆自创面外渗

3. 浅Ⅱ度烧伤的创面特点是（　　）。

A. 剧痛、水疱壁厚、创面红肿

B. 剧痛、红斑、基底红白相间

C. 痛觉迟钝、水疱、创面红白相间

D. 剧痛、水疱、创面红肿

E. 痛觉消失、创面无水疱

4. 患者，女，66 岁。全身大面积开水烫伤送来急诊，四肢、后背大面积烫伤，创面红肿，大水疱，未受伤范围包括头、面部、颈部，以及前胸、腹部约 8 个手掌大的皮肤，估计其烧伤面积为（　　）。

A. 83%

B. 63%

C. 67%

D. 73%

E. 77%

5. 大面积烧烫伤患者 24 h 内主要的护理措施是（　　）。

A. 镇静止痛

B. 心理护理

C. 预防感染

D. 保持呼吸道通畅

E. 保证液体输入

任务四 噎食照护技术

任务情境

李奶奶，78 岁，两个月前不小心摔倒致股骨颈骨折，出院后居家卧床休息。某日，在自行吃饭时突然出现面部涨红，表情痛苦，一手抓住颈前喉部。

任务：李奶奶出现什么状况？应如何处理？

任务目标

1. 能说出老年人噎食的常见原因。
2. 能了解老年人发生噎食的表现。
3. 能正确处理老年人噎食事件。
4. 制定老年人预防噎食的措施。

任务描述

噎食是指进食时，食物卡在食管某一狭窄处压迫呼吸道或呛到咽喉部、气管，引起呼吸困难，甚至窒息，是老年人常见的猝死原因之一。老年人是发生噎食的常见人群，并且发生噎食时表现又与冠心病、哮喘有相似性，因而容易误诊导致延误抢救。

一、老年人噎食的因素

（一）生理因素

随年龄增长，老年人牙齿松动，咀嚼能力下降，吞咽反射迟钝，容易造成吞咽动作不协调，导致噎食。

（二）疾病因素

有脑血管疾病或头部损伤的老年人因吞咽反射障碍、迟钝容易导致噎食、反流性食管炎，神经麻痹也会出现吞咽困难，导致噎食的发生。患有精神障碍性疾病的老年人，会出现行为紊乱，如抢食、暴饮暴食的情况，容易增加噎食的风险。

（三）药物因素

抗精神病药物会引起咽喉肌功能不协调，抑制吞咽反射。老年人使用促胃肠蠕动类药物，易产生饥饿感，在吃饭时出现狼吞虎咽等行为，增加了噎食的风险。

（四）食物因素

食物过硬或过黏，容易在进入食管后受阻，增加噎食发生率。另外，食物太稀，老年人易放松警惕，如进食时说话易发生呛咳与误吸。

二、噎食的身体状况表现

（一）早期表现

由于食物压迫气管，老年人表现面部涨红，出现呛咳反射，若情况未能缓解，老年人会出现痛苦表情，甚至一手紧抓喉部。

（二）中期表现

老年人出现胸闷、窒息感，两手乱抓，两眼发直。

（三）晚期表现

老年人出现满头大汗、面色苍白、口唇发绀、昏倒在地等情况。较为严重者，可能出现大小便失禁、鼻出血、全身发绀、呼吸骤停。

三、噎食的处理

呼救，试行清理口腔内异物。

如清理不成功，则施行海姆立克法施救。

（1）意识清楚者，施行立位海姆立克法：施救者站于老年人身后，一手握拳，拳眼紧贴老年人上腹部，另一手握住拳头，快速向内、向上冲击腹部，重复操作直至异物排出。

（2）意识不清楚者，实施卧位海姆立克法：老年人平卧，头偏向一侧，施救者一手手掌紧贴老年人上腹部，另一手叠于其上，手指翘起，用力向下、向上冲击腹部，重复操作直至异物排出。

四、老年人噎食的预防

治疗引起老年人噎食的原发疾病，如反流性食管炎。饮食软硬适宜，以软食、半流质为宜，如面条、蛋羹、粥类等，忌食油腻、坚果及辛辣刺激性食物。进食时不说话，更不能大声说笑，或是看电视，以免分心。进食糯米类食物，一定要小口分食，细嚼慢咽，避免一次大口进食。吃带骨头的食物，不要太过心急，要仔细在口中辨别。若佩戴假牙，则必须要固定好，不然假牙的摇晃或脱落，也会影响吞咽的功能。食物不能块头过大，切菜时块头可切小一些，颗粒过大的汤圆也很容易让老年人噎住。用餐时，对块头较大的菜，要细嚼慢咽，不可过急。此外，指导老年人正确进食，日常多练习张口闭口、伸缩舌头、微笑动作，以训练口腔及面部肌肉。

任务实施

表 3-4-1　噎食照护操作

项目	操作步骤	操作程序	注意事项
操作前	评估与准备	（1）照护员准备：着装整齐、洗净双手、修剪指甲。 （2）老年人准备：意识、情绪稳定，愿意配合操作。 （3）环境准备：清洁、安全、温湿度适宜（暴露肢体者关闭门窗、屏风遮挡）。 （4）用物准备：纱块	（1）识别症状：咽喉部噎食常发生于大口进食粗糙、黏稠等不易吞咽的食物，如不迅速处理，易造成丧失意识。 （2）海姆立克法有损伤性，操作者在进行海姆立克法前应先试行用手指抠出异物
操作中	1. 立位海姆立克法 2. 卧位海姆立克法	（1）呼救，试行清理口腔内异物。 （2）如清理不成功，则施行海姆立克法施救。 ①意识清楚者，施行立位海姆立克法：施救者站于老年人身后，一手握拳，拳眼紧贴上腹部，另一手握住拳头，快速向内、向上冲击腹部，重复操作直至异物排出。 ②意识不清楚者，实施卧位海姆立克法：老年人平卧，头偏向一侧，施救者一手手掌紧贴老年人上腹部，另一手叠于其上，手指翘起，用力向下、向上冲击腹部，直至异物排出	（1）现场紧急施救，动作应迅速、熟练、准确。救护时用力适当，防止损伤内脏。 （2）予意识清楚者施救时，应加强心理安慰，让其减少恐惧，增加配合程度，尽快解除危险
操作后	1. 风险防范 2. 观察、记录	（1）送老年人就医。 （2）观察并记录	（1）噎食重在预防，嘱老年人平时进食不可过急，小口进食，细嚼慢咽。 （2）喂食者将固体、流质食物交替喂

同步练习

1．下列(　　)易导致老年人进食意外的发生。

A．给卧床老年人喂汤时，食勺要从口正中直入，以免呛咳

B．卧床老年人进食时应使其头部转向一侧

C．给偏瘫老年人喂食时，食勺应从健侧放入，尽量送到舌根部

D．进食时注意力集中

E．吃干食发噎者，进食时准备水或饮料

2．噎食的照护措施不正确的是(　　)。

A．照护员应掌握正确的喂食手法和急救手法

B．要根据老年人对食物的喜好程度和习惯，每次以汤匙 1/3 小口喂食为宜

C．给予足够的时间进行咀嚼和吞咽，食物温度要适宜，固体和流质食物应交换进行喂食

D．进食时固体食物和流质食物轮流食用

E．家属在饮食照护中存在的不妥行为及认知误区，应及时给予指导宣教

3．赵奶奶，73 岁，在某颐养中心休养。某天看电视时突然倒地，全身抽搐，闻声赶到的照护员呼叫其没反应，立即采取的安全措施中不正确的是(　　)。

A．拿起身边的衣服塞入赵奶奶口中，越深越好，最好塞到喉部，防止舌咬伤

B．拿起身边的毛巾塞入赵奶奶上下臼齿之间，防止舌咬伤

C．把赵奶奶移至平整软地面或在其身体下垫软物，防止碰、擦伤

D．不要硬掰抽搐肢体，防止肌肉、骨骼损伤

E．立即呼叫医护人员前来进行专业的急救处理

4．只能在模型上实操而不能在标准化患者身上实操的照护方法是(　　)。

A．头面部清洁

B．协助翻身叩背排痰

C．温水或酒精拭浴

D．口腔照护

E．海姆立克法和心肺复苏

5．柯奶奶，89 岁，元宵节在养老服务中心食堂吃早餐，刚吃了两颗汤圆，立即脸涨得通红并很快转为面色青紫、双眼圆瞪、双手紧紧捏住喉部，表情极度痛苦嗷嗷直叫。一旁的照护员发现后立即判断情况及首选的紧急处理，正确的是(　　)。

A．心跳呼吸骤停——心肺复苏

B．哮喘急性发作——高浓度吸氧

C．急性肺水肿——端坐位、吸氧

D．噎食(气道异物)——海姆立克法

任务五 走失照护技术

任务情境

王奶奶，84 岁，患有阿尔茨海默病，一年前出现记忆减退，生活能力下降，外出后一天未归，家属到处找寻，最后在一路口找到王奶奶。

任务：王奶奶出现了什么状况？如何防范老年人发生同类情况？

任务目标

1. 能说出老年人走失的常见原因。
2. 能制定防范老年人走失的措施。
3. 能正确处理老年人走失事件。
4. 具有关心关爱老年人的职业情操。

任务描述

老年人走失是指老年人离开常住地点，回不到原地或下落不明。老年人走失可能会造成危险，如交通事故、意外伤害、被盗抢等。若不及早防范，会造成家庭悲剧的发生，增加家庭与社会负担。

一、老年人走失的主要原因

（1）脑部疾病因素。阿尔茨海默病及其他老年痴呆性疾病是导致老年人走失的主要疾病。老年痴呆性疾病导致老年人记忆力严重下降，出门后迷失回家方向。另外，精神类疾病，如抑郁症、精神分裂症等，容易导致行为异常或出门后走失。

（2）心理因素。疾病、家庭、社会等因素影响老年人心理变化，导致老年人产生被厌弃、悲观厌世的负面情绪，导致走失的结果。

（3）环境因素。老年人进入新的环境，常因难以适应陌生的环境，外出躲避导致无处可归而走失。

二、防止老年人走失的方案

（1）在老年人身上放相应卡片（注明老年人姓名、家属电话、地址）、定位器或佩戴防走失手环 / 手表。家属的手机上安装老年人坐标定位的软件，在软件上的电子地图上可以实时查看老年人的位置。当老年人遭遇突发事件（摔倒、突发疾病、迷路等）按下定位软件中的报警键可把当前位置传送到监护人手机上，以便及时获得救援。

（2）进行记忆力训练，减轻失智老年人迷失程度。通过各种方法，减缓失智进展，恢复老年人部分记忆，特别是增强对老年人居住的周围环境的记忆训练。

（3）增强对易走失老年人的陪护。共建和谐温馨的家庭关系，增强对老年人的关心关爱，避免不良的心理刺激。必要时，采用专门陪护或家人轮值陪护方式，预防走失的发生。

三、发生老年人走失的处理

（1）若有定位装置，通过定位装置找到老年人。若无定位装置，尽快报警，一般走失后超过 48 h 就可以报案，在民警的帮助下，可以更快找到失踪的老年人。

（2）张贴寻人启事，可以在老年人经常活动的地方张贴寻人启事，或者在老年人认识的朋友之间询问。

（3）通过网络平台发布寻人启事，如微博或者微信寻求帮助，通过网络力量找寻走失的老年人。

任务实施

评分标准

表 3-5-1 走失照护操作

项目	操作步骤	操作程序	注意事项
操作前	评估与准备	（1）了解老年人疾病及身体情况。 （2）评估老年人认知及记忆力障碍程度。 （3）准备相关训练卡片或记忆训练道具	若老年人烦躁不安，则暂时不宜进行评估
操作中	1. 向老年人介绍周围相关人物或事物 2. 练习记忆 3. 强化与鼓励	（1）准备 5、6 张卡片（日常生活工具、居住周围环境事物、家属）。 （2）耐心向老年人展示目标卡片，进行相关介绍说明。 （3）交代老年人观察卡片 10 s。 （4）向老年人展示混合后的卡片。 （5）鼓励老年人逐一说出卡片中所示人物或事物名称。 （6）休息数分钟后，再行上述练习	（1）注意记忆力训练环境宜安静，耐心向老年人讲解。 （2）若老年人初次不能准确说出，可以进行相应的提示。 （3）若老年人不愿再次练习，则可暂停练习

（续上表）

项目	操作步骤	操作程序	注意事项
操作后	1. 嘱休息 2. 观察、记录	（1）安排老年人休息。 （2）观察并记录	记忆力训练应循序渐进，持之以恒。同时，照护员向家属讲解进度，增强家属信心

同步练习

1．询问老年人如：“你现在在什么地方？”是对（　　）能力的评估。

A．时间定向力　　B．地点定向力

C．空间定向力　　D．人物定向力

E．认知定向力

2．发现老年人不在房间时，下列错误的是（　　）。

A．积极寻找老年人

B．立即与老年人家属取得联系，共同寻找老年人

C．尽可能查找去向，及时报警，在民警协助下寻回老年人

D．先忙完工作，下班再找，老年人可能会自行归来

E．无须处理，静待 48 h 后报警

3．发现老年人走失时不应（　　）。

A．通知家属　　B．报告医生

C．通知护理组长　　D．找保卫科协助寻找

E．全程由警方介入处理，无须己方工作

4．评估走失的危险因素，请您选择错误答案：（　　）。

A．疾病因素

B．精神状态

C．有无药物影响

D．既往有无走失现象

E．老年人有无约束带

5．下列不属于防走失的护理措施有（　　）。

A．列入重点交班

B．老年人外出必须有人陪同

C．加强医护患的沟通

D．挂防走失手腕带

E．关闭房门，不允许老年人外出

知识链接

虚拟现实（VR）技术的记忆力训练

近年随着虚拟现实 (VR) 技术的发展与应用，有研究者使用 VR 技术对失智老年人进行记忆力训练。虚拟现实技术的沉浸式显示，能使老年人置身其中，增强对往日记忆的激发。虚拟现实能通过开发第三方应用程序，对失智老年人的各项记忆力进行灵活训练。有香港研究者使用 VR 技术，创建怀旧事物场景刺激远时记忆，使失智老年人有效恢复部分记忆。

思考实践

1. 如何对老年人进行基本的跌倒风险评估？
2. 如何对卧床老年人施行海姆立克法？
3. 如何迅速有效处理老年人走失？

拓展阅读

党的二十大报告指出："实施积极应对人口老龄化国家战略"，是指使老年人依靠社会和家庭能够得到所需的生活照顾和经济、物质保证；老年人所需要的经济、物质生活条件基本得到保证；老年人在日趋衰老或因病痛，其生活不能自理时，应该得到社会或家庭的帮助和照顾。通过国家政策扶持、公共资源优化、社会养老教育加强等方面，逐步实现老有所养的愿景。

在老年照护过程中，常出现跌倒、烫伤、走失等安全问题，同学们在照护过程中，应把积极预防和应对，确保老年人的安全，避免安全事故的发生，实现老有所养，助力健康中国的实现。

项目四 老年综合征常用照护技术

项目概述

老年综合征是指老年人随年龄增长，在器官功能下降、慢性疾病等多种危险因素的共同作用下，出现的一系列非特异性的复杂临床症候群，常见的老年综合征有咳嗽、咳痰、疼痛、视力障碍、听力障碍、吞咽障碍、睡眠障碍、尿失禁、抑郁、焦虑等。病情复杂，临床诊治困难，严重影响老年人的躯体功能和生活质量。

本项目重点学习咳嗽、咳痰、疼痛、视力障碍、听力障碍、吞咽障碍的表现、预防及照护技术，共18学时。

学习目标

知识目标	1. 熟知发生咳嗽、咳痰、疼痛、视力障碍、听力障碍、吞咽障碍时老年人的表现。 2. 简述咳嗽、咳痰、疼痛、视力障碍、听力障碍、吞咽障碍的预防方法。 3. 简述咳嗽、咳痰、疼痛、视力障碍、听力障碍、吞咽障碍的照护方法
能力目标	1. 能正确完成咳嗽、咳痰老年人的处理及预防方法。 2. 能正确完成疼痛老年人的处理及预防方法。 3. 能正确完成视力障碍老年人的处理及预防方法。 4. 能正确完成听力障碍老年人的处理及预防方法。 5. 能正确完成吞咽障碍老年人的处理及预防方法
素养目标	1. 具有应变能力及关心、关怀老年人的职业素质。 2. 具有冷静、果断地发现问题和解决问题的能力。 3. 具有慎独修养和爱伤观念

任务一 咳嗽、咳痰照护技术

任务情境

李大爷，男，78 岁，反复咳嗽、咳痰、喘憋 20 余年，两天前受凉后咳嗽、咳黄色痰，不易咳出。因出现呼吸困难、烦躁不安入院。查体：T 38.8 ℃，P 86 次 /min，R 24 次 /min，BP 165/95 mmHg。心律不齐，肺部闻及干湿啰音。胸部 X 线：双下肺纹理明显增粗、紊乱，透亮度增加，肋间隙增宽。血气分析：$PaCO_2$ 82 mmHg，PaO_2 51 mmHg。初步诊断为慢性支气管炎、肺气肿。

任务：李大爷出现了什么问题？针对该症状，应该采取什么样的照护措施？

任务目标

1. 能说出咳嗽、咳痰发生的原因。
2. 能识别咳嗽、咳痰的临床表现。
3. 能对咳嗽、咳痰老年人进行正确照护。
4. 能在咳嗽、咳痰照护操作中关心和爱护老年人。

任务描述

咳嗽是呼吸道受到刺激后引发的紧跟在短暂吸气后的一种保护性反射动作。痰是气管、支气管或肺泡内的渗出液，借助咳嗽将呼吸道内过多量的分泌物从口腔排出体外称为咳痰。咳痰是借助咳嗽这一动作将呼吸道内病理性分泌物排出的病态现象，老年人身体各项机能呈现衰退的现象，剧烈咳嗽或者咳痰无力容易造成痰液潴留，会给其带来一系列的健康问题。因此，鼓励和帮助老年人进行正确的咳嗽排痰十分重要。

一、咳嗽、咳痰发生的原因

（一）呼吸系统疾病

1. 感染

各种病原体引起的急性上呼吸道感染、肺部疾患、各种原因的肺炎（细菌性、病毒性、支原体性、真菌性等）、慢性支气管炎、慢性阻塞性肺气肿、支气管扩张、肺结核等疾病均可引起咳嗽、咳痰症状。

2. 肿瘤因素

如支气管肺癌或转移性癌等。

3. 变态反应性疾病

如支气管哮喘。

（二）胸膜疾病

胸膜炎、自发性或外伤性气胸等。

（三）心血管系统疾病

二尖瓣狭窄或左心衰竭引起的肺淤血与肺水肿，或者因右心及体循环静脉栓子脱落引起的肺栓塞等。

（四）中枢神经系统疾病

中枢神经病变，如脑炎、脑膜炎等刺激大脑皮层与延髓的咳嗽中枢的病变。

（五）其他血液病

白血病、恶性组织细胞病等。

（六）气候变化

当气温、湿度、气压等改变时可诱发咳嗽。因此，在寒冷的季节或秋冬气候变化时较多发病。

（七）精神因素

老年人情绪异常激动、紧张不安等，都会诱发咳嗽，一般认为是通过大脑皮层和迷走神经反射或者过度换气所致，但很少伴有咳痰。

二、咳嗽、咳痰的表现

（一）咳嗽相关症状

咳嗽时无痰或是痰量少，称干性咳嗽，其特征为咳嗽时音调高，短促，可呈单发、散发或阵发性咳嗽，干性咳嗽常见于吸入刺激性气体、呼吸道异物、气管或者支气管受压迫引起。咳嗽时伴有痰液，称为湿性咳嗽，多为连续性，常见于慢性呼吸道疾病，如慢性支气管炎、支气管扩张、肺脓肿等，咳嗽一般于清晨或者夜间改变体位时加剧。咳嗽的音色可因喉炎、喉部结核、喉癌和喉返神经麻痹所致声带或者喉部病变而嘶哑，也可因极度衰弱或者声带麻痹而低微，甚至无声。

（二）咳痰相关症状

不同的痰液性质、颜色、量、气味提示不同的疾病。痰液的性质可分为黏液性、浆液性、脓性、黏液脓性和血性。无色透明痰液，见于急性支气管炎、支气管哮喘；黄色或黄绿色痰液，提示化脓菌感染；肺炎球菌肺炎和肺梗死的痰因含变性血红蛋白而呈现出铁锈色或者褐色；红色、粉红色痰含有血液，见于支气管肺癌、肺结核和肺水肿。痰量少者仅有数毫升，见于呼吸道炎症；痰量多者可达数百毫升。痰液静置后出现分层现象：上层为泡沫，中层为浆液或者混浊的黏液，底层为沉淀的坏死组织，见于支气管扩张或者肺脓肿。痰液伴有恶臭提示呼吸道有厌氧菌感染，多见于支气管扩张或者肺脓肿。

长期剧烈、频繁咳嗽可导致呼吸肌疲劳、酸痛，致老年人不敢用力咳嗽咳痰，并可导致头痛、失眠、食欲减退、机体能量消耗增加进而出现机体消瘦。剧烈的咳嗽可因脏层胸膜破裂发生自发性气胸，或者因为呼吸道黏膜上皮受损产生咯血，严重时可使胸腹部手术伤口裂开，骨质疏松者甚至可因剧烈咳嗽导致肋骨骨折。不能将痰液咳出的老年人会因为痰液的潴留加重肺部的感染，引致通气和换气的功能受损。

三、咳嗽、咳痰老年人的照护

（一）环境

提供整洁、宽敞、舒适的环境，保持室内空气洁净新鲜，注意通风。室内维持适宜的温度（20 ~ 22 ℃）与相对湿度（50% ~ 60%），减少环境中的不良刺激。

（二）休息与体位

老年人应保持舒适体位，咳嗽剧烈时应取半卧位，咳痰多的老年人应取侧半卧位或经常交换体位，使痰易于咳出。季节交替时及时添减衣服。

（三）饮食

对于慢性咳嗽的老年人，应制订高蛋白、高维生素、足够热量的饮食计划，避免进食油腻、辛辣刺激性的食物，嘱老年人多饮水，如无心、肺、肾功能受损，建议每日饮水一般在 1 500 mL 以上，保持呼吸道黏膜的湿润，利于痰液稀释和排出。

（四）有效排痰

及时清除呼吸道的痰液，防止呼吸道堵塞而突发窒息。

1. 深呼吸和有效咳嗽

指导老年人掌握有效咳嗽的正确方法。指导老年人尽可能采取坐位，双脚着地，身体稍前倾，双手环抱一个枕头，进行数次深而缓慢的腹式呼吸，深吸气末屏气，然后缩唇（噘嘴），缓慢呼气，在深吸一口气后屏气 3~5 s，身体前倾，从胸腔进行 2~3 次短促有力咳嗽（爆破性咳嗽），张口咳出痰液，咳嗽时尽量收缩腹肌，或用自己的手按压上腹部，有助于有效咳嗽。

2. 湿化和雾化

湿化气道、稀释痰液，适用于痰液黏稠和排痰困难者。

3. 叩背排痰

老年人坐位或侧卧位，操作者手指弯曲并拢，使掌侧呈杯状，以手腕力量，从肺底自下而上、由外向内、迅速而有节律地叩击背部，每次叩击 5~15 min 为宜，应安排在餐后 2 h 至餐前 30 min 完成。操作中观察老年人的反应，操作后指导其漱口。

4. 体位引流（应由专业医务人员进行）

（1）引流前准备。向老年人说明体位引流的目的及操作过程，以消除其顾虑，取得其合作。对于痰液黏稠不易咳出者，可先用生理盐水超声雾化吸入，应用去痰药（氯化氨、溴已新等）稀释痰液，或应用支气管舒张剂，提高引流效果。

（2）引流原则。原则上抬高患肺位置，使引流支气管开口向下，同时辅以拍背，以借助重力的作用使痰液排出。

（3）引流时间。引流宜在饭前 1 h，饭后 1~3 h 进行，以免引流导致呕吐。每次引流 15~20 min，每日 1~3 次。一般安排在早晨起床时、晚餐前及睡前。

（4）引流中观察。引流过程中应有护士或家属协助，以便及时发现异常。引流中注意观察老年人反应，若出现咯血、头昏、发绀、呼吸困难、出汗、脉搏细数、疲劳等情况应立即停止引流并通知医生。注意观察体位引流出痰液的颜色、量、性质以及静置后是否分为 3 层。

（5）辅助引流措施。引流过程中鼓励老年人做深呼吸及有效咳嗽，并辅以叩背，以利于痰液排出。

（6）引流后照护。嘱老年人休息。为消除痰液咳出时引起的口臭，应用漱口水彻底漱口，以保持口腔清洁，以增进食欲，减少呼吸道感染机会。记录排出的痰量和性质，必要时将痰液送检。痰液用漂白粉等消毒剂消毒后再弃去。

5. 机械吸痰

在医院的老年人无力咳出黏稠痰液、神志不清或排痰困难者，给予机械吸痰。每次吸痰时间小于 15 s，需要两次抽吸时，间隔时间应大于 3 min；吸痰动作应快速、轻柔，以将不适感降到最低。注意在吸痰操作的前中后适当地提高吸氧浓度，最好给予纯氧吸入 3~5 min，避免吸痰过程中引起低氧血症。吸痰时应严格遵守无菌操作原则。

6. 用药照护

观察止咳、去痰药物的反应和副作用。对痰多、年老体弱、肺功能不全者要慎用强镇咳药；服用镇咳糖浆制剂后 30 min 内不要喝水。胃溃疡老年人慎用去痰药。

（1）临床上常用的止咳药。

①中枢性止咳药：可待因、右美沙芬等。

②末梢性止咳药：甘草流浸膏、那可汀等。

③兼性止咳药：喷托维林、苯丙哌林等。

（2）临床上常用的去痰药。

①刺激性祛痰药：桉叶油、安息香酚等。

②黏液溶解剂：乙酰半胱氨酸、黏多糖、黏蛋白等。

③恶心祛痰药：氯化铵、碘化钾、愈创木酚甘油醚、桔梗等。

④黏液调节剂：溴己新、盐酸氨溴索、金娘油等。

7. 防止病菌传播

嘱老年人咳嗽时轻捂嘴，将痰咳在痰杯或纸上后弃至垃圾桶。

（五）咳嗽、咳痰的健康指导

（1）鼓励老年人加强锻炼，多进行户外活动，提高机体的抗病能力。平时多做深呼吸运动，锻炼肺部功能。

（2）季节交替，出现气候转变时及时添减衣服，防止过冷或者过热刺激呼吸道引起咳嗽。

（3）老年人尽量避免去拥挤的公共场所，减少与慢性咳嗽的老年人或者已经确诊疾病的老年人接触，降低感染机会。

（4）居家生活应经常开窗通风，使空气流通，保持室内空气清新；平时可适当食用中医推荐对减缓咳嗽有效的食物。

（5）如中老年人长期咳嗽，应尽快到医院检查，明确病因，及时治疗相关疾病。

任务实施

表 4–1–1 呼吸功能锻炼照护

项目	操作步骤	操作程序	注意事项
操作前	评估与准备	（1）评估老年人：身体情况、意识状态、合作程度。 （2）用物准备：蜡烛、打火机。 （3）环境准备：环境清洁、安全、光线充足、温湿度适宜。 （4）照护员准备：着装整洁、洗手	一般适用于神志清醒、状况良好、能够配合的老年人
操作中	1. 解释 2. 安置体位 3. 缩唇呼吸 4. 腹式呼吸	（1）向老年人解释，取得其配合。 （2）协助老年人取立位、坐位或仰卧位。 （3）用鼻深吸气，呼气时口缩成吹口哨状，使气体通过缩窄的口型缓缓呼出；吸：呼时间为1 ：2或1 ：3，可结合吹蜡烛火苗练习。 （4）双手分别放前胸部及腹部，以感受胸腹起伏；用鼻深吸气，胸部不动，尽力挺腹；用口缓慢呼气，同时收缩腹部。	（1）呼气流量以能使距离口唇15~20 cm处，与口唇同水平的蜡烛火焰随气流倾斜又不熄灭为宜。 （2）观察老年人训练中有无呼吸困难或胸闷等症状，如有不适，应立即停止操作

（续上表）

项目	操作步骤	操作程序	注意事项
操作中		（5）缩唇呼吸与腹式呼吸应结合练习，每天训练 2~3 次，每次 10~20 min，7~8 次 / 分	
操作后	1. 安置体位 2. 健康教育	（1）协助老年人取舒适卧位，询问其需要。 （2）给予老年人饮食、运动及呼吸功能锻炼等方面的健康教育	健康教育内容和方式合理

评分标准

表 4-1-2　叩背排痰照护

项目	操作步骤	操作程序	注意事项
操作前	评估与准备	（1）评估老年人：病情、咳嗽能力、影响咳痰的因素、合作能力、是否进食。 （2）用物准备：水杯 2 个（一个内盛温开水）、吸管、听诊器、痰杯、治疗巾或毛巾、纸巾、软枕 2 个。 （3）环境准备：清洁、安静、明亮，温湿度适宜，关门窗或屏风遮挡。 （4）照护员准备：着装整洁、洗手	安排在餐后 2 h 至餐前 30 min
操作中	1. 解释 2. 安置体位 3. 叩击 4. 有效咳嗽	（1）向老年人解释，取得其配合。 （2）协助老年人取合适体位。 （3）治疗巾垫于颌下。 （4）叩击方法：将五指并拢呈空杯状，利用腕力，快速有力叩击胸壁。 （5）叩击原则：从下至上、从外至内（背部从第 10 肋间隙，胸部从第 6 肋间隙，向上叩击至肩部），注意避开乳房、心脏、骨突部位（如脊椎、肩胛骨、胸骨）及衣服拉链、纽扣等。 （6）每一肺叶叩击 1~3 次，叩击 5~15 min/ 次，叩击为 120~180 次 /min。 （7）指导老年人先进行深而慢的腹式呼吸 5~6 次。 （8）深吸气后屏气 3~5 s，身体前倾，进行 2~3 次短促有力的咳嗽，咳嗽时同时收缩腹肌，或用手按压上腹部，帮助咳嗽。 （9）协助老年人漱口，面部清洁	（1）取侧卧位胸前及双膝置软枕，取坐位胸前抱软枕。 （2）力度适宜，老年人不感到疼痛。 （3）操作中注意观察老年人病情变化，询问其有无不适，如出现发绀、呼吸困难应立即停止操作。 （4）重复做 2~3 次，休息几分钟后再重新开始，如有排痰，及时擦拭清理

（续上表）

项目	操作步骤	操作程序	注意事项
操作后	1. 安置体位 2. 健康教育	（1）协助老年人取舒适卧位，询问其需要。 （2）给予老年人相应的健康教育	健康教育内容和方式合理

观看视频　　评分标准

表 4-1-3　机械吸痰照护

项目	操作步骤	操作程序	注意事项
操作前	评估与准备	（1）评估老年人：身体状况、疼痛经历和病史。 （2）照护员准备：着装整齐、洗净双手、修剪指甲、戴口罩。 （3）老年人准备：意识、情绪稳定，愿意配合操作。 （4）环境准备：清洁、安全、温湿度适宜。 （5）用物准备：准备电动吸引器（操作前连接电源，打开开关，检查吸引器性能是否良好、连接是否正确，关上开关备用）、治疗盘、治疗碗（内盛无菌生理盐水）无菌持物钳或镊子、弯盘、纱布、一次性吸痰管、治疗巾、棉签，必要时备压舌板、开口器、电插板等	安排在餐后 2h 至餐前 30 min
操作中	1. 核对 2. 解释 3. 安置体位	（1）核对老年人基本信息。 （2）向老年人解释操作目的、过程及注意事项，取得其配合。 （3）评估老年人的意识状态、配合程度、口鼻腔情况、痰液性状等。 （4）协助老年人取安全、舒适体位，若病情许可，将老年人头部转向一侧，面向操作者，检查老年人口腔，取下活动性义齿，颌下垫治疗巾。 （5）连接吸引器电源，连接吸痰管，打开吸引器开关。根据老年人情况及痰液黏稠度调节负压至 40~53.3 kPa，用生理盐水试吸，检查导管是否通畅。	（1）严格无菌操作，每根吸痰管只用 1 次，不可反复上下提插。 （2）每次吸痰时间不超过 15 s，以免引起缺氧。 （3）对于有缺氧症状的老年人，吸痰前后应给予高浓度吸氧 3 min。 （4）吸痰管退出后，应用生理盐水抽吸冲洗，以防痰液堵塞吸痰管。

（续上表）

项目	操作步骤	操作程序	注意事项
操作中	4. 叩击 5. 有效咳嗽	（6）一手反折吸痰管末端，以免负压吸附黏膜引起损伤，另一手用无菌持物钳夹取吸痰管插入老年人口咽部，松开吸痰管末端，先吸净口咽部分泌物，然后更换吸痰管，在老年人吸气时顺势将吸痰管经咽插入气管约 15 cm，将吸痰管左右旋转，自深部向上提拉，吸净痰液。吸痰完毕，吸生理盐水冲管，保持导管通畅。每次抽吸时间不超过 15 s，如痰未吸尽，休息 3~5 min 再吸。 （7）吸痰后清洁老年人口鼻及面部，用听诊器听呼吸音。观察老年人面色、呼吸是否改善，吸出物的性质，黏膜有无损伤。 （8）如果老年人意识清醒，安抚其不要紧张，指导其自主咳嗽，并告知其适当饮水，以利于痰液排出。 （9）协助老年人取舒适体位，整理床单位	（5）如果痰液黏稠，可配合进行叩背及雾化吸入，便于痰液被吸出。 （6）随时观察老年人的呼吸及面色、口唇变化，发现不适应立即停止操作。 （7）储液瓶内容物要及时倾倒，不能超过储液瓶体积的 1/2。 （8）吸痰法是一项急救技术，操作时动作应准确、轻柔、敏捷，吸痰过程要主意观察呼吸
操作后	1. 用物整理 2. 洗手记录	（1）用物整理，垃圾分类。 （2）洗净双手，记录	健康教育内容和方式合理

知识链接

中医止咳的穴位

中医治疗咳嗽有特殊的疗效，尤其针灸治疗咳嗽，效果更为明显。常见的止咳穴位主要位于手太阴肺经，可以选取如尺泽、孔最、列缺、鱼际、少商、曲池、合谷、足三里、丰隆等穴位。临床上一般要辨证进行选穴，当为风寒咳嗽时，可以选取列缺、尺泽加灸肺俞穴；风热咳嗽时，可以选取曲池、合谷再蒸肺俞穴；咳嗽伴有痰湿时，可以选取尺泽、孔最、鱼际加上风门穴。

同步练习

1. 叩背排痰的原则：（　　）。

A. 自下而上、由外向内

B. 自上而下、由外向内

C. 自下而上、由内向外

D. 自上而下、由内向外

E. 自上而下、由中间向两边

2. 体位引流的时间：(　　)。

A. 引流宜在饭前 1 h，饭后 1 ~ 3 h

B. 引流宜在饭前 2 h，饭后 1 ~ 3 h

C. 引流宜在饭前 1 h，饭后 2 ~ 3 h

D. 引流宜在饭前 2 h，饭后 1 ~ 2 h

E. 引流宜在饭前 2 h，饭后 1 ~ 4 h

3. 服用镇咳糖浆制剂后的注意事项(　　)。

A. 多喝水，喝水量达 1 500 mL

B. 30 min 内不要喝水

C. 测量脉搏

D. 服用多种药物时，最前面服用

E. 需要用吸管，避免牙齿染色

4. 下列(　　)不是引起老年人咳嗽咳痰发生的原因。

A. 呼吸系统疾病

B. 消化系统疾病

C. 心血管系统疾病

D. 中枢神经系统疾病

E. 精神因素

5. 下列(　　)不是有效排痰的措施。

A. 吸痰

B. 深呼吸和有效咳嗽

C. 湿化和雾化

D. 吸氧

E. 体位引流

任务二　疼痛照护技术

任务情境

张奶奶，70 岁，因“胃癌”入住医院消化内科，今晨查房，老年人面色苍白，出冷汗，在病床上辗转反侧，不能入睡。患者主诉：上腹剧烈疼痛，难以忍受。

任务：张奶奶出现了什么问题？针对该症状，应该采取什么样的照护措施？

任务目标

1. 能说出疼痛发生的原因。
2. 能识别疼痛的临床表现。
3. 能说出三阶梯镇痛疗法的原则和内容。
4. 能根据病情采取控制疼痛的照护措施。

任务描述

疼痛是由于现存的或潜在的问题引起的一种不舒适体验，包括生理上、心理上等各方面的不适感。疼痛通常是机体受到损害时发出的一种严重警告，我们应该重视疼痛，尤其是老年疼痛，随着年龄的增长，老年人往往认为疼痛是一种正常现象。据有关数据统计，老年慢性疼痛发生率为25%~50%，约有2/3的65岁以上的老年人患有慢性疼痛。[1995年，全美保健机构评审联合委员会（JCAHO）正式将疼痛确定为继体温、脉搏、呼吸、血压之后的第5生命体征，并要求对所有老年人都进行疼痛的评估]缓解疼痛是医学的重要任务之一，对于疼痛严重的老年人，需要对他们进行长时间的针对性的个体化的治疗与照护。

一、疼痛发生的原因

（一）温度刺激

过高或过低的温度作用于体表，均会引起组织损伤。受伤的组织释放组胺等化学物质，刺激神经末梢导致疼痛。如高温可引起灼伤，低温会导致冻伤。

（二）化学刺激

化学物质如强酸、强碱，可直接刺激神经末梢，导致疼痛。化学灼伤还可使受损组织细胞释放化学物质，再次作用于痛觉感受器，使疼痛加剧。

（三）物理损伤

如刀切割、针刺、碰撞、身体组织受牵拉、肌肉受压、挛缩等，均可使局部组织受损，刺激神经末梢而引起疼痛。大部分物理损伤引起的缺血、淤血、炎症等都促使组织释放化学物质，而使疼痛加剧、疼痛时间延长。

（四）病理改变

疾病造成的体内某些管腔堵塞，组织缺血、缺氧，空腔脏器过度扩张，平滑肌痉挛或过度收缩，局部炎性浸润等均可引起疼痛。引起老年人疼痛的疾病种类很多，涉及各大系统的疾病。常见的疾病有骨关节系统，如骨质疏松、腰间盘突出、椎间盘突出、骨折、关节脱位等；心血管系统如心绞痛、心肌梗死等；癌症性疼痛；等等。

（五）心理因素

心理状态不佳，如情绪紧张或低落、愤怒、悲痛、恐惧等都能引起局部血管收缩或扩张而导致疼痛。如神经性疼痛常因心理因素引起。此外，老年人的心境、意志力、对疼痛的关注程度等均对疼痛产生重要的作用。

（六）其他因素

如老年人的生理性改变等。

二、疼痛的表现

疼痛的临床表现主要包括生理方面、心理方面以及行为方面。

（一）生理方面

1. 四大生命体征的改变

血压增高、心率加快、体温升高、呼吸的频率加快。

2. 神经内分泌系统的改变

中枢神经系统兴奋性增加，儿茶酚胺分泌增加，肾上腺素抑制胰岛素分泌的同时促进胰高血糖素分泌，造成血糖上升，机体呈负氮平衡。

3. 机体代谢方面的改变

体内促肾上腺皮质激素、皮质醇、醛固酮、抗利尿激素血清含量显著升高，甲状腺素的生成加快，机体处于分解代谢状态。

4. 生化反应

有研究证明，患有慢性疼痛和剧烈疼痛的老年人机体内源性镇痛物质减少，而抗镇痛物质和致痛物质增加，血管活性物质和炎性物质的释放不仅可以加重原病灶的病理变化（局部缺血、缺氧、炎性渗出、水肿），还可以对组织器官功能产生影响，导致激素、酶类和代谢系统的生化紊乱，使病理变化向更广泛、复杂、严重方向发展。

（二）心理方面

疼痛对个体的认知和情绪等心理过程有消极的影响。老年疼痛者的心理差异性比较大，不同类型的疼痛、不同程度的疼痛、对于疼痛的认识理解程度以及疼痛的阈值等都会引起不同的心理反应。老年人常见的疼痛类型是慢性疼痛，针对老年慢性疼痛的心理反应主要有注意力和记忆力下降、抑郁、焦虑、愤怒、恐惧等。

（三）行为方面

机体受到疼痛的刺激时，通常会产生一系列的防御反应。最常见的表现方式有两种：一是语言上的反应；二是躯体上的反应。语言上的反应主要是主诉；躯体上的反应主要表现在皱眉、面部表情扭曲、躯体姿势扭曲、躲避、逃跑、反抗、防御性保护或攻击等整体行为，常带有强烈的情绪色彩。

三、疼痛老年人的照护

（一）心理照护

心理因素对老年疼痛的影响十分重要，心理因素可以加重疼痛的程度，同时疼痛也会反作用于心理。在照护中应充分认识老年疼痛者的心理反应，根据不同的心理反应给予有针对性的个体化的心理照护。对于存在紧张、焦虑、愤怒等不良心理反应的老年人，应当及时了解诱发因素，给予相应的心理疏导，提供必要的心理支持，以稳定疼痛者的情绪，这有利于提高对疼痛的承受水平。

（二）生活照护

由于疼痛的不良反应，很多老年疼痛者的日常生活会受到一定程度的影响，应该根据影响的不同程度，提供必要的生活支持，满足老年疼痛者的基本生活需求。由于疼痛的影响，老年人出现食欲减退，应鼓励其进食以清淡易消化食物为主，保证老年人的营养供应充足；受疼痛的影响，老年人出现肢体无力，活动受限且存在安全隐患，应做好老年人的安全宣教并落实安全防范措施。

（三）疾病照护

随着年龄的增长，生理性改变可以引起老年性疼痛，但疾病因素是引起老年性疼痛的主要原因。积极治疗引起疼痛的原发疾病十分关键，应该根据医嘱给予正确的治疗与照护措施。如：尽量减少或去除引起疾病的诱发因素，对症治疗、合理地应用药物，等。做好反馈工作，及时评价疾病治疗的疗效情况，为医生制订进一步治疗计划提供参考依据，同时有利于增强老年患者的信心。

（四）用药照护

药物治疗是治疗疼痛最基础和最有效的方法。随着医学模式由传统的生物医学模式向当代的生物—心理—社会医学模式转变，更加注重对人的全面、整体的照护。

1. 用药原则

（1）镇痛给药总原则包括口服给药、按时给药、按阶梯给药、个体化给药、密切观察药物不良反应及宣教。

①口服给药：其特点是方便，能缓解各种多发性疼痛，镇痛效果满意，不良反应

小，可以减少医源性感染，并将耐受性和依赖性降到最低限度。

②按时给药：按医嘱所规定的时间给药，下一次剂量应在前次给药效果失效之前给予，以维持有效血药浓度，保证疼痛持续缓解。

③按阶梯给药：选用药物的药效应由弱到强，逐渐升级，最大限度减少药物依赖的发生。

④个体化给药：个体间对麻醉药物的敏感度差异很大，所谓合适剂量就是能满意镇痛的剂量。标准的推荐剂量要根据个体的疼痛程度、既往用药史、药物药理学特点等来确定和调整。

⑤密切观察药物不良反应及宣教：注意密切观察使用镇痛药的老年人的用药反应，用药前需要将药物的正确使用方法、可能出现的不良反应告知老年人，其目的是使老年人获得最佳疗效并减轻不良反应。一旦发生不良反应应立即给予准确的处理，将危害降至最低，同时做好老年患者及家属的思想工作，取得他们的配合。

（2）三阶梯镇痛疗法是最基本的给药原则，主要内容如下：

①第一阶梯：使用非阿片类镇痛药物，酌情加用辅助药，主要适用于轻度疼痛的老年人。

②第二阶梯：选用弱阿片类镇痛药物，酌情加用辅助药，主要适用于中度疼痛的老年人。

③第三阶梯：选用强阿片类镇痛药物，酌情加用辅助药，主要用于重度和剧烈癌痛的老年人。

2. 给药途径

镇痛药常见的给药途径有经口、直肠、皮肤、静脉、舌下含服、肌肉注射、应用PCA泵等途径给药，其中经口给药是最基本和最安全的给药途径；应用PCA泵时，应注意先详细准确地评估老年疼痛者的情况，包括基本情况、既往病史、现在病史、药物过敏史等。掌握PCA泵的参数设置方法，向老年疼痛者做好解释并取得他们的同意及配合。客观、据实、准确地做好记录工作，包括老年疼痛者的生命体征的变化情况和应用PCA泵机体的反应情况等。

3. 常用镇痛药

（1）西药。常见的止痛药主要分为解热镇痛药、中枢性止痛药及麻醉止痛药。

①解热镇痛药：主要包括阿司匹林、布洛芬以及塞来昔布等。通常用于伤风、发热、肌肉酸痛等症状缓解，使用比较普遍，不具有依赖性。

②中枢性止痛药：主要以曲马多等药物为主，是人工合成止痛药。通常用于中等疼痛或术后缓解等方面。

③麻醉止痛药：主要包括吗啡、杜冷丁等药物。通常用于晚期癌症患者，此类止痛药有严格的使用限制，长期使用会产生药物依赖。

在服用止痛药时要注意用量，不能自行增减剂量。应在医生指导下进行服用，若疼痛症状没有减轻，应及时就医进行进一步检查。

（2）中药。研究表明从云芝、五味子中提取的多糖成分具有很好的镇痛作用，从映山红、芦丁等中药中提取的黄酮类化合物能显著降低小鼠扭体反应数目，其机制与抑制前列腺素有关。从白芷、薄荷等中药中提取的挥发油及从三七、白芍等中药中提取的皂苷都有明显镇痛作用。中药延胡索为罂粟科植物，延胡索的块根，具有活血止痛、消肿生肌的功效。没药为橄榄科植物，没药树或同属其他植物树干皮部渗出物的油胶树脂，其成分主要为挥发油、树脂、树胶以及萜类化合物。没药具有抗炎、止痛、抑制癌细胞增殖、保肝、抗氧化、抗溃疡等作用。乌头是分布于北半球温带的多年生植物。川乌、附子、草乌均属于乌头类中药，临床上用于治疗各种疼痛。人参是五加科人参属植物人参的干燥根。主要活性成分为人参皂苷 Rb_1，具有镇痛、抗氧化、抗肿瘤、神经保护等作用，能够减少 P 物质和辣椒素所引起的疼痛。

（五）其他照护

提供安静舒适的环境，室内的温度及湿度适宜，光线适宜，减少噪声的刺激等。采用促进老年疼痛者舒适的方法，如：按摩疼痛部位、舒适的体位，给予老年人有关老年疼痛的健康教育，等等。

（六）疼痛的健康指导

1. 提供关于老年疼痛的相关知识指导

告知老年疼痛者相关疼痛对机体的危害，在老年人传统的思想观念及认知里，疼痛是一种正常现象，是应对机体各系统功能衰退的一种正常体验，往往不需要就医或服用镇痛药。因此改变老年人对于疼痛的传统思想观念及认识十分重要。

2. 转移疼痛注意力的指导

教会老年疼痛者转移注意力的方法，如：聆听旋律舒缓优美的音乐，根据个人的兴趣爱好参加活动，多做深呼吸运动，等等。

3. 镇痛药物的指导

告知老年疼痛者要严格遵照医嘱服用镇痛药物，切记不可自行增减或暂停服用镇痛药物。如非类固醇抗炎药的主要副作用是胃肠道反应如出血、溃疡及穿孔等。阿片类镇痛药物会引起便秘、恶心、呕吐、尿潴留等，严重者会导致呼吸抑制，因此应严密监测老年人用药后反应。长时间服用阿片类镇痛药物会产生药物依赖。

4. 及时就医

鼓励老年疼痛者及时到正规医院就医，以提高老年生活质量。

任务实施

表 4-2-1　疼痛照护操作

项目	操作步骤	操作程序	注意事项
操作前	评估与准备	（1）评估老年人：身体情况、体格检查、疼痛经历和病史、社会心理因素及镇痛效果。 （2）用物准备：镇痛药物，根据给药途径不同备好用物。 （3）环境准备：环境清洁、安全、光线充足、温湿度适宜。 （4）照护员准备：着装整洁、洗手	—
操作中	1. 解释 2. 安置体位 3. 药物镇痛 4. 非药镇痛	（1）向老年人解释，取得老年人合作。 （2）协助老年人取舒适卧位。 （3）根据老年人的病情选择合适的止痛方法。 ①物理止痛：应用冷、热疗法，如冰袋、冷湿敷或热湿敷、温水浴、热水袋；理疗、按摩及推拿等。 ②针灸止痛。 ③经皮神经电刺激疗法。 ④药物止痛，首选口服给药的方式；根据三级阶梯止痛法选择合适的药物进行止痛。 （4）心理照护：减轻老年人心理压力、控制注意力和放松练习，如参加活动、音乐疗法、有节律按摩、深呼吸、指导想象等	（1）采用三阶梯镇痛疗法。 （2）密切观察老年人用药后的不良反应及宣教。 （3）根据老年人和实际情况选择合适的镇痛方法
操作后	1. 安置体位 2. 健康教育	（1）协助老年人取舒适卧位，询问需要。 （2）给予相应的健康教育	健康教育内容和方式合理

知识链接

疼痛常用的心理治疗方法

1. 安慰剂治疗：是指形式上采取某种治疗措施，但实际上并没有真正给予会产生效果的治疗，如肌内注射生理盐水。

2. 暗示疗法：是通过积极暗示来消除或减轻疾病症状的一种治疗方法。

3. 催眠疗法：催眠镇痛是最古老的镇痛方法之一。

4. 松弛疗法与生物反馈疗法：松弛疗法、生物反馈疗法。

5. 认知治疗：意念分散、转化疼痛概念、转移注意力。

6. 行为治疗：目的是减少正加强作用，并增加负加强作用。
7. 认知—行为治疗：纠正不良认知、行为指导、放松和控制注意力的练习。
8. 群组心理治疗。

同步练习

1. 疼痛的给药原则（　　）。
A. 老年人要求给药即满足其要求
B. 疼痛发作时给药
C. 只要有疼痛便给药
D. 直接静脉给药
E. 口服给药、按时给药、按阶梯给药、个体化给药、密切观察用药后的不良反应及宣教

2. 老年疼痛患者的心理变化不包括（　　）。
A. 注意和记忆力下降
B. 抑郁
C. 焦虑
D. 愤怒
E. 强迫症

3. 疼痛是由于现存的或潜在的问题引起的一种不舒适体验，这种体验属于（　　）。
A. 主观感受
B. 客观感受
C. 自觉感受
D. 不良感受
E. 不好感受

4. 镇痛药物首选的、最安全的给药途径（　　）。
A. 静脉注射
B. 皮内注射
C. 口服给药
D. 皮下注射
E. 肌内注射

5. 疼痛治疗过程中安全护理正确的是（　　）。
A. 服用口服药发给老年人疼痛患者即可

B. 即使疼痛不缓解也不用继续用药
C. 间歇性疼痛发作时要求老年人忍耐
D. 告知老年人及家属疼痛用药的原则
E. 无须告知老年人使用的药物名称及副作用

任务三 视力障碍照护技术

任务情境

李爷爷，62 岁，近一年来感觉视物模糊，在强光下看物体更不好，出现叠影，夜间车灯照射下产生眩光，眼前出现大小黑点或条索状影子，到当地医院检查视力，检查结果双眼均为 0.1。

任务：李爷爷发生了什么情况？如何正确提供照护措施？

任务目标

1. 能说出发生视力障碍的原因。
2. 能对视力障碍老年人提供照护。
3. 能对视力障碍老年人进行健康教育。
4. 能在视力障碍照护操作中关心爱护老年人。

任务描述

视力障碍是指由于先天或后天原因导致视觉器官（眼球视觉神经、大脑视觉中心）的构造或功能发生部分或全部障碍，经治疗仍对外界事物无法（或甚难）做出视觉辨识。

60 岁以上的老年人中有 80% 的人患有一种或几种眼病，其中白内障的发病率为 60%，这些眼病所引起的视力障碍人数在急剧增多。感觉器官接收到的外界信息，85% 以上是依靠眼睛获得的，所以，老年期发生的视觉障碍，使老年人出现应对调节困难，影响日常生活维持、外界信息获取、相互交流等。

一、视力障碍发生的原因及表现

（一）青光眼

青光眼是指眼压超过了眼球内组织，尤其是视网膜视神经所能承受的限度，带来的视功能损害。常表现为眼压增高，怕光流泪，周边视野缺损，呈管状视野，视力下降等。

（二）白内障

白内障是发生在眼球里面晶状体上的一种疾病，各种原因，如衰老、遗传、代谢异常、外伤、辐射、中毒及局部营养障碍等导致的晶状体混浊都可称为白内障，是老年人最常见的致盲原因。

（三）视网膜病变

糖尿病在眼部的合并证，最常见的是出现视网膜血管病，如视网膜血管渗出、出血、缺血、增生和牵引等表现。预防糖尿病性视网膜病变最有效的方法是控制糖尿病。

（四）黄斑变性

随着年龄增加患病率逐年增加，视网膜黄斑区中心或附近发生了变性疾病，主要指出血、渗出、水肿、瘢痕等。常见表现有中心视力下降、中心视野缺损、视物扭曲变形等。

（五）视神经萎缩

任何疾病引起视网膜神经节细胞和其轴突发生病变，致使视神经全部变细的一种形成学改变。表现为传导功能障碍，出现视野变化，视力减退并丧失。

（六）老视

随着年龄增长，由于晶体弹性下降、睫状肌功能减弱导致眼调节能力逐渐下降从而引起老年人视近困难，以致在近距离工作中，必须在其静态屈光矫正之外另加凸透镜才能有清晰的近视力，这种现象称为老视。临床表现为近点远移、视近物困难、视疲劳、阅读需要更强照明度。

二、视力障碍老年人的照护

（一）环境照护

调节室内光线提高照明度，可弥补老年人视力下降所造成的部分困难。老年人的居室阳光要充足，晚间用夜视灯以调节室内光线，避免受到刺眼的阳光和强光灯泡的直接照射，当室外强光照射进窗户时，可用纱质窗帘遮挡。

（二）用眼照护

避免用眼过度疲劳，尤其是精细的用眼活动最好安排在上午进行，看书报、电视的时间不宜过长。老年人对光亮对比度要求较高，故为老年人提供的阅读材料要印刷清晰、字体较大，最好用淡黄色的纸张，避免反光。

（三）安全照护

帮助老年人熟悉日常用品放置的位置，使用的物品应简单、特征性强。为老年人创造一个物品放置固定、有序的生活环境。

（四）饮食照护

（1）多饮水。但是患有青光眼的老年人一次性饮水不能过多，每次饮水量为 200 mL 左右，间隔时间为 1~2 h，防止眼压升高，加重病情。

（2）饮食宜清淡、易消化。少吃高脂肪、高能量的食物，戒烟、限酒、减少含咖啡因食物的摄入；多吃新鲜蔬菜和水果。选择富含维生素 C 的果蔬，因为其有抗氧化防护作用，可减轻光线对眼部晶状体的损害。

（五）活动照护

保证充足的睡眠和一定的运动量，有研究证实，运动和正常的饮食可以降低黄斑部退化的风险，罹患视觉障碍的可能性会降低 70% 以上。

（六）疾病特殊照护

（1）开角型青光眼，应遵医嘱正确使用滴眼剂降低眼压；避免进行增加眼压的活动；嘱咐老年人在夜间及暗处活动要小心等。

（2）白内障、闭角型青光眼常采用手术治疗，术后嘱老年人睡前应佩戴硬质的眼罩，避免近期从事弯腰搬重物等体力活动，注意保持大便通畅。日常维持血糖和血压值在合适的范围内，防止或减缓部分白内障、糖尿病性视网膜病变的发生。注意观察眼压的变化，因年龄相关白内障在膨胀期可诱发急性闭角型青光眼，如用高渗剂后半小时测眼压，眼压控制不满意者，可考虑行前房穿刺。

三、视力障碍的健康指导

（一）定期眼科检查

指导老年人每年进行一次眼科检查，对于有糖尿病、心血管疾病病史的老年人应缩短检查时间。如果近期自觉视力减退或眼球胀痛伴头痛，应该尽快检查，明确病因。

（二）配镜指导

老年人眼睛或眼部的调节力衰退是随年龄的增长而逐渐发展的，因此要根据定期眼科检查的情况，更换适合的眼镜。配镜前先要验光，确定有无近视、远视和散光，然后按年龄和老视的程度增减屈光度。同时还应考虑平时习惯的用眼工作距离，适当增减镜片的度数。如进行近距离精细工作，应适当增加老花镜度数，反之老花镜度数则应适当降低。

（三）外出活动指导

老年人的外出活动尽量安排在白天进行。在光线强烈的户外活动时，宜戴抗紫外线的太阳镜。从暗处转到亮处时，要停留片刻，待视力适应后再行走，反之亦然。

任务实施

滴眼药照护操作流程详见本书 P202。

表 4-3-1　视力障碍照护操作

项目	操作步骤	操作程序	注意事项
操作前	评估与准备	（1）评估老年人年龄、身体及眼部情况、意识状态、配合程度。 （2）向老年人解释滴眼药水的目的，取得其配合。 （3）环境准备：环境安静整洁，通风良好。 （4）照护员准备：着装整齐、剪指甲、洗净双手、戴口罩。 （5）物品准备：给药单、治疗盘内放眼药水或眼药膏、消毒棉球或棉垫、污物杯	每种滴眼剂使用前均要了解其性能、维持时间、适应证和禁忌证，检查滴眼剂有无混浊、沉淀，是否在有效期之内
操作中	1. 检查核对 2. 取合适体位 3. 清洁眼部	（1）携物品至老年人旁，核对其姓名、药品名称、给药途径、用法、给药时间、药品质量和有效期，确认是左眼、右眼还是双眼用药。 （2）帮助老年人取坐位或仰卧位。 （3）先用棉签拭净眼部分泌物，嘱老年人头略后仰，眼往上看。 （4）根据药物，恰当用药。 ①滴眼药水：打开瓶盖，将瓶盖侧面或瓶盖口向上，放置于一张干净纸上或器皿上，照护员左手（或用干净棉签）向下轻轻拉下眼睑并固定，右手持眼药水瓶、摇匀，距眼约 2~3 cm 将 1~2 滴眼药水滴入下结膜内；轻提上眼睑，使结膜囊内充盈药液。	（1）严格执行查对制度。 （2）防止交叉感染，双眼都用药时，应先健侧眼、后患侧眼，先病情较轻侧、后病情较重侧。

（续上表）

项目	操作步骤	操作程序	注意事项
操作中	4. 悬滴药液或涂眼膏 5. 观察记录	②涂眼药膏：照护员左手（或用干净棉签）向下轻轻拉下眼睑并固定，右手垂直向下挤少许药膏呈细直线状，从外眼角方向顺眼裂水平挤在下眼睑结膜与眼球结膜交界处即下穹窿，先使下眼睑恢复原位，再轻提上眼睑，使结膜囊内充盈药膏。 （5）嘱老年人闭上眼睛，轻轻转动眼球，用干净棉签为其拭去眼部外溢药剂，棉签放入污物桶。 （6）询问、观察老年人用药后有无不适，洗净双手，整理用物	（3）白天宜用滴眼剂，眼膏宜临睡前涂敷。 （4）使用眼药水前应先混匀药液。 （5）上药动作应轻柔，避免损伤黏膜
操作后	健康指导	嘱老年人日常注意用眼卫生，勤洗手，不要揉搓眼睛；如无医嘱，不要自行购买使用眼药水；使用周期较长的滴眼剂应放入冰箱冷藏室保存，切不可放入贴身口袋	—

知识链接

老视眼的中医治疗

中医认为“近视因火少，远视因水虚”，故本病多因年老体衰，肝肾不足，阴精亏虚，目中光华散漫不收，以致不能视近。宜补肾益精，养肝明目，可使用地黄丸加味（天冬15克、生地15克、菊花10克、枳壳6克、枸杞15克、女贞子15克、桑葚子10克、五味子6克），常服可减轻视疲劳，增强睫状肌的调节力，减轻老视程度。兼头痛目胀者，酌加夏枯草15克、制香附10克，清肝明目；兼头昏乏力者，酌加黄芪15克、白术10克、葛根15克，益气健脾，升清明目。也可针刺穴位睛明、肝俞、肾俞、四白、足三里、光明、风池、太冲、太溪、瞳子髎，远近相配，各选2穴，每天针刺1次，10次为一疗程。

同步练习

1. 一位68岁女性老年人右眼出现渐进性、无痛性视力减退，并出现复视、畏光，经医生检查发现晶状体浑浊，眼底看不清，皮质吸水肿胀，最可能的诊断是（　　）。

A. 青光眼

B. 白内障

C．老年性黄斑变性
D．老视
E．视神经萎缩
2．滴眼药时，滴管距离眼睑的距离是（　　）。
A．1~2 cm
B．2~3 cm
C．3~4 cm
D．4~5 cm
E．5~6 cm
3．不属于青光眼的症状是（　　）。
A．怕光流泪
B．管状视野
C．视力下降
D．视物扭曲变形
E．周边视野缺损
4．视力障碍老年人阅读时（　　）。
A．使用强光灯泡
B．可在阳关直射下阅读
C．晚间用夜视灯
D．光线越明亮越好
E．光线越暗越好
5．视力障碍的老年人饮食要（　　）。
A．多饮水
B．宜清淡、易消化
C．戒烟、限酒
D．选择富含维生素 C 的果蔬
E．以上都是

任务四　听力障碍照护技术

任务情境

张爷爷，73 岁，退休前是炼钢厂的工人，患有糖尿病、高血压、高血脂。吸烟史 45 年，每天 20 支左右。3 个月前，因反复呼吸道感染，口服抗生素无效，而接受静脉输液加抗生素治疗，一周后痊愈，本次就医因家属感觉老年人近期听力明显减退。

任务：请问张爷爷出现了什么问题？你如何立即正确处理该情况？

任务目标

1. 能说出发生听力障碍的原因。
2. 能对患听力障碍老年人进行照护。
3. 能对听力障碍老年人进行健康教育。
4. 能在听力障碍照护操作中关心爱护老年人。

任务描述

老年人听力障碍是指随着年龄的增长，双耳听力进行性下降，高频音的听觉困难和语言分辨能力差的感应性耳聋。老年性耳聋是老年人最常见的听力障碍，部分老年人在耳聋刚开始时可伴有耳鸣，常为高频声，其出现频率随年龄而渐增，60~70 岁达到顶峰。

随着年龄的增长，耳聋的发病率逐渐增高，60 岁以上的老年人中，耳聋发病率为 30% 左右，70 岁增加到 40%~50%，80 岁以上超过 60%。老年性耳聋影响老年人与他人的沟通，甚至影响了老年人对外界信息的接收。

一、听力障碍发生的原因

（一）疾病影响

询问老年人是否患有与血管病变关系密切的疾病。高血压、冠心病、高脂血症、糖尿病均对人体的血供造成影响，从而影响耳的供血。此外，还要询问老年人有无中耳炎病史等。

（二）饮食与血脂代谢状况

长期高脂饮食和体内脂肪的代谢异常引起老年性耳聋的发生及进展。除因脂质沉积使外毛细胞和血管网变性、血小板聚集及红细胞淤滞、微循环障碍外，还可能与过氧化脂质对听觉感受器中生物膜和毛细胞的直接损害有关。

（三）用药情况

耳毒性药物，如链霉素、卡那霉素、多黏菌素、庆大霉素、新霉素、万古霉素、奎宁、氯喹、阿司匹林等药物，对听觉神经均有毒性作用。而伴随老化发生的肝脏解毒和肾脏排泄功能的下降，使之更易受到药物影响。

（四）不良嗜好及习惯

长期吸烟可引起或加重心脑血管疾病，使内耳供血不足；不正确的挖耳习惯可能损伤鼓膜，影响听力。

（五）接触噪声史

过往的工作和生活环境中是否长期受到噪声刺激，有无长期使用耳塞听音乐或广播的习惯。长期接触噪声的刺激不仅会使听觉器官经常处于兴奋状态，产生疲劳感，而且还可使脑血管处于痉挛状态，导致听觉器官供血不足。此外长期的噪声刺激使人情绪烦躁，进而导致血压升高及神经衰弱，影响听力。

二、听力障碍的表现

（一）双侧感音神经性聋

大多是双侧感音神经性聋，双侧耳聋程度基本一致，呈缓慢进行性加重。

（二）高频听力下降为主

听力下降多以高频听力下降为主，老年人首先对门铃声、电话铃声、鸟叫声等高频声响不敏感，逐渐对所有声音的敏感性都降低。

（三）言语分辨率降低

有些老年人则表现为言语分辨率降低，主要症状是虽然听得见声音，但分辨很困难，理解能力下降，这一症状开始仅出现在特殊环境中，如公共场合，在很多人同时谈话时，此后症状会逐渐加重，因与他人交谈困难，老年人逐渐不愿讲话而陷入孤独。

（四）重振现象

部分老年人可出现重振现象，即小声讲话时听不清，大声讲话时又嫌吵，他们对声源的判断能力下降，有时会用视觉进行补偿，如在与他人讲话时会特别注视对方的面部及嘴唇。

（五）耳鸣

多数老年人伴有一定程度的耳鸣，多为高调性，开始时仅在夜深人静时出现，以后会逐渐加重，持续终日。

三、听力障碍老年人的照护

（一）交流环境照护

（1）在安静的环境中进行交流，交流前先正面进入老年人的视线，轻拍老年人以引起注意。

（2）对老年人说话要清楚且慢，不高声喊叫，尽量使用短句表达意思。

（3）必要时在沟通中可采用书面交谈或手势等非语言交流技巧辅助交谈。

（4）帮助老年人把需要解释和说明的事记录下来。

（5）指导照护者多与老年人交谈。

（二）活动照护

适当的活动能够促进全身血液循环，使内耳的血液供应得到改善。锻炼项目可以根据自己的身体状况和条件来选择，如散步、慢跑、打太极拳、做八段锦等。

（三）饮食照护

清淡饮食，减少动物性脂肪的摄入，多吃新鲜蔬果。例如葛根、黄精、核桃仁、山药、芝麻、黑豆等一些中药和食物，对于延缓耳聋的发生也有一定作用。

（四）用药照护

必须服用药物时，尽量选择耳毒性低的药物，同时嘱咐老年人及其家属严格遵照医嘱执行。用药剂量不可过大，时间不可太长，并加强观察药物的副作用。

（五）心理照护

听力障碍的老年人可能会产生自卑、烦躁等负性情绪，故除了帮助老年人树立克服听力障碍所带来的困难的信心外，还应鼓励老年人使用正性的调适方法，如指导其从家人、朋友处获得良好的情感支持等。

（六）听力障碍的健康指导

1. 指导老年人定期进行听力检查

目前尚无有效的手段治疗老年性耳聋，但可以通过各种方法减缓老年性耳聋的进展，减轻对其日常生活的困扰。指导老年人监测听力，尽早发现和治疗老年性耳聋。

2. 安全指导

向老年人及家属讲解生活的安全措施，为使老年人对报警器有反应，报警器可设计成声音和光线同时刺激的装置；在家中门铃可与室内灯相连接，以便老年人在家中应门；此外，还可给家庭中的电话听筒增加扩音装置等，以利老年人日常生活。

3. 佩戴合适的助听器

经专业人员测试后，根据老年人的要求和经济情况选戴助听器。照护员可为老年人提供合适的建议如下：

（1）盒式助听器操作方便，开关和音量灵活调节，电池耐用，但助听器外露明显，会给佩戴者带来压力，且声音识别率较低，适用于高龄、居家，且经济承受能力较低的老年人。

（2）眼镜式助听器外观易被接受，不存在低频干扰问题，但价格贵，易损坏，鼻梁、耳郭受压明显，不宜长期佩戴。

（3）耳背式助听器没有上述两款的缺点，既具备上述助听器的优良性能，价格又适中，但存在影响外耳道固有共振频率的缺点。

（4）耳内式助听器更加隐蔽，同时保留了人耳的一些固有功能。

（5）最新型的动态语言编码助听器适用于高频下降型耳聋为主的老年人，用残存听力最大限度听清和理解语言信息带来较为理想的听觉效果，但费用较为昂贵。

（6）从听力康复的原则上要求，双侧助听可发挥双耳定向作用，若经济能力有限，也可单侧佩戴。

4. 积极治疗相关慢性病

指导老年人在早期、积极治疗慢性疾病，如高血压、冠心病、动脉硬化、高脂血症、糖尿病，这样可减缓对耳部血管的损伤。

5. 避免噪声刺激

日常生活和外出时注意加强个人防护，尽量避开噪声大的环境或场所。

任务实施

滴耳药照护操作流程详见本书 P203。

表 4-4-1　听力障碍照护操作

项目	操作步骤	操作程序	注意事项
操作前	评估与准备	（1）与老年人沟通交流，评估老年人年龄、身体及耳部状况、意识状态、合作程度，解释滴耳剂目的，取得老年人的配合。 （2）照护员准备：着装整洁，剪指甲、洗净双手，戴口罩。 （3）环境准备：安静、整洁、通风良好。 （4）物品准备：给药单、滴耳液、消毒棉球或棉签、污物桶、洗手液	仔细核对瓶签，防止差错，检查药水有无过期变色、混浊、沉淀
操作中	1. 检查核对	（1）携物品至老年人旁，核对老年人姓名、药品名称、给药途径、用法、给药时间、药品质量和有效期，确认是左耳、右耳还是双侧耳用药。	

（续上表）

项目	操作步骤	操作程序	注意事项
操作中	2. 取合适体位 3. 清洁耳道 4. 滴入滴耳液 5. 观察记录	（2）帮助老年人取坐位或半坐卧位，头偏向一侧，患侧耳在上，健侧耳在下。 （3）用棉签将耳道分泌物反复清洗至干净，干棉签擦干。 （4）左手将老年人耳郭后上方轻轻牵拉，使耳道变直，右手持药瓶，掌根轻靠耳旁，沿耳道后壁滴5~10滴（或遵医嘱）药液入耳道。 （5）轻揉耳郭：轻轻压住耳屏，使得药液充分进入中耳，或用消毒棉球塞入外耳道口，以避免药液流出。 （6）询问、观察老年人用药后有无不适。 （7）整理用物，清理污物。 （8）洗净双手。 （9）观察药物疗效和不良反应	（1）为老年人滴耳药前应洗净双手，防止交叉感染。 （2）老年人如有耳道不通或耳膜穿孔时，不使用滴耳剂
操作后	健康指导	嘱老年人避免耳道进水、掏挖耳道、用力擤鼻涕，如出现眩晕应及时休息	—

知识链接

听力障碍的中医治疗

中医认为“肾开窍于耳”，肾气充沛，肾精充足，上濡于耳，则听觉敏锐；若年老体衰，肾气亏虚，精血不足，耳失濡养，则致耳鸣、耳聋。若肾精亏损宜补肾益精、滋阴降火，可选方耳聋左慈丸；若肾阳亏虚，可选方补骨脂丸，也可针刺耳门、听宫、听会、翳风、中诸、外关、阳陵泉、足三里、三阴交等穴，每次2~3穴，用补法。

同步练习

1. 适合听力障碍老年人的运动是（　　）。
A. 游泳
B. 广场舞
C. 哑铃
D. 太极
E. 跳绳

2．听力障碍老年人可使用的药物有（　　）。
A．链霉素
B．卡那霉素
C．庆大霉素
D．阿司匹林
E．阿莫西林
3．为保障听力障碍老年人安全，应（　　）。
A．将报警器设计成声音和光线同时刺激的装置
B．家庭中的电话听筒增加扩音装置
C．佩戴助听器
D．门铃可与室内灯相连
E．以上都是
4．听力障碍老年人选择助听器时（　　）。
A．越贵越好
B．眼镜式助听器可长期佩戴
C．盒式助听器方便经济，使用率高
D．耳背式助听器没有缺点
E．最好双侧使用助听器
5．使用滴耳剂时，为使耳道变直，可把老年人耳郭轻轻牵拉向（　　）。
A．上方
B．下方
C．后上方
D．前上方
E．对侧

任务五　吞咽障碍照护技术

任务情境

黄爷爷，86岁，1个月前发生脑卒中，现饮水出现呛咳，进食时费力，食物从口角甚至鼻腔流出，进食后口腔有食物残留、声音嘶哑。

任务：请问黄爷爷可能发生了什么情况？如何立即正确提供照护措施？

任务目标

1. 能说出发生吞咽障碍的原因。
2. 能对吞咽障碍老年人提供照护。
3. 能对吞咽障碍老年人进行健康教育。
4. 能在吞咽障碍照护操作中关心爱护老年人。

任务描述

吞咽障碍 (dysphagia) 是指由于下颌、双唇、舌、软腭、喉、食管等器（或）功能受损，不能安全有效地把食物输送到胃内的过程。吞咽障碍老年人可能因吞咽困难、饮水呛咳、食物残渣或口腔分泌物等误吸至气管或肺部可引起反复肺部感染，甚至出现窒息和危及生命。

一、吞咽障碍的原因

（一）脑血管意外

脑卒中后吞咽障碍可从发病后 48 h 持续到 6 m。一般而言，缺血区域越大，吞咽障碍越明显。

（二）痴呆

痴呆老年人通常都患有吞咽障碍，与老年人无法辨认食物、不会使用餐具和自我进食、吞咽启动困难有关。

（三）帕金森病

有文献报道 75% 以上的帕金森病老年人存在口腔期吞咽障碍，僵硬和运动徐缓常出现在吞咽的随意阶段。语言运动受损、下颌关节最小活动、头颈姿势和进食冲动常导致口腔期和咽期吞咽障碍。

（四）脑外伤

脑外伤后吞咽障碍表现与脑卒中相似，口腔期吞咽障碍突出。除此之外，有较多因素干扰吞咽功能，包括：气管切开或呼吸机支持呼吸；认知和交流障碍；体力下降，自我进食能力差；鼻饲管对正常的吞咽也造成机械性的影响。

（五）头颈部肿瘤

许多头颈部肿瘤老年人都会出现不同程度的吞咽困难，有些吞咽障碍的症状是由症状本身引起，有些则是癌症的治疗过程所引起。

（六）肌肉性疾病

如重症肌无力、多发性肌炎、硬皮病等，由于肌肉本身的变化使吞咽功能受损。

二、吞咽障碍发生的表现

（一）流涎

食物在患侧面颊堆积或食物嵌塞于硬腭，食物咀嚼不当、咳嗽。可伴有经鼻反流、构音障碍，或味觉、温度觉、触觉和实体觉减退或丧失。

（二）呛咳

常伴有经鼻反流、误吸、气喘、吞咽触发延迟，咽喉感觉减退或丧失、音质沙哑、呕吐反射减退或消失，可伴有构音障碍或弛缓不能（即环咽括约肌不能适当松弛，食团在输送过程中停滞）。

（三）噎食

常能指出症状部位，但流质食物无问题，可伴有食物反流。

三、吞咽障碍的评估

（一）洼田饮水试验

洼田饮水试验是日本学者洼田俊夫提出的评定吞咽障碍的实验方法，分级明确清楚，操作简单，利于选择有治疗适应证的老年人。局限性：该检查根据老年人主观感觉，与临床和实验室检查结果不一致的地方很多，同时要求老年人意识清楚且能够按照指令完成试验。

（二）反复唾液试验

1996 年由日本学者才滕荣一提出的一种通过触诊喉结及舌骨上下运动水平，评估随意性吞咽反射引发功能的方法。操作时，检查者将手指置于被检查者的喉结及舌骨处，嘱其尽量快速反复吞咽，随着吞咽运动，可触知喉结和舌骨越过手指、向前上方移位，然后复位。确认这种上下运动，下降时即为吞咽完成时刻。触诊 30 s，确认吞咽次数。高龄老年人 30 s 内完成吞咽动作应不少于 3 次。

（三）进食评估调查工具 -10

由 Belafsky 等人 2008 年编制的吞咽障碍筛查工具，包括 10 个条目。该量表有助于识别误吸的征兆和隐性误吸以及异常吞咽的体征，与洼田饮水试验合用，可提高筛查敏感性和特异性。

（四）摄食评估

指通过给老年人试喂不同黏度的食物，根据其临床表现，判断老年人的吞咽功能及明确老年人进食性状的评估方法。适用于洼田饮水试验评定吞咽功能障碍Ⅳ级以上者。

三、吞咽障碍老年人的照护

（一）进食前照护

1. 布置好环境

进食的环境应安静、舒适，进食时不宜说话。老年人尽量保持轻松、愉快的心情，以促进食欲，减少呛咳，增加进食的安全性。

2. 合理选择餐具

（1）汤匙。根据老年人的功能情况尽量选择适宜、得心应手的餐具，有利于顺利地完成进食，当老年人手抓握能力较差时，应选用柄粗、柄长、匙面小、难以沾上食物、边缘钝的汤匙，便于老年人能稳定握持餐具，容量以 5~10 mL 为宜。

（2）碗。若老年人一只手舀碗里的食物有困难，可选择广口平底碗或边缘倾斜的餐具等。

（3）杯子。用普通杯子饮水时，因老年人需头向后仰饮水，则有增加误吸的风险，可选用切口杯等杯口不会接触鼻部的杯子，这样老年人不用费力仰头就可以饮水，从而避免误吸。

3. 选择恰当食物

吞咽障碍老年人宜选用密度均匀、黏度适当、质地爽滑、易于变形通过食管的食物。并常将固体食物改成糊状或凝胶状，在稀液体内加入增稠剂以增加黏度，还应兼顾食物的色、香、味等；食物温度控制在 38~40 ℃适宜，不可过冷或过热。

（二）进食过程中照护

1. 安置合适体位

老年人进食时，对于身体控制良好的老年人可采用坐位进食；对于不能坐位的老年人采用躯干倾斜 30° 的仰卧位，头部前屈；对于偏瘫患者侧肩部以枕垫起，喂食者位于患者健侧进行喂食，食物不易从口中漏出、有利于食团向舌根运送，还可避免向鼻腔逆流的危险。

2. 食团放置口中的位置合理

进食时应把食物放在口腔最能感觉食物的位置，这样能促进食物在口腔中保持输送。此外，最好把食物放在健侧舌后部或健侧颊部，这样有利于食物的吞咽。

3. 一口量及进食速度恰当

一般老年人每口量如下：稀液体 5~20 mL；果酱或布丁 5~7 mL；浓稠泥状 3~5 mL；肉团平均为 2 mL。吞咽障碍老年人，如果一口量过多，食物将从口中溢出，引起残留导致误吸；一口量过少，则会因吞咽刺激强度不够，难以诱发吞咽反射，应先以少量试之（稀液体 1~4 mL），然后再酌情增加。进食速度应以前一口食物吞咽完成后再进食下一口，避免两次食物重叠入口的现象。

（三）进食后照护

有吞咽难的卒中老年人在维持口腔卫生方面存在特殊的困难，口腔照护应该用于每一个有吞咽困难的老年人，包括有义齿的老年人。口腔照护的方法包括含漱、口腔冲洗法、机械性擦洗法、刷牙法、负压冲洗式刷牙等。

（四）急救照护

出现窒息时立即使用海姆立克法进行急救，如颗粒小的物体可采取纤维镜检查或支气管内镜操作。

（五）健康指导

1. 少量多餐

一般每天 5~6 餐，每餐小于 300 mL。每次进食半勺，放入食团后可将勺背部轻压舌部一下，刺激老年人吞咽，每次进食小食团后，嘱老年人反复吞咽数次，以使食物全部通过咽部，待老年人完全咽下后方可再进下一口食物，避免喂得太急太多而发生呛咳导致食物误吸入气管而引起吸入性肺炎。

2. 吞咽方法

（1）侧方吞咽。进食后，可指导老年人进行侧方吞咽，让老年人左、右侧转头，可除去梨状窝的残留食物。

（2）空吞咽。饮用 1~2 mL 水，有利于咽部反射，去除咽部残留食物。

（3）低头吞咽。颈部尽量用前屈姿势吞咽，扩大厌部空间，让会厌向后移位，可避免食物漏入喉前庭，更有利于保护气道。

（4）点头样吞咽。颈部尽量用前屈姿势，微低头，做空吞咽动作，去除会厌部残留物。

3. 防止食物反流

为预防食管反流，进食后应保持原位 0.5~1 h 以上。

任务实施

表 4-5-1　吞咽障碍照护操作

项目	操作步骤	操作程序	注意事项
操作前	评估与准备	（1）评估老年人年龄、病情、意识状态、配合程度。 （2）解释洼田饮水测试的目的，取得配合。 （3）环境准备：环境安静整洁，通风良好。 （4）照护员准备：着装整齐、剪指甲、洗净双手、戴口罩。 （5）物品准备：水杯、5 mL 注射器、30 mL 水、吸痰用物	洼田饮水测试的禁忌证包括：①意识不清者；②气管切开者；③需要不断从气道抽出分泌物；④分泌物不能控制（如严重的流涎）；⑤严重张口受限或无法闭口者
操作中	1. 检查核对 2. 取合适体位 3. 试饮 4. 饮水试验 5. 结果判断 6. 观察记录	（1）携物品至老年人旁，核对老年人姓名、病情。 （2）帮助老年人取坐位或端坐卧位。 （3）观察有无张口困难、检查口腔的清洁度，是否有唾液或痰液，必要时予以吸痰。 （4）用注射器抽取 1 mL 水放入老年人口中，嘱其吞咽，像平常一样喝下 1 mL 水。 （5）依次试饮下 3 mL、5 mL 水，方法同前。 （6）嘱老年人一次咽下 30 mL 水，观察老年人饮水时间、分几次喝完、老年人反应，有无边饮边呛、小心翼翼等表现，饮后噪音变化等情况。 （7）根据分级标准判断结果。 （8）协助老年人取舒适卧位，整理用物，记录	（1）不能直接取坐位的老年人可以通过调整床的角度，借助枕头或软枕达到合适的体位。 （2）分级标准。 Ⅰ级：可一次饮毕，无呛咳；Ⅱ级：分两次以上饮毕，无呛咳；Ⅲ级：可一次饮毕，但有呛咳；Ⅳ级：分两次以上饮毕，且有呛咳；Ⅴ级：常常呛咳，难以全部饮毕
操作后	健康指导	应加强对照护者进行健康教育，指导识别气道异物表现及抢救方法	

知识链接

吞咽康复训练

（1）咽部冷刺激与空吞咽：咽部冷刺激是使用冰冻的棉棒沾少许水，轻触软腭、舌根及咽后壁，然后嘱老年人做空吞咽动作。

（2）呼吸训练：①腹式呼吸。老年人卧位屈膝，让老年人用鼻吸气，以口呼气。②缩唇呼吸。以鼻吸气后，缩拢唇呼气（或缩拢唇发“个”音），呼气控制较好。③声门闭锁训练。老年人坐在椅子上，双手支撑椅面做推压运动和屏气。

（3）唇、舌、颌等吞咽器官的肌肉力量训练：①下颌、面部及腮部训练。嘱老年人做张口训练、咀嚼运动、鼓腮运动，发“呀”音。②唇部训练。“衣”“呜”“爸”“妈”音；闭唇或双唇含压舌板；吹气训练；等等。③舌部运动。伸舌运舌尽量往前、往左、往右运动或舌尖舔唇一周；卷舌运动，即舌贴近硬腭并往后发“da”“la”“ga”音。

（4）咳嗽训练：努力咳嗽，建立排除气管异物的防御反射。

同步练习

1. 李爷爷，72 岁，因脑卒中后康复期，需要借助手杖行走，右前臂肌张力增高，爷爷进餐时适宜采取（　　）体位。

A. 床上坐位　　B. 轮椅坐位　　C. 半卧位

D. 侧卧位　　E. 仰卧位

2. 为老年人喂饭时，勺子应选择（　　）。

A. 小而深　　B. 大而浅　　C. 小而浅

D. 小而深　　E. 都可以

3. 偏瘫患者喂食时，食物应放在（　　）。

A. 患侧舌根部　　B. 健侧舌根部　　C. 患侧舌尖

D. 健侧舌尖　　E. 舌中央

4. 老年人进食后，为防止食物反流，最好保持坐位（　　）。

A. 10 min　　B. 15 min　　C. 30 min

D. 45 min　　E. 60 min

5. 为了方便老年人饮水，水杯中的水不少于（　　）。

A. 1/4　　B. 1/6　　C. 1/3

D. 1/2　　E. 2/3

思考实践

1. 有效排痰的方法有哪些？

2. 三阶梯镇痛疗法的内容有哪些？

3．如何做好视力障碍老年人的安全照护？
4．如何帮助听力障碍老年人选择助听器？
5．如何指导吞咽障碍老年人进食？

拓展阅读

居安思危，未雨绸缪

随着年龄增长，老年人由于器官功能下降、慢性疾病等多种危险因素的共同作用，常出现一种或多种老年综合征。作为养老服务工作者，我们时刻要有“居安思危，未雨绸缪”的意识，熟悉常见老年综合征的可能诱因、身体状况表现、发作特点等，在照护过程中，针对不同老年人的情况进行逐一排查，给予适合的健康指导，鼓励老年人保持良好的生活习惯，避免疾病发生。

项目五 安宁疗护常用照护技术

项目概述

生老病死是人类发展的客观规律，临终是人生旅途的最后阶段。随着我国人口老龄化的不断加剧，老年人的安宁疗护已经逐渐得到重视。临终老年人在生理、心理上承受着极大的痛苦，同时家属也面临着巨大的压力，因此需要帮助老年人坦然面对死亡，提高老年人生命质量，使其有尊严、安静祥和地走完人生的最后旅途，同时减轻家属的悲痛，帮助家属渡过悲痛时期。

本项目重点学习死亡教育照护技术、遗体照护技术、终末消毒照护技术，共 12 学时。

学习目标

知识目标	1. 熟知安宁疗护的原则、老年人面对死亡的心理类型。 2. 能简述病室终末消毒的方法、遗体照护的目的和内容。 3. 能简述老年人死亡教育的作用和内容
能力目标	1. 能正确完成临终老年人的死亡教育。 2. 能正确完成死亡老年人的病室终末消毒。 3. 能正确完成遗体照护
素养目标	1. 树立“以老年人为中心”的照护理念，满足老年人身心需求。 2. 具有冷静、果断地发现问题和解决问题的能力。 3. 具有慎独修养和爱伤观念

任务一 死亡教育照护技术

任务情境

陈某，女，72岁。因咳嗽、咳血，经医院做痰脱落细胞和胸部X线片等检查，确诊为右肺小细胞癌晚期伴骨转移。得知病情后，老年人常常训斥谩骂家属，发泄对疾病的反抗情绪。

任务：

1. 上述情境中老年人的表现是心理反应的哪一期？
2. 如何适时地对老年患者进行死亡教育？

任务目标

1. 能说出临终老年人死亡教育的作用。
2. 能快速识别老年人对待死亡的心理类型。
3. 能选择合适的死亡教育方法。
4. 能在死亡教育照护操作中关心爱护临终老年人。

任务描述

安宁疗护（palliative care）是以临终人员和家属为中心，通过控制临终人员痛苦和不适症状，提供身体、心理、社会、精神方面的照护和人文关怀服务，提高生命质量，帮助临终人员有尊严、无痛苦离世的服务模式。我国将临终关怀、舒缓医疗、姑息治疗等统称为安宁疗护。其目的是提高临终老年人的生命质量，消除或减轻他们的病痛，使老年人坦然地面对死亡，有尊严并舒适地走完人生的旅程。老年人安宁疗护的内容包括满足临终老年人及家属的需求、临终老年人的全面照护、临终老年人家属的心理支持、死亡教育等。

死亡教育（death education），也称为优死教育，是指引导人们科学、人道地认识死亡、对待死亡，以及利用医学死亡知识服务于医疗实践和社会的教育，是就如何认识和对待死亡而对人进行教育。死亡教育可以引导个体理解死亡是人生旅途中必然的阶段和正常的过程，医疗服务不应刻意加速或拖延死亡，同时帮助个体以积极的态度面对自身、他人的死亡；当死亡来临时，能够安静祥和、有尊严、无痛苦地走完人生的最后旅途。死亡教育是安宁疗护中的重要部分，贯穿安宁疗护的全过程。通过对临终老年人进行死亡教育，减轻其对死亡的恐惧，维护其尊严，提高其生命质量。

一、老年人面对死亡的心理类型

临终老年人面对死亡的态度受其文化程度、社会地位、宗教信仰、心理成熟程度、性格等影响，主要包括以下六种类型。

（一）理智型

理智型临终老年人常能坦然地面对死亡，在临终前事先写好遗嘱，交代好自己财产的分配、遗体的处理或器官捐赠等事宜，能够安排好工作、家庭事务及后事。该类临终老年人文化程度、心理成熟程度普遍较高，他们能够坦然面对死亡，同时能够意识到自身死亡是亲朋好友的重大生活事件，能够尽量减轻亲朋好友悲痛。

（二）积极应对型

积极应对型临终老年人是指有强烈的求生欲望，能够从人的自然属性来认识死亡，意识到死亡取决于生物学因素，而且也意识到死亡受意志的影响，能够以顽强的意志对抗病魔，积极寻找治疗方法，并主动配合治疗，希望以此赢得生机。此类临终老年人年龄普遍偏低，具有很强的斗志和毅力。

（三）接受型

接受型临终老年人可分为两种，一种是对于死亡的事实，临终老年人只能沉默，无可奈何地接受；另一种临终老年人认为死亡是正常的过程，担心别人办不好，因此需要自己亲自料理准备后事。该类临终老年人大多具有某种宗教信仰，认为死亡是到了另一个世界。

（四）恐惧型

恐惧型临终老年人往往非常留恋人生，极度害怕、恐惧死亡，不惜代价寻找起死回生妙药，千方百计拖延死亡。此类临终老年人普遍具有较好的经济条件、社会地位和家庭关系，希望能享受天伦之乐。

（五）解脱型

解脱型临终老年人的生理、心理问题普遍较为严重，对生活毫无兴趣，认为活着很痛苦，希望早日结束生命。该类临终老年人多为家境贫困、缺乏子女关爱，或者身心忍受着极大的痛楚。

（六）无所谓型

无所谓型临终老年人不在乎死亡，认为无所谓。

二、临终老年人死亡教育的作用

死亡教育目的指向人的生命，实质是帮助人们认清生命的本质，意识到死亡是生命的自然规律，树立科学的死亡观，形成“向死而生”的理念，能够更好地认识生命。对临终老年人开展死亡教育具有以下三点作用。

（一）有利于帮助临终老年人及其家属树立科学的生死观

由于我国传统文化“重生忌死”的影响，人们对死亡缺乏科学的认识，大多充满恐惧。人们恐惧死亡最主要的原因是不了解死亡，而死亡教育可以使临终老年人及其家属树立科学的生死观，更好地认识和把握死亡的本质，深刻明白生命有始有终，这是生命完整的过程，也是自然的规律。意识到生死之间的关系，能更深刻地理解生命的价值，从而能够坦然面对、接受死亡。

（二）有利于提高临终老年人的照护质量

养老照护员既是临终老年人死亡教育的实施者，也是死亡教育的接受者。养老照护员将正确的死亡教育知识传授给临终老年人和家属，帮助其树立科学生死观，从而提升照护质量。

（三）有利于维护临终老年人的生命尊严

大部分临终老年人在人生最后阶段希望能有尊严地死去。死亡教育是安宁疗护的关键环节，死亡教育的内容包含生前预嘱、后事的安排等，帮助临终老年人更好地思考生命的价值，并且能真切地感受到人文关怀，维护临终老年人的生命尊严。临终老年人的死亡教育对保护生命尊严和提升死亡质量具有重要意义。

三、临终老年人死亡教育的内容

死亡教育是实施安宁疗护的先决条件，其最终目的是提高临终老年人的生活质量。死亡教育的内容包括：死亡基本知识教育、死亡与生命辩证关系教育、死亡心理教育、死亡权利教育等。健康学教育专家黄敬亨教授认为，对老年人进行死亡教育的内容主要有以下四点。

（一）科学地认识死亡

死亡是生命的终点，是自然的规律，是不可避免的。对死亡的恐惧是人的本能，死亡是人生必经的阶段，应该鼓励临终老年人正确、科学认识死亡，克服对死亡的恐惧。

（二）正确地看待疾病

疾病会危及人的健康和生存，临终老年人应和疾病做斗争，保持积极、乐观的态度和战胜疾病的信心，积极配合治疗。养老照护员对于临终老年人应以“老年人为中心”，如支持老年人、积极配合治疗控制症状、接受全面照护，提高临终老年人的生命质量。

（三）树立正确的生命观

正确的人生观、价值观、世界观，指导着人们的活动。唯物主义的观点认为，生命的终结，可以使人类认识到自身的局限性，从而更深层次地思考人生的意义，树立正确的价值观。因此，对“死”的思考，实际上是思考“生的意义”，“未知死，焉知生”，懂得“向死而生”才能感悟人生的真谛。养老照护员应该帮助临终老年人树立正确的“生命观”，感悟人生的价值、意义，维护其尊严，提高他们临终阶段的生命质量。同时，需要关注临终老年人的情感与精神需求，及时进行心理疏导，营造融洽的家庭氛围，增强临终老年人的舒适感和愉悦感。

（四）做好充分的心理准备

死亡是人生必经阶段，是不可避免的。人们一生都在追求优生、优活，也希望能够善终、优死，能让自己的人生活得有意义、有价值。认识和尊重临终的生命价值，对于临终老年人十分重要，这也是死亡教育的真谛。对临终老年人及其家属进行死亡教育，重点在于了解他们的生活背景、文化层次、对死亡的态度和认知，识别他们最恐惧、担心、忧虑的事情。养老照护员运用生死学的知识，帮助他们克服对死亡的焦虑、恐惧，让临终老年人坦然地面对死亡、接受死亡、战胜死亡，同时其家属能更好地接受丧亲之痛。

四、临终老年人死亡教育的方法

临终老年人死亡教育的开展应该根据老年人的特点合理地选择相应的教育方法。国内外学者常用的教育方法有如下四点。

（一）叙事教育

通过叙事教育的方法，讲解有关死亡教育的故事，其实质是通过讲述死亡教育故事，体悟死亡教育的真谛。并非是为了讲故事而讲故事，而是通过死亡教育故事，展开对死亡的思索和对死亡问题的研究，帮助临终老年人树立科学的死亡观。

（二）安心茶话屋

安心茶话屋是一个与临终老年人边喝茶边讨论生死问题的聚会，目的是提升临终老年人对死亡的认知，认识到生命的意义、价值，正确地对待死亡。场地的布置建议为圆桌式，以利于参与人员无障碍交流，敞露自己内心的想法。

（三）二人三嘱

“二人三嘱”死亡教育模式让临终老年人及其家属正确认识死亡，做好死亡的准备，能坦然地面对和接受死亡。其中二人包括：①回顾“人”生，不枉此生；②寻找“人”生的意义。三嘱包括：①预先“嘱”咐家人及医护人员各项医疗指示，减少肉体痛苦；②立下遗“嘱”，安排离世后的事宜；③感恩宽恕，家人叮“嘱”和祝福。

（四）专题讲座

通过对临终老年人及其家属进行每周 1 次的与死亡相关的专题讲座和个性教育，可以改善临终老年人及其家属对死亡的不良认知和行为，树立正确的生死观。

任务实施

表 5-1-1　死亡教育照护操作

项目	操作步骤	操作程序	注意事项
操作前	评估与准备	（1）评估老年人：性别、年龄、意识状态、生活自理能力及身体状况，宗教信仰、文化程度、社会地位、经济情况、应对能力、家庭关系等影响死亡态度的个体和社会因素，并了解临终老年人对待死亡的态度和认知。 （2）评估环境：安全、清洁、安静、舒适、光线充足、适合操作。 （3）照护员准备：着装整洁、修剪指甲	—
操作中	1. 对临终老年人开展死亡教育 2. 对临终老年人家属开展死亡教育	（1）调节好室内温湿度。 （2）识别临终老年人对待死亡的心理类型。 （3）尊重临终老年人的知情权利，引导老年人面对和接受当前疾病状况。 （4）帮助临终老年人进一步了解有关死亡、濒死相关知识，引导老年人正确认识死亡。 （5）评估临终老年人对死亡的顾虑和担忧，给予其针对性的解答和辅导。 （6）引导临终老年人回顾人生，肯定生命的意义。 （7）鼓励临终老年人制定现实可及的目标，并协助其完成心愿。 （8）鼓励临终老年人家属陪伴和坦诚沟通，适时表达关怀和爱。 （9）允许家属陪伴临终老年人，与亲人告别	（1）死亡教育需要循序渐进，不可操之过急。 （2）良好的沟通、建立相互信任的治疗性关系是进行死亡教育的前提。 （3）坦诚沟通关于死亡的话题，不敷衍、不回避。 （4）应该尊重临终老年人及其家属对死亡的态度

（续上表）

项目	操作步骤	操作程序	注意事项
操作后	宣教	（1）生老病死是人生必经的阶段和自然的规律。 （2）从死亡中思考人生的意义	—

知识链接

生前预嘱

生前预嘱是指人们在健康或意识清楚时签署的，说明在不可治愈的伤病末期或临终时要或不要哪种医疗护理的指示文件。1976 年 8 月，美国加州首先通过了《自然死亡法案》，允许患者依照自己意愿不使用生命支持系统自然死亡。2011 年 6 月，中国首个民间生前预嘱文本出现。2022 年 7 月，深圳市第七届人大常委会第十次会议表决通过《深圳经济特区医疗条例》修订稿，生前预嘱首次入法，并于 2023 年 1 月 1 日起施行。深圳此次正式将生前预嘱进行立法，是对人权、生命权的尊重和保障。

同步练习

1．对临终老年人实施心理照护，不包括（　　）。

A．观察病情变化

B．重视与弥留之际老年人的心灵沟通

C．耐心倾听和诚恳交谈

D．触摸

E．适时有度地宣传优死意义

2．临终关怀最终是达到（　　）目的。

A．省钱

B．优死

C．延长死亡时间

D．缓解疼痛

E．治愈疾病

3．临终关怀着重对临终老年人进行的内容不包括（　　）。

A．疼痛的控制

B．情绪的支持

C．家属的心理指导

D. 临终老年人的灵性需求
E. X线照射
4. 下列（　　）不是临终关怀的目的。
A. 帮助临终老年人认识死亡是一种自然过程
B. 帮助临终老年人处于舒适、安定状态
C. 帮助临终老年人提高生命质量
D. 帮助临终老年人延长寿命
E. 帮助临终老年人平静地接受死亡
5. 为临终老年人提供的心理服务内容包括（　　）。
A. 尊重临终老年人
B. 耐心解释消除其疑虑
C. 陪伴和聆听
D. 满足合理要求
E. 死亡教育

任务二　遗体照护技术

任务情境

陈某，男性，80岁，入院前3个月出现腰部疼痛伴进行性消瘦，经检查确诊为“前列腺癌伴骨转移”。今早10：00陈某突发血压骤降，呼吸、心跳停止，双侧瞳孔散大，经积极抢救后，11：00陈某自发呼吸、心跳停止，角膜反射、瞳孔对光反射消失，脑电波平坦。医生宣布陈某临床死亡。

任务：判断陈某死亡的临床标准是什么？如何正确执行陈某的遗体照护？

任务目标

1. 能说出死亡的判断标准。
2. 能快速识别死亡过程的分期。
3. 能对临终老年人进行遗体照护技术。
4. 能在遗体照护操作中关心爱护老年人。

任务描述

遗体照护是临终老年人安宁疗护的重要部分，也是最后一个环节。遗体照护目的是清洁遗体，遗体姿势良好易于辨认，尊重死者，并给予家属安慰。遗体照护体现了人道主义精神和养老照护职业素养。

一、死亡

死亡是指个体生命活动和新陈代谢的永久性停止。临床上，当个体呼吸、心跳停止，瞳孔散大且固定，所有反射均已消失，心电波平直时，可宣布死亡。

（一）死亡的判断标准

心跳和呼吸停止的传统死亡标准已使用数千年，但随着现代医学科学的发展，临床上心跳、呼吸停止的个体，仍可通过药物或者仪器来维持生命，而且只要个体大脑功能保持完整，生命活动就有可能恢复。因此，传统的心肺死亡标准受到冲击，现代医学界提出了更为客观的死亡判断标准——脑死亡。脑死亡包括大脑、中脑、小脑和脑干的不可逆死亡。目前医学采用 1968 年世界第 22 次医学大会上提出的脑死亡诊断标准：①不可逆的深度昏迷，对各种刺激均无反应；②自发呼吸停止；③脑干反射消失；④脑电波消失（平坦）。符合以上标准，并且 24 h 内反复测试，结果无改变，但需要排除体温过低（< 32.2 ℃）以及中枢神经系统抑制剂的影响。

（二）死亡过程的分期

死亡是逐渐进展、从量变到质变的过程，分为濒死期、临床死亡期和生物学死亡期。具体见表 5-2-1。

表 5-2-1　死亡过程的分期

名称	特点	临床表现	持续时间
濒死期	死亡过程的开始阶段，机体各系统功能严重紊乱，脑干以上中枢神经系统功能处于抑制状态	意识模糊或丧失，各种反射减弱或迟钝，肌张力减弱或消失，呼吸微弱或间断呼吸，心跳减弱，血压下降等	视病情而定，有些猝死、严重颅脑损伤的老年人可直接进入临床死亡期
临床死亡期	中枢神经系统的抑制由大脑皮质扩散到皮质下部位，延髓处于深度抑制状态	心跳、呼吸完全停止，瞳孔散大，各种反射消失，但组织细胞仍有微弱但短暂的代谢活动	持续时间一般 5~6 min，临床死亡期可延长 1 h 或更久，在此阶段若得到及时有效的救治，生命有复苏的可能，否则大脑将发生不可逆的变化

（续上表）

名称	特点	临床表现	持续时间
生物学死亡期	死亡过程的最后阶段，整个中枢神经系统及各脏器的新陈代谢相继停止，并出现不可逆的变化，机体已不可复活	相继出现尸冷、尸斑、尸僵、尸体腐败等尸体现象	—

1. 尸冷

尸冷是最早出现的尸体现象。死亡后因体内产热停止，散热持续，尸体温度逐渐下降，称为尸冷。一般死亡后 10 h 内尸体温度下降速度为 1℃/h，约 24 h 接近环境温度。

2. 尸斑

尸斑是指死亡后血液循环停止，由于地心引力的作用，血液向身体的最低部位坠积，该处皮肤出现的暗红色斑块或条纹。尸斑在死亡后 2~4 h 出现。若老年人死亡时为侧卧位，则应将其转为仰卧位，以防脸部出现尸斑。

3. 尸僵

尸僵是指尸体肌肉僵硬，轻度收缩，导致各关节固定的现象。尸僵多从面部小块肌肉开始，向下至躯干、上肢和下肢。一般死亡后 1~3 h 开始出现，4~6 h 扩展到全身，12~16 h 达到高峰，24 h 后开始缓解，肌肉逐渐变软。

4. 尸体腐败

尸体腐败是指死亡后机体组织的蛋白质、脂肪和碳水化合物因腐败细菌的作用而分解的过程。常表现为尸臭和尸绿。尸臭是肠道里有机物分解并从口、鼻、肛门溢出的腐败气体。尸绿是尸体腐败时出现的色斑，一般在死亡后 24 h 先从右下腹出现，逐渐扩展至全腹，最后蔓延至全身。

二、遗体照护

遗体照护应由医生开具死亡诊断书，照护员应尽快进行遗体照护，可以防止尸体僵硬，也可避免遗体对其他人员的影响。在进行遗体照护时，照护员应严肃认真，尊重死者的遗愿，尽量满足家属的合理要求。

遗体照护的目的是清洁遗体，维持良好的遗体外观，易于辨认；安慰家属，减轻家属哀痛。

任务实施

表 5-2-2　遗体照护操作

项目	操作步骤	操作程序	注意事项
操作前	评估与准备	（1）评估老年人：死亡诊断、死亡原因及时间，遗体清洁程度，有无伤口、引流管等，死者的宗教信仰及家属的态度。 （2）评估环境：安静、肃穆，必要时可用屏风或窗帘遮挡。 （3）照护员准备：着装整洁、修剪指甲，必要时戴手套、穿隔离衣。 （4）用物准备：治疗盘内备血管钳、不脱脂棉球、剪刀、3 张尸体识别卡、梳子、乙醇、绷带、尸单、衣裤、鞋、袜等。有伤口者备换药敷料。擦洗用具、屏风，必要时备隔离衣、手套	—
操作中	1. 环境准备 2. 劝慰家属 3. 停止治疗 4. 安置体位 5. 整理遗容 6. 填塞孔道 7. 身体清洁 8. 包裹遗体 9. 运送遗体	（1）填写 3 张尸体识别卡。 （2）携用物至床旁，屏风遮挡遗体。 （3）取得家属同意，请家属暂离病房。 （4）撤去所有治疗用物（如输液管、氧气管、导尿管、引流管等），便于遗体照护，防止受压造成皮肤损伤。 （5）放平床支架，使遗体仰卧，头下置软枕，脱去衣裤，用大单或被套遮盖遗体（见图 5-2-1）。 （6）洗脸，有义齿者为其装上，闭合口、眼。若眼睑不能闭合，可用毛巾湿敷或在上眼睑下垫少许棉花，使上睑下垂闭合。嘴不能闭紧者，轻揉下颌或用四头带托起下颌。 （7）用血管钳将棉花填塞口、鼻、耳、肛门、阴道等孔道。 （8）擦净身体，更衣梳发。用乙醇擦净胶布痕迹，有伤口者更换敷料。 （9）将第一张尸体识别卡系在尸体右手腕，用尸单包裹尸体，用绷带在胸部、腰部、踝部固定，将第二张尸体识别卡缚在尸体腰前的尸单上。 （10）移尸体至平车上，盖上大单，送往太平间，置于停尸屉内，将第三张尸体识别卡放于停尸屉外	（1）维护死者隐私，减少对同室其他老年人的影响。 （2）若家属不在，应尽快通知家属来院。 （3）防止面部淤血变色。 （4）装上义齿可避免面部变形，使面部稍显饱满。 （5）口、眼闭合维持尸体外观，符合习俗。 （6）防止体液外溢，注意棉花勿外露。 （7）保护遗体清洁，无渗液，维持良好的遗体外观。 （8）仔细核对尸体识别卡，便于遗体运送与识别遗体。 （9）避免认错遗体

（续上表）

项目	操作步骤	操作程序	注意事项
操作后	用物整理	（1）终末消毒：按终末消毒原则处理床单位、用物及病室。 （2）整理病历：完成各项记录，按出院手续办理结账。 （3）清点遗物：清点遗物交给家属	家属不在时，应由两人共同清点遗物后，列出清单交照护组长妥善保管

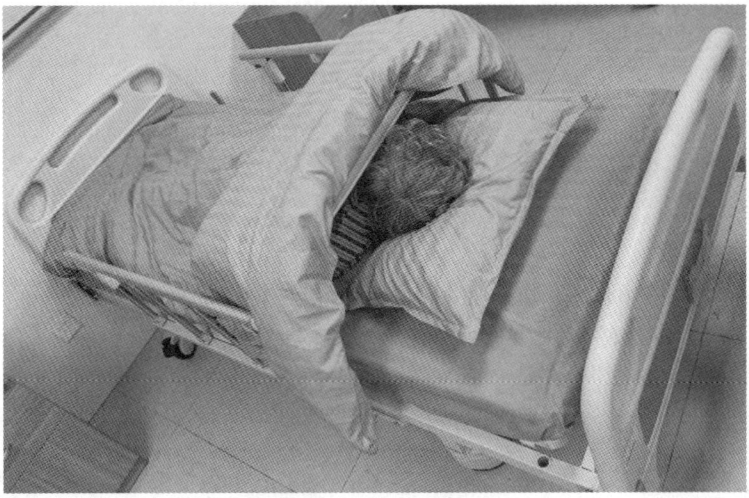

图 5-2-1　安置体位

知识链接

入殓师

入殓师又叫葬仪师，为死者还原未死之状态，整修面容和身体，尽可能还原完整面容和身体，属于为死者化妆整仪，纳入棺中的职业。该职业最先出现在日本，后进入中国。2013 年 12 月 18 日，上海首支“入殓师”团队面世，由 8 位年轻人组成的入殓师团队亮相上海宝兴殡仪馆，该入殓师团队平均年龄在 30 岁左右。在工作中，他们不仅需要学习精湛的化妆技巧，还需掌握入殓师独有的细腻情感，以求为逝者家属提供直抵心弦的抚慰。

同步练习

1．目前医学界主张判断死亡的诊断标准是（　　）。

A．瞳孔散大固定

B．各种反射消失

C．呼吸停止

D．心跳停止

E．脑死亡

2．脑死亡判断标准不包括（　　）。

A．心电图呈直线

B．不可逆的深度昏迷

C．自发呼吸停止

D．脑电波消失

E．脑干反射消失

3．患者，男性，68 岁。肺癌晚期，目前神志模糊，肌张力消失，心音低钝，脉搏细弱，血压下降，间歇呼吸，该患者处于（　　）。

A．濒死期

B．临床死亡期

C．生物学死亡期

D．临终状态

E．躯体死亡期

4．患者，女性，75 岁。因晚期肝癌死亡。死亡后，能观察到最先出现的尸体现象是（　　）。

A．尸冷

B．尸斑

C．尸僵

D．尸僵缓解

E．尸体腐败

5．简某，女性，72 岁。因慢性肺源性心脏病死亡。遗体照护时，照护员在其头下垫一枕头，其目的是（　　）。

A．防止下颏下垂

B．避免面部淤血变色

C．保持遗体位置良好

D．便于家属认领

E．易于辨认遗体

任务三 终末消毒照护技术

任务情境

张某，男，87 岁，一个月前因晚餐后 1 h 突然呕出大量暗红色血液 1 次，伴头晕、乏力就诊，既往有丙型肝炎、肝硬化病史 20 年，入院检查确诊为肝癌晚期伴骨转移。一周前张某突然出现上消化道出血，血压下降，病情转危重。今早 9：00 张某突发意识丧失，自主呼吸停止，双侧瞳孔散大，经积极抢救，于 10：00 抢救无效，并宣布其临床死亡。

任务：如何执行张某终末消毒？如何执行病室终末消毒？

任务目标

1. 能说出常用的物理消毒法。
2. 能说出常用的化学消毒法。
3. 能对死亡老年人及其居室进行终末处理。

任务描述

消毒是指用物理或化学方法清除或杀灭除芽孢以外的所有病原微生物，使其数量减少到无害程度的过程。常用的消毒方法有：物理消毒法和化学消毒法。其中物理消毒法是通过物理因素如热力、光照、辐射、过滤除菌等作用于病原微生物，将之清除或杀灭。化学消毒法是通过化学药物抑制微生物的生长繁殖或杀灭微生物的方法。常用的物理消毒方法是光照消毒法。光照消毒法主要是利用紫外线、臭氧的杀菌作用，促使微生物蛋白光解、变性而导致微生物死亡。光照消毒法包括日光暴晒法、紫外线灯管消毒法、臭氧灭菌灯消毒法。

终末消毒是指对转科、出院或死亡个体及其所住居室、用物和医疗器械的消毒。终末消毒包括个体终末处理和居室终末处理，目的是完全消灭个体所播散的、遗留在居室和各种物体上的存活的病原体，使其无害化。

一、终末消毒方法

常用的终末消毒方法有物理消毒法、化学消毒法。

1. 物理消毒法

物理消毒法包括日光暴晒法、紫外线灯管消毒法、臭氧灭菌灯消毒法、自然通风等，详见本书项目二中感染照护技术部分。

2. 化学消毒法

化学消毒法是通过化学药物使微生物失活，从而达到消毒的作用。可用于老年人的皮肤、分泌物、排泄物以及周围环境、各种仪器和锐器、塑料制品等消毒。常用的方法包括擦拭法、浸泡法、喷雾法、熏蒸法。详见本书项目二中感染防护照护技术部分。

二、终末消毒照护技术

1. 老年人的终末处理

老年人死亡后，应及时采用 3 000 mg/L 含氯消毒剂擦拭老年人遗体，并用 3 000 mg/L 含氯消毒剂或 0.5%过氧乙酸棉球或纱布填塞老年人口、鼻、耳、肛门、阴道、伤口等开放孔道，再用双层布单包裹遗体，装入尸袋中，由专车送至指定地点火化。详见本项目遗体照护技术。

2. 居室的终末处理

（1）门窗、桌椅、地面、家具、墙面采用 500 m/L 含氯制剂擦拭，若地面被患有传染病老年人的体液、血液污染时用 1 500 mg / L 含氯制剂擦拭，30 ~ 45 min 拖净。

（2）床单、被套、枕套、老年人服用 1 000 mg/L 含氯制剂浸泡消毒 45 min 后清洗干净。

（3）床垫、棉被和枕芯等送消毒室进行处理，或采用床单位臭氧消毒机对床垫、被褥、床单、枕芯等进行消毒。

（4）将床垫悬挂，摊开棉被，床头桌门打开，用紫外线灯照射 60 min 或用 1 g/m^3 的过氧乙酸熏蒸 2 h 后开窗通风。

（5）厌氧菌、绿脓杆菌等特殊感染的老年人使用过的病房要用化学消毒剂溶液喷雾消毒，用过的敷料要烧毁，对其被褥、衣服必须高压消毒。

（6）传染病老年人接触过的物品处理方法，具体见表 5-3-1。

表 5-3-1 传染病老年人接触过具有传染性的物品处理方法

物品	消毒方法
垃圾	直接焚烧
排泄物、分泌物	漂白粉浸泡消毒、痰放于纸盒燃烧
信件、书报	环氧乙烷气体熏蒸

（续上表）

物品	消毒方法
病室空间	紫外线照射
布类、衣服	消毒剂浸泡
血压计、听诊计	消毒剂擦拭，可用 70% ~ 75% 乙醇
剩余食物	煮沸 30 min 后弃掉
便器、痰盂、餐具	漂白粉、过氧乙酸浸泡

任务实施

表 5-3-2 终末消毒照护操作

项目	操作步骤	操作程序	注意事项
操作前	评估与准备	（1）评估老年人：死亡诊断、死亡原因及时间，死者家属的态度。 （2）评估环境：安全、清洁、安静、舒适、光线充足、适合操作。 （3）照护员准备：着装整洁、修剪指甲、戴手套、穿隔离衣。 （4）用物准备：消毒剂（含氯消毒剂）、床单位臭氧消毒机、紫外线消毒灯、抹布、拖把、桶、尸单、尸袋、棉球或纱块	—
操作中	1. 老年人的终末处理	（1）核对老年人的信息。 （2）用消毒液擦拭老年人遗体，并用消毒棉球填塞老年人口、鼻、耳、肛门、阴道、伤口等开放孔道。 （3）双层布单包裹遗体。 （4）将遗体装入尸袋。 （5）由专车将遗体送至指定地点火化。	（1）安抚家属情绪，需医生开具死亡证明，家属同意方可执行。 （2）注意维护老年人隐私和尊严。 （3）注意对病室其他老年人做好安抚情绪的工作。 （4）在病室终末消毒时应注意做好个人防护，避免交叉感染
	2. 病室的终末处理	（6）核对病室，若病室有其他老年人应注意保护老年人，若病情允许可以先转移至安全的地方，并由专人看护，待病室终末消毒后再返回。 （7）擦拭门窗、桌椅、地面、家具、墙面。 （8）浸泡、清洗床单、被套、枕套、老年人服。 （9）用紫外线消毒灯消毒病室。 （10）消毒床垫、棉被和枕芯等。 （11）消毒老年人接触过的物品	

（续上表）

项目	操作步骤	操作程序	注意事项
操作后	职业防护	严格按照消毒隔离原则进行脱隔离衣及手消毒，避免交叉感染	注意做好自我防护，避免交叉感染

知识链接

强化终末消毒

2022年发布的《医疗机构新冠肺炎疫情防控工作指引》之“清洁与消毒指引”中，明确提出了环境表面终末消毒时，在必要情况下可采取强化终末消毒措施，即在使用500 mg/L含氯消毒液（或采用同等杀灭微生物效果的消毒剂）对环境物表清洁与消毒的基础上，采用过氧化氢汽（气）化/雾化消毒，或紫外线辐照设备消毒，或采用同等杀灭微生物效果的消毒方法再次对环境物表进行强化消毒。强化消毒在有关医疗机构污染环境表面的消毒实践中均取得较好的效果。这一强化终末消毒措施也得到了越来越多专家和学者的认可和推荐。

同步练习

1. 患者，女性，65岁。因胃癌死亡，其床垫的消毒可采用（　　）。

A. 干烤法

B. 日光暴晒法

C. 浸泡消毒法

D. 微波消毒法

E. 压力蒸汽灭菌消毒

2. 为了达到消毒目的，利用日光暴晒法消毒需要（　　）。

A. 2 h

B. 4 h

C. 6 h

D. 8 h

E. 10 h

3. 某护士使用臭氧灭菌灯对空气进行消毒，消毒结束后间隔（　　）人员方可进入。

A. 30 min

B. 60 min

C．45 min

D．90 min

E．20 min

4．日光暴晒消毒法的叙述错误的是（　　）。

A．日光暴晒法利用的是日光的热、干燥和紫外线的作用

B．物品应直接放在日光下暴晒

C．物品应每隔 2 h 翻动 1 次

D．适用于床垫、毛毯、衣服等

E．一般直接暴晒 6 h 就可以达到灭菌效果

5．患者，男性，75 岁，死亡诊断为乙型肝炎、肝癌晚期。清点患者遗物时发现有人民币数张，请问人民币消毒应用（　　）。

A．消毒剂浸泡

B．日光暴晒

C．环氧乙烷熏蒸

D．消毒剂擦拭

E．紫外线照射

思考实践

1．老年人面对死亡的心理类型包括哪几个方面？

2．临终老年人死亡教育包括哪些内容？

3．病室终末消毒包括哪些？

4．死亡的判断标准包括哪些内容？

5．梁某，女性，60 岁，3 个月前因午餐后 1 h 突然呕出大量暗红色血液 1 次，伴头晕、乏力就诊，既往有甲型肝炎、肝硬化病史 10 年，入院检查确诊为肝癌晚期伴骨转移。梁某和家属不愿接受该事实并表示，梁某刚刚退休，辛苦了半辈子，希望能尽一切努力挽救梁某生命。

思考：

（1）此时梁某面对死亡是属于哪一种心理类型？如何给予梁某和家属死亡教育？

（2）某日下午 15：00 梁某突发意识丧失，自主呼吸停止，双侧瞳孔散大，经积极抢救，于 16：00 抢救无效，宣布临床死亡。请问梁某死亡的判断标准是什么？如何给梁某进行遗体照护以及终末消毒？

拓展阅读

西西里·桑德斯女士（Cicely Saunders）（1918 年 1 月 22 日—2005 年 7 月 14 日）开创了现代安宁疗护体系，使全世界开始关注并善待生命垂危者。她是一名护士、社工，也是一名医生，她建立了现代安宁疗护（临终关怀）体系——一个以疼痛控制新方法和多方位治疗相结合的全面护理体系。她推进了新医学的发展，尤其是缓和医疗和现代安宁疗护的发展。

“你是重要的，因为你是你，即使活到最后一刻，你仍然那么重要，我们会尽一切努力帮助你安然逝去，但也会尽一切努力让你好好活到最后一刻。”——这是安宁疗护的鼻祖西西里·桑德斯女士的座右铭。

希望同学们在照护临终老年人时，能够好好地实践着这个座右铭，遵循“人民至上，生命至上”的原则，做到不畏艰难、开拓创新，尊重和关爱每一位临终老年人，使他们在人生最后一段旅途得到需要的满足和舒适的照护。

附录 老年人常用照护单

一、养老机构常用照护单

1. 老年人健康情况评估表

老年人健康情况评估表用于老年人入院评估和阶段评估，见附表 1–1。

附表 1–1　老年人健康情况评估表

姓　名：　　　　性　别：　　　　年　龄：　　　　房　间：　　　　床　号：

序号	项目	评估内容						
1	体温	正常	高	低温				
2	脉搏	正常	过速	过缓	不齐			
3	呼吸	正常	急速	缓慢	不规则			
4	血压	正常	高	低				
5	发育	良好	中等	不良				
6	意识	模糊	谵妄	昏睡	昏迷			
7	面容	急性	慢性	贫血	甲亢	水肿	面具	病危
8	营养	良好	中等	不良				
9	视力	正常	降低	失明				
10	听力	正常	降低	失聪				
11	语言	正常	不清	失语				
12	体位	自主	仰卧位	俯卧位	侧卧位	坐位	变换位	
13	姿势	自主	弯背	捧腹				
14	步态	正常	蹒跚	醉酒	慌张	跨域	失调	
15	皮肤	正常	脱屑	抓痕	皮疹	水肿	紫癜	压疮
16	四肢	正常	偏瘫	全瘫	截瘫	震颤	强直	骨折
17	体位	正常	酒味	烂苹果	尿味			

（续上表）

备注及其他：	
主任签字： 年 月 日	家属签字： 年 月 日

2. 老年人阅历情况评估表

老年人阅历情况评估表用于老年人入院时填写，见附表1-2。

附表1-2 老年人阅历情况评估表

姓 名：		性 别：		年 龄：	房 间：		床 号：	
序号	项目	评估内容						
1	家庭出身	干部	军人	工人	农民			
2	教育程度	大学以上	大专	高中	初中	小学	无	
3	职业	干部	军人	工人	农民	自由	无	
4	婚姻	已婚	丧偶	再婚	独居			
5	个人爱好	音乐	绘画	读书	球类	旅游	其他	
6	子女情况	多子女	独子女	无子女	常探视	不常探视		
7	经济状况	良好	一般	困难				
8	家庭氛围	融洽	一般	对抗				
备注及其他：								
主任签字： 年 月 日					家属签字： 年 月 日			

3. 老年人心理活动评估表

老年人心理活动评估表用于入院评估和阶段评估，见附表1-3。

附表1-3 老年人心理活动评估表

姓 名：		性 别：		年 龄：		房 间：		床 号：	
项目	评估内容								
心理状态	正常	失落	孤独	抑郁	焦虑	恐惧	敌对	健忘	痴呆
备注及其他：									
主任签字： 年 月 日						家属签字： 年 月 日			

4. 老年人生活能力评估表

老年人生活能力评估表用于老年人入院评估和阶段评估填写，见附表 1-4。

附表 1-4　老年人生活能力评估表

姓　名：　　性　别：　　年　龄：　　房　间：　　床　号：

序号	项目	评估内容		
		能自主	协助	不自主
1	饮食			
2	睡眠			
3	行走			
4	穿衣			
5	梳洗			
6	如厕			
7	洗澡			
8	铺床			
9	服药			
10	打电话			
11	上下楼			
12	户外活动			
13	购物			
14	会客			

备注及其他：

主任签字： 年　月　日	家属签字： 年　月　日

5. 老年人生活照护计划

用于老年人入院时根据其身体状况制订的照护计划，可根据住院期间老年人具体需求修订，见附表 1–5。

附表 1–5　老年人生活照护计划

姓　名：　　　　性　别：　　　　年　龄：　　　　房　间：　　　　床　号：

序号	项目	评估内容							
1	饮食	普食	软食	半流质	流质	送床前	喂饭	鼻饲	餐次
2	睡眠	自主	协助	床栏辅助		安全带辅助			
3	行动	自主	搀扶	依靠拐杖助行器		2 h 翻身			
4	换洗衣服	自主	协助	帮助换衣服，清洗内衣					
5	洗漱	自主	协助	面部清洁	手脚清洁	口腔清洁	会阴清洁		
6	大便	自主	协助	用尿垫	用尿布	人工排便			
7	小便	自主	协助	用尿垫	用尿布	用尿袋	导尿		
8	洗澡	自主	协助	床上擦澡		洗澡间洗澡			
9	床单位卫生	自主	协助	依靠他人整理床铺、床头柜、更衣橱					
10	服药	自主	协助	床边帮助服药		研磨后鼻饲			
11	打电话	自主	协助	帮助打电话进行外界联系					
12	上下楼	自主	协助	不能上下楼		必要时用担架			
13	户外活动	自主	协助	不能进行户外活动		必要时用轮椅			
14	购物	自主	协助	家属购物		代替家属购物			
15	会客	自主	协助	家属会客		代替家属会客			
16	输液	自主	协助	家属陪床		养老护理员陪床			

备注及其他：

主任签字： 年　月　日	家属签字： 年　月　日

6. 老年人日常照护记录单

（1）饮食照护记录单。饮食照护记录单是老年人入院时，根据其进食状况制订的护理计划，可根据住院期间老年人具体需求修订，见附表 1–6。

附表 1–6 饮食照护记录单

姓 名：	性 别：	年 龄：	房 间：	床 号：			
饮食种类：普食 软食 半流质 流质				进餐次数：3 4 5 6 7 8			
日 期	进餐数量						
	早餐（ ）	加餐（ ）	午餐（ ）	加餐（ ）	晚餐（ ）	加餐（ ）	加餐（ ）
……							
主任签字：				责任人签字：			

（2）翻身照护记录卡。翻身照护记录卡适用于需要协助翻身老年人的照护，见附表 1–7。

附表 1–7 翻身照护记录卡

姓 名：		性 别：		年 龄：			房 间：		床 号：			
日期	1 点左	3 点右	5 点平	7 点左	9 点右	11 点平	13 点左	15 点右	17 点平	19 点左	21 点右	23 点平
……												
主任签字：							责任人签字：					

（3）大便照护记录单。大便照护记录单是老年人日常大便排泄情况的记录，每人每月 1 张，见附表 1–8。

附表 1–8 大便照护记录单

姓 名：	性 别：		年 龄：		房 间：	床 号：	
日期	正常	稀便	失禁	干结	人工排便	次数	
……							
主任签字：				责任人签字：			

（4）小便照护记录单。小便照护记录单是老年人的日常卫生照护记录，每人每月1张，见附表1-9。

附表 1-9　小便照护记录单

姓　名：		性　别：		年　龄：	房　间：		床　号：
日期	正常	浑浊	脓尿	血尿	导尿	按摩排尿	次数
……							
主任签字：				责任人签字：			

（5）个人卫生照护记录单。个人卫生照护记录单是老年人的日常卫生照护记录，每人每月1张，见附表1-10。

附表 1-10　个人卫生照护记录单

姓　名：			性　别：			年　龄：			房　间：			床　号：		
日期	洗头	洗脸	洗手	洗脚	口腔	腋窝	会阴	擦澡	洗澡	洗衣	枕套	被罩	床单	晒被
……														
主任签字：							责任人签字：							

（6）特殊照护记录单。特殊照护记录单是需要特殊照护老年人的照护记录，每人每月1张，见附表1-11。

附表 1-11　特殊照护记录单

姓　名：		性　别：		年　龄：	房　间：		床　号：	
日期	吸氧	吸痰	鼻饲	换尿管	压疮照护	换药	输液陪护	其他
……								
主任签字：						责任人签字：		

（7）交接班照护记录单。交接班照护记录单是养老照护员的日常交接班记录单，每区域每天 1 张，见附表 1–12。

附表 1–12　交接班照护记录单

序号	项目	完成情况		异常情况备注
1	饮食	正常	异常	
2	服药	正常	异常	
3	睡眠	正常	异常	
4	大小便	正常	异常	
5	洗发	正常	异常	
6	洗澡	正常	异常	
7	颜面部卫生	正常	异常	
8	腋窝卫生	正常	异常	
9	会阴卫生	正常	异常	
10	四肢卫生	正常	异常	
11	压疮	正常	异常	
12	床铺卫生	正常	异常	
13	床头柜卫生	正常	异常	
14	更衣橱卫生	正常	异常	
15	房间卫生	正常	异常	
16	卫生间卫生	正常	异常	
17	洗碗间卫生	正常	异常	
18	环境卫生	正常	异常	
19	电话联系家属	正常	异常	
20	老年人购物	正常	异常	
21	老年人请假			

其他注意事项：

交班人签字：　　　　　　　　　　接班人签字：

（8）家属知情告知照护记录单。

家属知情告知照护记录单是记录老年人的特殊需要、特殊要求和特殊表现，需要通知家属的，填写本知情告知记录单，如：老年人近期想要的东西、想见的人，老年人近期的生理变化、心理变化、表情变化，需要家属怎样配合等，见附表 1–13。

附表 1–13　家属知情告知照护记录单

存根联

姓名：	性别：	年龄：	房间及床号：
老年人近期特殊要求			
希望家属知情并做到			
老年人近期特殊表现			
希望家属知情并做到			
生活部主任签字： 年　月　日		家属签字： 年　月　日	

家属保存联

姓名：	性别：	年龄：	房间及床号：
老年人近期特殊要求			
希望家属知情并做到			
老年人近期特殊表现			
希望家属知情并做到			
生活部主任签字： 年　月　日		家属签字： 年　月　日	

二、预约居家上门服务常用照护单

1. 家庭照护预约单（见附表 2-1）

附表 2-1　家庭照护预约单

×××街道社区卫生服务中心
家庭照护预约单

科室：　　费别：医保—统筹　　医疗证号：　　日期：

姓名：	性别：	年龄：
住址：×××村/街道×××小区×××栋×××房	电话：	

照护内容：

1. 照护师出诊
2. 更换床单
3. 言语训练

处方医师：　　执行照护师：

2. 居家上门服务记录单（见附表 2-2）

附表 2-2　居家上门服务记录单

长者姓名：________　年龄：______　性别：______
长者住址：____________________
社区居家服务中心名称：__________　照护员姓名：________

日期	时间	服务项目	操作过程记录	照护员签名	长者满意度	家属签名
					满意 □　不满意 □	
					满意 □　不满意 □	
					满意 □　不满意 □	
					满意 □　不满意 □	
					满意 □　不满意 □	

参考文献

[1] Chan J Y C, Chan T K, Wong M P F, et al. Effects of virtual reality on moods in community older adults. A multicenter randomized controlled trial [J]. International journal of geriatric psychiatry, 2020, 35 (8): 926–933.

[2] Lecouvey G, Morand A, Gonneaud J, et al. An impairment of prospective memory in mild Alzheimer's 2 disease: a ride in a virtual town [J]. Frontiers in psychology, 2019, 10: 241.

[3] Wais P E, Arioli M, Anguera–Singla R, et al. Virtual reality video game improves high–fidelity memory in older adults [J]. Scientific reports, 2021,11 (1): 2552.

[4] 张斌 . 中国失眠障碍诊断和治疗指南 [M]. 北京：人民卫生出版社，2016.

[5] 胡秀英，肖惠敏 . 老年护理学 [M]. 5 版 . 北京：人民卫生出版社，2023.

[6] 周郁秋，张会君 . 老年健康照护与促进 [M]. 北京：人民卫生出版社，2023.

[7] 古海荣，吴世芬 . 基础护理技术 [M]. 2 版 . 北京：人民卫生出版社，2022.

[8] 人力资源社会保障部教材办公室 . 养老护理员：初级 [M]. 北京：中国劳动社会保障出版社，2023.

[9] 人力资源社会保障部教材办公室 . 养老护理员：中级 [M]. 北京：中国劳动社会保障出版社，2023.

[10] 人力资源社会保障部教材办公室 . 养老护理员：高级 [M]. 北京：中国劳动社会保障出版社，2023.

[11] 邹立琴，区绮云 . 老年康养照护技术实训指导 [M]. 北京：人民卫生出版社，2021.

[12] 广东省职业技术教研室 . 金牌机构养老护理技能 [M]. 北京：中国劳动社会保障出版社，2020.

[13] 广东省职业技术教研室 . 金牌病患护理技能 [M]. 北京：中国劳动社会保障出版社，2020.

[14] 广东省职业技术教研室 . 金牌居家养老护理技能 [M]. 北京：中国劳动社会保障出版社，2020.

[15] 中国营养学会 . 中国居民膳食指南（2022）[M]. 北京：人民卫生出版社，2022.